卫生健康职业教育校企合作创新教材

心肺康复技术

（供中医康复技术、康复治疗技术、呼吸治疗技术等专业用）

主　编　钟小文　张晓丹

副主编　吴焕转　徐本磊

编　者　（以姓氏笔画为序）

文嘉仪（广东江门中医药职业学院）

杨洁琼（广东江门中医药职业学院）

吴焕转（广东江门中医药职业学院）

张晓丹（广东江门中医药职业学院）

陈玉霞（广东江门中医药职业学院）

林　巧（广东江门中医药职业学院）

钟小文（广东江门中医药职业学院）

徐本磊（江门市人民医院）

黄伟坚（广东江门中医药职业学院）

符鑫博（广东江门中医药职业学院）

梁洁红（广东江门中医药职业学院）

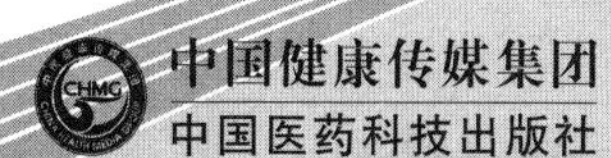

内容提要

本教材为“卫生健康职业教育校企合作创新教材”之一，根据心肺康复技术课程教学标准的基本要求和课程特点编写而成，内容上涵盖心肺康复概述、心肺功能评定技术、心肺疾病康复技术、心肺常见疾病康复、心肺常见疾病健康教育等内容。每章设置有“学习目标”“情境导入”“目标检测”等模块，强调理论与实践结合，本书为书网融合教材，即纸质教材有机融合数字资源。本教材在编写上充分体现了高等职业教育的应用性、实用性和技能性等特点。本教材供高等职业院校中医康复技术、康复治疗技术、呼吸治疗技术等专业使用。

图书在版编目（CIP）数据

心肺康复技术 / 钟小文，张晓丹主编．—北京：中国医药科技出版社，2023.8

（卫生健康职业教育校企合作创新教材）

ISBN 978-7-5214-4039-3

Ⅰ.①心… Ⅱ.①钟… ②张… Ⅲ.①心脏血管疾病-康复医学-高等职业教育-教材 ②肺疾病-康复医学-高等职业教育-教材 Ⅳ.①R540.9 ②R563.09

中国国家版本馆CIP数据核字（2023）第119214号

美术编辑 陈君杞

版式设计 南博文化

出版 **中国健康传媒集团** | 中国医药科技出版社

地址 北京市海淀区文慧园北路甲22号

邮编 100082

电话 发行：010-62227427 邮购：010-62236938

网址 www.cmstp.com

规格 787 × 1092mm 1/16

印张 14

字数 286千字

版次 2023年8月第1版

印次 2023年8月第1次印刷

印刷 北京市密东印刷有限公司

经销 全国各地新华书店

书号 ISBN 978-7-5214-4039-3

定价 59.00元

获取新书信息、投稿、为图书纠错，请扫码联系我们。

数字化教材编委会

主　编　钟小文　张晓丹

副主编　吴焕转　徐本磊

编　者　（以姓氏笔画为序）

文嘉仪（广东江门中医药职业学院）

杨洁琼（广东江门中医药职业学院）

吴焕转（广东江门中医药职业学院）

张晓丹（广东江门中医药职业学院）

陈玉霞（广东江门中医药职业学院）

林　巧（广东江门中医药职业学院）

钟小文（广东江门中医药职业学院）

徐本磊（江门市人民医院）

黄伟坚（广东江门中医药职业学院）

符鑫博（广东江门中医药职业学院）

梁洁红（广东江门中医药职业学院）

前言

本教材为“卫生健康职业教育校企合作创新教材”之一，为推动我国高等卫生职业教育及教材建设的发展，以教材改革创新推进高等卫生职业教育改革，培养面向基层的技能型康复技术专业人才而编写。

本教材根据教育部《高等职业学校中医康复技术专业教学标准》，围绕最新《康复医学治疗技术（初级士）考试大纲》的要求，遵循“三基（基本知识、基本理论、基本技能）、五性（思想性、科学性、先进性、启发性、适用性）、三特定（特定要求、特定对象、特定限制）”的原则，紧密对接职业标准和岗位需求。本教材编写内容的设计充分体现高等职业教育的应用性、实用性和技能性，始终坚持“以学生为中心，注重能力培养，突出德技兼修”的理念，在分析常见心肺疾病康复工作流程的同时，紧紧围绕岗位工作任务安排教材内容，将教材内容的重点放在常见心肺疾病功能评定和康复治疗的知识与技能上；同时养成沟通与交流能力，将良好的职业道德思想贯穿于学习的始终。

本教材共五章，主要内容包括心肺康复概述、心肺功能评定技术、心肺疾病康复技术、心肺常见疾病康复、心肺常见疾病健康教育。每章设有“学习目标”“情境导入”“目标检测”等模块。本教材为书网融合教材，即纸质教材有机融合数字资源，包括教学配套PPT等。本教材第一章由张晓丹编写；第二章由文嘉仪编写；第三章由符鑫博、梁洁红、钟小文、杨洁琼、林巧编写；第四章由吴焕转、梁洁红、徐本磊编写；第五章由陈玉霞、黄伟坚编写；实训指导部位由钟小文、文嘉仪编写。

在编写教材过程中，我们吸纳了国内外有关教材及专著的一些观点，各编者所在单位也给予了大力支持，在此一并表示诚挚的感谢！由于编者水平有限，不妥之处在所难免，恳请广大师生、读者予以指正，以期下次修订时得以完善和提高。

编　者

2023年7月

目录

第一章　心肺康复概述

PPT

第一节　心肺康复的概念与发展史

学习目标

1.通过本节的学习，重点掌握心肺康复的基本概念；熟悉心肺康复的内容和目标；了解心肺康复的发展历程。

2.学会建立心肺康复技术的思维方法，理解心肺康复的任务。

3.能领会心肺康复技术发展中的科学精神、创新精神。

情境导入

患者，男性，59岁，退休工人，患有慢性阻塞性肺疾病及高血压15年余。患者家住6楼，需步行上下楼梯。目前患者主要症状是上下楼梯时呼吸气促、胸闷，家务劳动及活动稍多则症状明显加重。遂入院治疗。查体：体重65kg，身高165cm。肺功能检测结果示：FEV_1/FVC 为57%（0.89/1.55），FEV_1 预计值45%。静止心率80次/分，静止血氧饱和度是95%。在两次6分钟步行测试中，最远步行距离400m，步行后血氧饱和度91%，同时有着非常严重的气促（气促指数7分）。根据患者现有情况，医生建议患者进行心肺功能康复治疗与锻炼。

讨论　1.进行心肺康复对患者有何益处？

2.心肺康复的内容和目标是什么？

尽管现代医学不断进步，心血管疾病治疗水平不断提升，药物治疗、介入治疗以及外科手术等发展迅速，但我国心血管疾病患病率和死亡率仍不断攀升。《中国心血管健康与疾病报告2021》指出据推算目前我国心血管疾病现患人数3.3亿，其中冠心病1139万，心力衰竭890万，心房颤动487万，肺源性心脏病500万，风湿性心脏病250万，先天性心脏病200万，高血压2.45亿。

流行病学调查数据显示，在呼吸系统疾病中，我国40岁及以上人群慢性阻塞性肺疾病（chronic obstructive pulmonary disease，COPD）患病率为13.7%，在单病种死亡率和疾病负担中排名第三。在我国乃至世界范围内，慢阻肺发病率高、致残率高、死亡率高，被称为肺部“沉默的杀手”。从1990年到2017年，全球COPD死亡人数增加了23%，目前每年约有300万人死于COPD。预计2060年，每年可能有超过540万人死于COPD和相关疾病。

心血管疾病诊疗技术水平的提高并未带来患病率和死亡率的相应下降，究其原因，考虑与心血管疾病等多种致病因素相关，例如遗传、缺乏运动、不合理膳食、吸烟、精神心理因素等。为改善心血管疾病预后，降低发病率和死亡率，提高治愈率及改善患者生活质量，因此心脏康复（cardiac rehabilitation，CR）的概念由此而生，专家提倡对心血管疾病及危险因素进行综合管理。根据世界卫生组织（world health organization，WHO）的定义，心脏康复是为心脏疾病患者提供生理、心理、社会环境支持，使其最大限度地恢复社会功能。心脏康复是一种综合的、多方面的、多学科参与的治疗方式，不仅局限于运动治疗，还涵盖特定的核心内容。其目的是降低心血管疾病风险、促进健康生活行为和减少失能的发生。心脏康复的核心组成部分包括患者基线评估、风险因素管理（如血脂异常、高血压、肥胖、糖尿病）、营养咨询、体育锻炼和咨询，以及心理社会干预和咨询。因此可应用多种干预措施，包括康复评估、运动训练、饮食管理、规范生活习惯、规律服药、定期监测各项指标和接受健康教育等。心脏康复的治疗目标是通过干预使影响疾病的潜在病因向有利的方向发展，确保心脏病患者尽可能拥有良好的生理、心理和社会生活状态；使患者能够通过自身的努力，尽可能地保存或恢复在社会生活中的正常地位。心脏康复的本质是帮助患者建立起健康的生活方式。心肺康复是一项全程、全面、持续的医疗服务模式。

一、心脏康复

世界卫生组织对心脏康复的定义为心脏康复是确保心脏病患者获得最佳体力、精神、社会功能的所有方法的综合，以便患者通过自己的努力尽可能地恢复正常的功能，过一种主动的生活。在标准化治疗的基础上，康复治疗师对心脏疾病患者进行系统评估以后，给患者制订药物处方、营养处方、运动处方、心理处方，使患者的生活质量得到提高，帮助患者回归到家庭、社会，并预防心血管事件的发生。

两百多年前心脏康复就已被提出。内科医生Heberden提出心绞痛患者应进行活动锻炼，其指出“心绞痛患者若每天锯木半小时，那么他的心绞痛几乎能被治愈”。内科医生Max Oertel也提出了心脏病患者应以运动代替卧床休息的康复理念。但20世纪初Herrick与Mallory提出了心肌梗死（myocardial infarction，MI）的概念，他们认为患者发生心肌梗死后，心肌瘢痕形成至少需要6周时间。因此患者发生心肌梗死后应严格卧床6~8周以避免急性心肌梗死（acute myocardial infarction，AMI）患者在心脏瘢痕期内发生心脏破裂。虽然在之后的临床实践中人们逐渐认识到，长期卧床易导致深静脉血栓、坠积性肺炎、胃肠功能紊乱、肌肉萎缩等并发症，甚至加重病情，但在当时这一观念影响深远。20世纪50年代初，著名心脏病专家Levine和Lown提倡对AMI患者实施“椅子疗法”，即在心肌梗死后第1天就让患者坐在椅子上1~2小时。Mampuya等提出急性心肌梗死后早期步行训练是切实可行的。20世纪70年代Wengerd开创了院内心脏康复的先河，首次发表了以运动疗法为主的AMI康复14步疗程，该时期为院内康复期（即Ⅰ期心脏康复）。后来Certo等提出AMI患者出院后可在严密的心电监护下进行心脏康复训练，此为门诊康复期（即Ⅱ期康复）。20世纪80年代至90年代，心脏康复逐渐延伸到家庭和社区，为院外长期康复期（即Ⅲ期康复）。在首次将心脏康复作为冠状动脉粥样硬化性心脏病（coronary atherosclerotic heart disease，CHD）二级预防的标准治疗写入指南后，心脏康复理念得到推广和普及。目前全球约半数以上的国家已经开展心脏康复。

我国的心脏康复，最初主张对风湿性心脏病患者进行运动锻炼。真正意义上的心脏康复是从20世纪80年代开始。我国主要研究冠状动脉粥样硬化性心脏病（简称冠心病）的心脏康复，随后急性心肌梗死康复的进程也被推动。20世纪90年代制订中国心脏康复专家共识工作被启动。21世纪初心脏康复五大处方被提出，即运动处方、营养处方、心理处方、药物处方和戒烟限酒处方，促进了心脏康复在我国的普及。我国现已制订《慢性稳定性心力衰竭运动康复中国专家共识》《冠心病康复与二级预防中国专家共识》《经皮冠状动脉介入治疗术后运动康复专家共识》《心血管疾病营养处方专家共识》《在心血管科就诊患者的心理处方中国专家共识》《心血管病患者戒烟处方中国专家共识》《中国心脏康复与二级预防指南（2018版）》等共识，指导着我国心脏康复的规范发展。

近年来随着对心脏康复的不断探索，心脏康复计划已经从最初由简单地监督患者安全地进行体力活动，逐步发展成为一个综合学科。包括从单纯的冠心病心肌梗死后的心脏康复发展到所有心血管疾病的康复，扩大了心脏康复的适应证。《中国心脏康复与二级预防指南》强调，所有心脏病患者都是心脏康复适应证人群，包括急性心肌梗死（AMI）、慢性心力衰竭、经皮冠状动脉介入治疗术（PCI）、接受过冠状动脉旁路移植术（CABG）、心脏瓣膜手术、心脏起搏器手术、心脏移植手术的患者，以及慢性稳定型心绞痛、高血压、高脂血症、糖尿病及其代谢综合征、周围血管病等的患者。对以往被认为心脏康复禁忌的情况，也有学者质疑。如心功能Ⅳ级的患者，有学者进行了极低强度运动康复训练，包括低强度肌肉主动运动和被动运动，发现患者仍然可从中获益，且具有很好的安全性。心脏康复发展至今，经历了一些改变。单纯运动康复发展为以患者为中心的全面康复，包括营养、睡眠、心理、戒烟等综合管理；单纯心脏康复提升为预防、治疗、康复全程管理；单纯心脏康复拓展为心、肺、肾等多脏器康复；从面对面管理到虚拟化远程心脏康复，借助于互联网、可穿戴设备和大数据等电子医疗，提高了心脏康复效率并扩大了管理人群。

大量循证医学证据证实，心脏康复能够延缓心血管疾病发展进程，降低再发病率和反复住院率，降低医疗费用，提高生活质量和延长寿命。欧洲心脏病学会、美国心脏协会和美国心脏病学会均将心脏康复列为心血管疾病管理中ⅠA级推荐。WHO强调心脏康复是改善心血管疾病危险因素的中心战略。

据中国心肺预防与康复注册平台数据显示，在我国心脏康复现状中，接受心脏康复的患者多为冠状动脉疾病患者，主要包括心绞痛和经皮冠状动脉介入术后患者。在心力衰竭、心肌梗死、冠状动脉旁路移植术后患者以及肺部疾病患者人群中参加心脏康复的人数非常少。我国心脏康复正逐渐由中心心脏康复向家庭心脏康复延伸，而家庭心脏康复作为新生代事物也面临着挑战。对于监测和解决患者在家庭心脏康复的运动过程中出现的问题和确定运动强度仍有待进一步解决。

二、肺康复

肺康复（pulmonary rehabilitation，PR）是对有症状、日常生活能力下降的慢性呼吸系统疾病患者采取的多学科综合干预措施。既往肺康复主要针对呼吸系统疾病中慢性阻塞性肺疾病患者，现在肺康复的对象范围越来越广，其不仅局限于肺部疾病患者，还包括以下疾病患者。

阻塞性疾病患者：COPD（包括 α1-抗胰蛋白酶缺乏症）、顽固性哮喘、囊性纤维化、闭塞性细支气管炎等疾病患者。限制性疾病患者：肺间质纤维化、职业性或环境性肺部疾病、结节病等疾病患者。胸廓疾病患者：脊柱后侧凸、强直性脊柱炎等疾病患者。神经肌肉疾病患者：帕金森病、脊髓灰质炎样综合征、肌萎缩侧索硬化、膈肌功能障碍、多发性硬化症等疾病患者。其他类型患者：肺癌、原发性肺动脉高压、胸腹部手术前后、肺移植前后、肺减容术前后、呼吸机依赖、儿童呼吸系统疾病、肥胖相关等呼吸系统疾病患者。

另外对于心血管疾病患者而言，部分心血管疾病患者在药物治疗和心脏康复后常伴肺功能下降和呼吸肌功能失调，因此存在呼吸困难等症状。以心力衰竭（heart failure，HF）为例，患者会出现气道阻力增加、肺顺应性降低、肺容积下降、支气管痉挛，最终引起限制性和阻塞性通气功能障碍。同时心输出量下降、机体供氧不足以及无氧代谢增加也会导致肺功能下降。呼吸肌功能失调是指各种原因引起的呼吸肌舒缩能力下降，导致不能产生维持一定肺泡通气量所需的胸腔压力，机体存在呼吸肌肌力下降和（或）舒缩速度降低。心力衰竭患者心排血量降低使呼吸肌血流量减少，而膈肌血供减少是导致吸气压下降的主要原因，且患者通常合并营养障碍、骨骼肌萎缩等情况，因此其能量合成与代谢率下降，肌纤维易于疲劳。严重心力衰竭患者由于呼吸负荷增加，长期呼吸肌过度做功且伴神经内分泌系统功能亢进导致呼吸肌疲劳。呼吸肌疲劳也是难治性心力衰竭的诱因之一，使心力衰竭治疗难度增加，同时增加患者死亡风险。然而目前心力衰竭患者呼吸肌疲劳问题还未受到应有的重视，此时，需要联合肺康复对心血管疾病患者进行综合康复治疗。

肺康复的记录最早见于1781年，当时记录了有关治疗性呼吸训练。现代肺康复最初用于肺结核急性期之后、神经–肌肉疾病所致呼吸肌麻痹的患者和急性脊髓灰质炎急性期后的患者。在20世纪60年代，有氧运动训练成为治疗慢性阻塞性肺疾病（COPD）的一环。到1975年肺康复定义被提出，从此肺康复被广泛开展。20世纪80年代，Eric等人第一次将有氧运动训练应用于心力衰竭患者的治疗。我国肺康复理念在1999年被提出，并逐渐受到重视，发展迅速。

肺康复主要用于慢性呼吸系统疾病和继发性呼吸功能障碍的治疗。肺康复强调呼吸功能的改善，因此凡是患者存在呼吸困难、运动耐力减退和活动受限都是肺康复的适应证。2013年肺康复概念被更新，即肺康复是在个体化治疗后进行的，基于患者全面评估结果的一种综合干预措施，包括但不限于运动锻炼、健康教育和行为干预。其目的是改善慢性呼吸疾病患者的生理和心理状态，促进患者健康行为。肺康复由多学科专业团队共同完成，包括内科医生、物理治疗师、护士、心理学家、行为学家、运动生理学家、营养学家和社会工作者等。肺康复需应用于整个病程，可在疾病的任何阶段（稳定期、加重期或缓解期）启动。肺康复同样具有巨大的经济效益和社会效益。以慢性阻塞性肺疾病为例，肺康复可使住院次数减少40%甚至以上，每位患者的医疗费用支出减少60%，存活时间延长3年以上，运动和劳动能力提高70%以上，抑郁和焦虑程度降低50%，认知能力和自我的效能感提高80%，效果显著。

对比肺康复和心脏康复的概念可以发现二者并不矛盾，且存在很多共同点。二者有相似的目标和作用，如可提高生活质量，减轻焦虑和抑郁，降低住院率和死亡率，减轻心、肺功能不全症状，增加骨骼肌血流，增加肌肉氧代谢能力，减慢或逆转骨骼肌萎缩，提高自主神经功能和增强内皮功能等。肺康复和心脏康复的内容相似，都包括健康教育、戒烟、营养、心理支持、运动训练等。二者均是非侵入性治疗方法，具有安全性高、成本低、成效高的优势。但在具体方法上有所不同，可相互补充。肺康复包括多种改善呼吸功能的技术，包括但不限于气道廓清技术、吸气肌训练以及呼气肌训练、呼吸模式重建等，其独有的技术如吸气肌训练对改善心力衰竭患者病情有着常规心脏康复治疗不能取代的作用。

曾有学者研究指出，有氧运动有改善心力衰竭患者呼吸功能，但其在改善心力衰竭患者呼吸肌疲劳方面效果有限，而吸气肌训练恰好能弥补不足。吸气肌训练指锻炼以膈肌为主的具有吸气功能的肌肉，以增强肌力和耐力。吸气肌训练联合有氧运动在改善心力衰竭患者吸气肌肌力、运动耐力及生活质量方面效果优于单纯有氧运动，因而有氧运动联合吸气肌训练可使心力衰竭患者受益更多。有研究发现，联合吸气肌训练的运动康复训练比单纯有氧运动训练更能缓解患者呼吸困难症状，提高呼吸肌肌力、心肺运动耐力和生活质量，还可以改善患者的抑郁情绪，调节自主神经功能紊乱。

除了呼吸系统疾病本身，在心血管疾病治疗中对于病情较重，无法耐受主动训练和剧烈的被动训练的患者，需要结合肺康复的体位管理。根据每位患者氧转运受损因素分析制订体位处方，根据治疗性体位处方设定原则进行训练。当患者排痰困难时，可选择肺康复中的气道廓清技术和主动辅助咳嗽技术加以辅助。气道廓清技术可通过运动治疗、体位引流、自主引流、叩击、徒手过度通气、肺内叩击通气、主动循环呼吸技术、高频胸壁振荡等多种技术方法帮助患者排出痰液。

三、心肺康复一体化

呼吸系统和心血管系统在生理上相互依赖，关系密切。心肺疾病既包含循环系统，也包含呼吸系统的疾病。目前慢性阻塞性肺疾病和心力衰竭都被作为独立的疾病来诊断、治疗和康复。但证据显示二者常共存。由于循环和呼吸系统解剖结构和生理功能的相互联系，单独进行心脏康复或肺康复往往不能达到最佳效果，因此目前提倡心肺康复的理念。

心肺单元是氧气运输途径的中心组成部分。心脏病学家Weber KT认为“心脏病学家和呼吸病学家不是把注意力集中于左心室，就是把注意力集中于肺泡。这种局限性不能恰当地理解和较全面地观察心肺单元”。呼吸病学家Wasserman认为“所有的运动均需心脏功能和肺脏功能的协调，以及周围循环和肺循环的协调作用”。其认为：心肺作为影响机体供氧的核心器官，就像齿轮一样协同工作，若其中一方出现功能减弱，必然会影响齿轮的正常动作，故单独提高心脏功能或肺功能均不能完全解决患者的耗氧需求。

心功能的改变可影响肺功能，反之，肺功能也会影响心功能。心功能不全时，心排血量下降，机体供氧不足，无氧代谢增加，影响肺功能，同时心力衰竭时肺顺应性也会随之下降。心血管疾病患者在发生心功能不全时，会出现呼吸用力、呼吸加快等呼吸肌代偿表现。长期呼吸肌做功增加伴神经内分泌系统功能亢进及全身氧耗增加，使呼吸肌产生疲劳，加重原发病，进一步加重心脏负担。呼吸肌疲劳使心功能不全患者治疗复杂化，增加死亡率，是难治性心力衰竭的诱因之一。若此时给予肺康复，将显著改善患者呼吸肌疲劳，从而缓解症状，治疗心血管疾病。早在1966年，就有研究发现肺活量与缺血性心脏病的发生存在一定关系。随后大量研究显示肺功能是冠心病的预测因子，独立于其他冠心病危险因素。研究发现，FEV_1和FVC可以作为预测老年社区人群冠心病和心血管疾病发生及未来结局的危险因素，今后也许可用于老年人群冠心病和心血管疾病的危险分层。究其原因考虑是肺功能降低会导致心肌缺血加重，从而引起血管收缩，长期会造成血管壁重建，但具体机制尚不清楚。

慢性阻塞性肺疾病患者存在心血管疾病风险，有研究显示，慢性阻塞性肺疾病患者心血管疾病发生风险较未患病者增加近2.5倍，发生缺血性心脏病、心律失常、心力衰竭等的风险增加2~5倍。故在慢性阻塞性肺疾病患者治疗和康复过程中，需兼顾心血管疾病发病风险。慢性阻塞性肺疾病肺康复指南已经开始关注与其相关的心血管疾病。研究显示，慢性阻塞性肺疾病患者行肺康复后，其动脉弹性、心率变异性等心血管疾病危险因素均有所改善。因为心血管疾病和肺疾病患者的症状、需求和康复方法等类似，所以可探索心脏康复和肺康复协同合作。心脏康复和肺康复联合可叫作心肺康复（cardiopulmonary rehabilitation），或者呼吸困难康复（breathlessness rehabilitation）。心肺康复的主要内容包括运动训练课程（包括有氧训练和耐力训练）、药物治疗评估与优化、呼吸理疗与呼吸技术、心理支持与行为管理以及饮食与营养咨询。在合并慢性阻塞性肺疾病的心脏康复方案中指出，在评估患者时，应仔细询问其慢性阻塞性肺疾病症状，进行超声心动图排除肺动脉高压的诊断；并进行肺功能测定，评估其慢性阻塞性肺疾病的严重程度。而在运动处方的制订上，应充分考虑患者体能的基线水平和慢性阻塞性肺疾病严重程度。训练内容除心脏康复常规项目外，还应该包括呼吸锻炼和指导以及咳嗽训练。方案同时建议有气道阻塞者，在运动前使用支气管扩张剂，根据用药后的FEV_1制订运动处方。若$FEV_1 \geq 75\%$，患者可进行常规心脏康复运动训练内容；若$50\% \leq FEV_1<75\%$，患者耐力运动应减少10%~15%；若$30\% \leq FEV_1<50\%$，患者可参加低强度耐力训练或间歇踏车训练，也可进行体操锻炼；若$FEV_1<30\%$，$SpO_2<90\%$，则患者暂不宜进行运动训练，应先给予积极药物治疗。单独提高心脏功能并不能完全解决患者的耗氧需求，应建立心肺一体化概念，在心脏康复中引入肺康复概念，共同改善疾病预后。因此对肺动脉高压、心力衰竭等呼吸功能受限的患者，应考虑进行心肺联合康复。将反映心肺功能的综合指标心肺耐力作为生命体征的参考，目前已存在大量证据证实心肺耐力与心血管疾病发生、预后及全因死亡率相关，心肺一体化概念被广泛认可。

我国已经进入老龄化社会，而老年人常同时患有多种慢性疾病，尤其是心血管疾病及呼吸系统疾病，这些疾病间又形成错综复杂的关系，只治疗一种疾病而不考虑患者的整体状态，则会使患者无法得到最大程度的康复。我们需建立整体的医学观，而不应把各脏器分割治疗。这需要以患者为核心，摒弃学科的分野，将多学科及防治康复等有机融合，将心肺康复一体化理论与以患者为核心的临床医疗实践紧密结合，实现医学的转化和整合。既有利于我国慢性病的预防与管理，也是未来医学的发展方向。

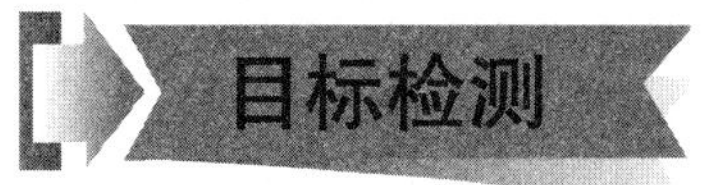

参考答案

选择题

1. 心脏康复处方包括（　）

A.药物处方
B.营养处方
C.运动处方
D.心理处方
E.以上都是

2.肺康复针对的疾病包括（　）

A.阻塞性疾病
B.职业性或环境性肺部疾病
C.脊柱后侧凸
D.肺移植术后
E.以上都是

3.冠心病康复的意义不包括（　）

A.帮助患者缓解症状
B.改善患者的心血管功能
C.提高患者生活质量
D.治愈疾病
E.减轻残疾和减少再次发作危险

4. COPD康复评定的内容不包括（　）

A.呼吸功能评估
B.心电运动试验
C.日常工作能力评定
D.运动能力评定
E.生活质量评估

5.心肺康复的主要内容不包括（　）

A.运动训练
B.药物治疗评估与优化
C.睡眠监测
D.呼吸理疗
E.心理支持与行为管理

第二节　心肺康复医学的特点、意义与展望

学习目标

1.通过本节的学习，重点掌握心肺康复的特点和意义；熟悉中医药在心肺康复的作用；了解心肺康复的发展方向。

2.学会心肺康复技术的思维方法，理解心肺康复的任务。

3.能领会心肺康复技术发展中的科学精神、创新精神。

情境导入

患者，男性，58岁，自觉胸骨后压榨性疼痛2小时。患者在2小时前搬桌椅时突

然感到胸骨后疼痛，有重物压迫感，自行口含硝酸甘油并休息，均不能缓解，伴大汗、恶心，呕吐两次，呕吐物为胃内容物，二便正常。既往无高血压和心绞痛病史，无药物过敏史，吸烟20余年，每天1包。查体：体温36.7℃，脉搏105次/分，呼吸24次/分，血压136/84mmHg。急性痛苦病容，平卧位，颈软，颈静脉无怒张，心界不大，心率105次/分，有期前收缩5~6次/分，心尖部有S_4，肺部未闻及啰音，腹部平软，肝脾未触及，下肢不肿。心电图示：$V_{1\sim5}$导联ST段升高，$V_{1\sim5}$导联QRS波呈Qr型，T波倒置和室性期前收缩。康复科主诊医生根据患者的病情制订了详细的中西医康复方案，经一个星期的康复治疗，患者的症状完全消除了。

讨论 1.心肺康复的意义是什么？

2.中医传统康复技术在心肺康复中有何作用？

一、心肺康复医学的特点

心肺康复是以循证医学为基础，结合临床医学、运动医学、营养医学、心理医学、行为医学等，以整体评估为基础，制订个体化方案，为心肺疾病患者在急性期、缓解期以及整个生命周期中提供生理、心理和社会的全面和全程管理服务与关怀。心肺康复的治疗以心血管和呼吸科医师为主导，康复医师及护士、心肺康复治疗师及运动治疗师、营养师、心理咨询师、药剂师等共同参与。其基本内容包括病情评估、药物治疗、运动训练、呼吸肌训练、氧疗、营养治疗、睡眠管理、戒烟、改善外周肌肉收缩力以及社会心理支持等。方法主要包括运动干预、呼吸干预、物理因子治疗、心理治疗、营养治疗、康复治疗、中医治疗等。近来由于国家对基层医疗的重视，以及对慢病防治的投入的增加，医院-社区-家庭慢性病连续照护服务体制正处于起步阶段。

随着医学发展，专科细化在一定程度上提高了治疗的精准性，但也局限了我们的临床诊疗思维，分科过细过窄，使医师有时候只了解人体的某个方面，对康复治疗认识片面。为提高治疗的有效性，使患者获益更大，我们必须建立人体功能一体化调控的观念，即是整体观的概念。

一直以来，运动都被看作是心肺康复治疗的基础，运动处方是心肺康复的重要组成部分。运动训练包括有氧训练、抗阻训练、力量训练等。科学的运动训练不仅能提高患者的心肺功能，还能有效缓解患者的不良情绪。放松训练能在缓解焦虑抑郁的同时提高患者对运动的耐受性。这两种措施相互促进。除此以外，平衡与柔韧训练的重要性也逐渐受到重视。

心肺康复既往的治疗模式为医务人员对患者单向指导、训练，忽视了患者对自身病情的主动管理。提高患者对自身疾病的认识可以减轻其焦虑抑郁的情绪，还能提高患者对治疗的依从性。因此可以通过加强健康教育、小组活动、病友交流会等形式指导患者更深入地了解疾病的发生、发展与治疗。通过运动训练结合患者“宣教－自我管理”模式，推动整个心肺康复项目顺利进行。

心肺康复是呼吸治疗里一个重要的组成部分，适用范围包括康复医疗中心、社区医疗、家庭治疗、护理院等。适用人群为各种原因所致的心肺功能不全者。

二、心肺康复的意义

1.提高患者的生存质量 心肺康复通过全面全程的医疗团队作业，全方面联合管理，为心肺疾病患者在急性期、缓解期及整个生命周期提供心理、生物和社会等多方面、长期综合的管理服务和关怀。患者通过长期心肺康复治疗，能有效减少再发病率、再入院率，延缓病情进展，提高运动耐量和改善心肺功能，解除不良心理情绪，提高生活质量，提高社会回归率。

2.提高医患参与度 传统意义上的治疗指的是住院和门诊治疗，而心肺康复治疗延续到社区甚至家庭。医师需更加全面地参与整个医疗工作的始终，对患者从生理到心理，从生物医学到社会进行多方面、全程、综合服务与关怀。医患共同主导和参与这一整合医疗过程，从而实现患者生命长度和质量双重改善的目标。

3.促进人类社会发展 我国正快速进入老龄化社会，据2010年第六次全国人口普查结果示：65岁以上老年人口为1.78亿，占13.26%。2020年第七次全国人口普查结果示：60岁及以上人口为2.64亿，占18.70%（其中65岁及以上人口为1.90亿，占13.50%）。预计到2035年，我国60岁及以上老年人口将突破4亿，在总人口中的占比将超过30%，60岁以上老年人口不断增加，我国进入重度老龄化阶段。随着老龄化的进入及人们生活方式的改变，如久坐、高脂高热量高糖饮食摄入增多，高强度快节奏的生存竞争压力、科技提升导致运动缺少的生活方式等，我国心肺疾病的患病率也将随之升高。心肺疾病患者数量增加，使得心肺康复的需求日益增大。

4.减轻医疗费用支出 我国每年心脏支架数量逐年递增，增加约30%。我国心脏支架主要用于心脏事件的急诊救治与手术、反复入院、反复介入治疗。心肺康复可提高心血管疾病患者复职回归率，增加其再就业，从而减少因失业带来的财政支出。同时随着疾病复发率下降，再入院率下降、重症率减少，反复介入和手术费用的减少，可使国家医疗费用支出降低。心肺康复可节约医疗资源，建立良好医患沟通关系。心肺康复是心肺疾病治疗的延续。

三、心肺康复展望

良好的心肺功能也是保证机体功能的基础，因此心肺康复是其他康复的基础。心肺康复已成为多种慢性疾病综合防治的重要手段，并在国内外多个指南中获得共识。借鉴国外心肺康复技术的优点，开展适合我国国情的心肺康复技术，提高医疗资源整体利用率，降低医疗费用，减少疾病复发，以满足人民群众日益增长的生活质量需求。

1.科技促进心肺康复　随着21世纪科技进步，国家大力发展健康产业，促进“互联网+”心肺康复发展。有效利用传感器技术、自动定标技术、虚拟现实技术、设备自适应技术以及人工智能，综合全面评估患者心血管系统、呼吸系统、运动系统功能，制订更安全有效的康复处方。心肺康复利用互联网大数据和远程医疗平台，实现跨地域患者管理和康复指导。也可通过建立健康指导资料库，把与疾病相关信息集中，形成健康指导基本资料库，以供随时查阅。建立标准化流程，对患者进行指导，既方便患者自我管理，也便于推广学习。综上所述，运用系统化、信息化、现代化的管理平台，实施全人群、全周期管理服务，也为科研储备提供研究数据。

2.发挥中医药特色　我国具有源远流长的中医药文化，中医药理论中心肺关系密切，心主血脉，肺朝百脉，助心行血，两者相配合，气血方可正常循行。中医康复技术方法来源于历代医学名家长期实践，已形成深厚的群众基础，能在群众中广泛开展，如针灸、推拿、刮痧、拔罐、穴位贴敷、太极拳、八段锦、五禽戏等。中医传统运动康复内外兼修，以调节和增强人体功能为核心，身心同练，以达到“正气存内，邪不可干”境界。总之，中医康复成本低、可重复、易推广，适合在社区家庭推广应用。

3.构建三级康复体系　心肺康复是一个系统长期的过程，不能仅在综合医院进行。在《关于印发加快推进康复医疗工作发展意见的通知》中明确提出以提升康复医疗服务能力为核心，重点加强三级综合医院康复医学科、三级中医医院康复科和三级康复医院的康复早期介入、多学科合作、疑难危重症患者康复医疗服务能力。根据不同人群的疾病特点和康复医疗服务迫切需求，积极推动神经康复、骨科康复、心肺康复、肿瘤康复、儿童康复、老年康复、疼痛康复、重症康复、中医康复、心理康复等康复医学亚专科建设，开展亚专科细化的康复评定、康复治疗、康复指导和康复随访等服务。

总而言之，随着人们对疾病的深入认识和对医疗需求的提高，心肺康复的治疗技术在进一步提高的同时患者也能获得更全面有效的心肺康复治疗方案。在心肺康复专业团队的努力下，定能探索出一条符合我国国情，具有中国特色的心肺康复发展之路。

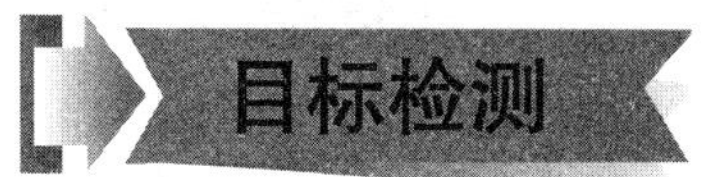

参考答案

选择题

1.心肺康复治疗以（　　）学科为主导

A.呼吸科和心血管科　　B.康复科
C.运动康复科　　D.营养科
E.心理科

2.为推动整个心肺康复项目顺利进行，我们可采用运动训练结合患者（　）模式

A.生物医学　　B.宣教-自我管理
C.医师主导　　D.患者主导
E.社会主导

3.开展心肺康复治疗的优点有（　）

A.提高医疗资源整体利用率
B.降低医疗费用
C.减少疾病复发
D.满足人民群众日益增长的生活质量提高的需求
E.以上均是

4.随着科技发展，为更好地评估患者心肺功能，开展心肺康复治疗，可采用的手段有（　）

A.传感器技术　　B.自动定标技术
C.虚拟现实技术　　D.人工智能
E.以上均是

5.心肺康复可借助的中医康复技术有（　）

A.针灸推拿　　B.刮痧拔罐
C.穴位贴敷　　D.太极拳
E.以上均是

（张晓丹）

书网融合……

本章小结

第二章　心肺功能评定技术

PPT

第一节　心功能评定

学习目标

1.通过本节学习，重点掌握心电运动试验的目的、运动强度分类及适应证、运动试验的禁忌证、运动试验的结果及其意义；摄氧量、最大摄氧量及代谢当量的概念和意义。熟悉常用的心功能评定方法；心功能分级；运动试验方案；运动试验操作的具体要求；呼吸困难分级；最大摄氧量直接测定和推测方法。了解心电运动试验所需设备；肺容积、氧脉搏、氧通气当量、呼吸储备、呼吸商、通气功能的概念。

2.学会基本医疗思维与素养，能与患者及其家属进行沟通，开展健康教育。

3.能进行专业交流，能团结协作开展医疗工作。

情境导入

患者，男性，76岁，患慢性阻塞性肺疾病20年，3个月前无明显诱因出现咳嗽、咳痰、呼吸气促，遂入院治疗。查体：身高170cm，体重40kg，体温36.2℃，脉搏108次/分，呼吸22次/分，血压121/84mmHg，SpO_2 89%；双侧呼吸对称，语颤减弱，叩诊过清音，双肺听诊呼吸音粗，可闻及干啰音；心前区无异常隆起，心率108次/分，心律齐，心音低钝，$A_2<P_2$，剑突下音强于心尖区，各瓣膜听诊区未闻及病理性杂音。腹部平软，无压痛，肝脾未触及，双下肢无水肿。

讨论　请问需要对患者进行哪些方面的心肺评定？

一、概述

心功能评定对心脏病的诊断，了解心脏功能储备和适应能力、制订康复计划及判断预后具有重要价值。人们一般所说的心功能主要指心脏机械功能（即收缩功能和舒张功能），即狭义的心脏功能。心脏是推动血液循环的动力器官，泵出血量是衡量心脏泵血功能的基本指标。但由于个体差异，不能仅以心排血量的多少来评定不同个体的心功能状态。心功能评定的方法有很多种，常用的心功能评定方法包括症状性分级（如NYHA心功能分级）、超声心动图、心脏负荷试验（如6分钟步行试验、心电运动试验、药物负荷试验、运动负荷核素心肌显像试验）等。

二、心功能分级

（一）美国纽约心脏病学会心功能分级

目前最常用的分级方法是1928年美国纽约心脏病学会（New York Heart Association，NYHA）制订的心功能分级。根据诱发心力衰竭症状的活动等级对心功能分级，操作简单，临床上使用广泛，其中代谢当量（MET）量化心功能使活动情况客观化，有助于指导制订活动处方（表2-1）。

表 2-1　NYHA 心功能分级及 MET 量化心功能

功能分级	活动情况	代谢当量（MET）
Ⅰ级	患有心脏疾病，其体力活动不受限制。一般体力活动不引起疲劳、心悸、呼吸困难或心绞痛	≥7MET
Ⅱ级	患有心脏疾病，其体力活动稍受限制。休息时感到舒适，一般体力活动时，引起疲劳、心悸、呼吸困难或心绞痛	≥5MET，<7MET
Ⅲ级	患有心脏疾病，其体力活动大受限制。休息时感到舒适，较一般体力活动轻时，即可引起疲劳、心悸、呼吸困难或心绞痛	≥2MET，<5MET
Ⅳ级	患有心脏疾病，不能从事任何体力活动。在休息时也有心功能不全或心绞痛症状，任何体力活动均可使症状加重	<2MET

（二）Weber KT心功能分级

Weber心功能分级按最大氧耗量以及AT值对心功能进行分级，将心功能分为A、B、C、D 4个等级（表2-2）。A级：无或轻度心功能损害。B级：轻度至中度心功能损害。C级：中度至重度心功能损害。D级：重度心功能损害。其评估结果较为客观，更有助于判定患者的病情严重程度和预后，且更精准。Weber分级一般是通过心肺运动试验（cardiopulmonary exercise test，CPET）相关指标来测定。

表 2-2　Weber KT 心功能分级

心功能分级（Weber KT标准）	VO_{2max}［ml/（kg·min）］	AT［ml/（kg·min）］
A级	>20	>14
B级	16~20	11~14
C级	10~16	8~11
D级	<10	<8

（三）MET心功能分级标准

代谢当量（metabolic equivalent，MET）是指运动时代谢率对安静时代谢率的倍数。由于运动量的大小和耗氧量是平行的，所以耗氧量可以作为运动量的计量单位。卧位休息时，每分钟每公斤体重耗氧的毫升数［ml/（min·kg）］在不同的个体是不同的。将3.5ml/（min·kg）称为一个代谢当量（1MET）。在康复医学中MET值常用于表示运动强度、制订个体化运动处方、指导日常生活和职业活动、判定最大运动能力和心功能水平等。代谢当量量化心力衰竭患者的心功能分级标准（表2-3）。

表 2-3　MET 心功能分级

分级	MET	VO_2［ml/（min·kg）］	体力活动强度	举例
Ⅰ	>7	>25	重体力活动	铲土、中等速度爬楼梯
Ⅱ	5~7	18~25	中等强度体力活动	锄草、慢爬楼梯
Ⅲ	3~5	10~18	轻体力活动	扫树叶、拔草
Ⅳ	<3	<10	轻微活动	洗脸、洗碗、读书

三、心脏运动功能评估

（一）6分钟步行试验

6分钟步行试验（six-minute walking test，6MWT）是临床用于测定患者心肺功能的常用方法之一，即测定患者6分钟内在平坦硬地上快速步行的距离。6MWT作为一种亚极量运动试验，能较好地复制患者日常生理状态，反映患者当前状态下的心功能，是一种无创、简单、安全的临床试验。

1.临床应用与意义

（1）适应证　6分钟步行试验主要适用于测量中到重度心脏或肺疾病患者对于医疗干预的反应，也可用于评价患者功能状态或预测发病率和死亡率，6MWT的适应证（表2-4）。

表 2-4　6MWT 的适应证

治疗前后疗效观察	运动功能状态（单独测量）	预后评价
肺移植	慢性阻塞性肺疾病	心力衰竭
肺切除术	肺纤维化	慢性阻塞性肺疾病
肺叶部分切除术	心力衰竭	肺动脉高压
慢性阻塞性肺疾病	周围血管病	
肺动脉高压	纤维肌痛综合征	
心力衰竭	各类老年患者	

（2）禁忌证　绝对禁忌证包括1个月内有不稳定型心绞痛或心肌梗死。相对禁忌证包括静息状态心率超过120次/分，收缩压超过180mmHg，舒张压超过100mmHg。具有上述任何一种情况的患者都应该告知医师，以便于他们临床评价和决定是否进行该检查。稳定的劳力性心绞痛不是6MWT的绝对禁忌证，但患者应在使用治疗心绞痛药物后进行试验，并且应备好硝酸酯类急救药。

（3）临床意义　①评价心力衰竭患者预后。②评价心力衰竭及慢性阻塞性肺疾病患者药物治疗效果。③外科手术风险评估。④运动训练效果评价。⑤用于康复训练。⑥评价器械装置对心力衰竭患者的疗效。

2. 试验步骤

（1）地点　患者较为熟悉的室内直线路径，长度30~50m，避免单程长度<20m、曲线路径等，以免影响试验结果。

（2）准备　告知患者试验测量其在6分钟之内的最大步行距离，测试前休息15分钟，测试中避免跑步，但允许休息。

（3）测量数据　测量数据包括患者6分钟步行的绝对距离，试验开始前和结束后的心率、动脉血压、血氧饱和度（使用指氧仪）、主观用力程度（表2-5）。

表 2-5　Borg 主观疲劳程度评定量表

RPE	主观运动感觉特征	相应心率（次/分）
6	安静	60
7	非常轻松	70
8		80
9	很轻松	90
10		100
11	轻松	110
12		120
13	稍费力（稍累）	130

续表

RPE	主观运动感觉特征	相应心率（次/分）
14	费力（累）	140
15		150
16	很费力（很累）	160
17		170
18	非常费力（非常累）	180
19		190
20		200

注：RPE为主观用力程度。

测试者可以是医师、理疗师或护士，但必须经过专业培训。测试中，测试者在患者身后步行，避免在患者前方影响其步行速度，并且密切关注患者的临床表现，如胸痛、跛行、心悸、冷汗、呼吸困难、颜面苍白等。如出现上述情况，应及时停止试验。

试验应备有抢救药品、设备，环境应安静、温度适宜、通风良好。

3.试验结果判定　不同NYHA分级的患者，其6MWT变化明显，且NYHA分级越高，6MWT的步行距离越短。因此，6MWT可用于评估心力衰竭的严重程度，预测住院率及死亡危险性。个体患者治疗后步行距离提高75m以上才表明治疗有显著意义。6MWT的心功能分级（表2-6）。

表2-6　6MWT的心功能分级

6MWT分级	步行距离（m）	NYHA分级
Ⅰ	<300	Ⅳ
Ⅱ	300~375	Ⅲ
Ⅲ	375~450	Ⅱ
Ⅳ	>450	Ⅰ

（二）心电运动试验

心电运动试验（ECG exercise test）是通过观察受试者运动时的各种反应（各种临床症状，呼吸、血压、心率等体征及心电图、气体代谢等），判断其心、肺、骨骼肌等的储备功能（实际负荷能力）和机体对运动的实际耐受能力。常用测试方案为平板运动试验，根据患者身体条件也可选择踏车运动试验和手摇车试验。

1.目的　心电运动试验可以为疾病诊断、指导治疗和日常生活活动、判断预后及疗效提供客观依据。具体包括以下内容。

（1）为制订运动处方提供依据。

（2）有助于冠心病的早期诊断。

（3）判定冠状动脉病变的严重程度及预后。

（4）发现潜在的心律失常和鉴别良性及器质性心律失常。

（5）评估患者进行运动的危险。

（6）评定运动锻炼和康复治疗的效果。

（7）可根据运动试验的反应，预测手术相关风险、判断窦房结功能等。

2.类型

（1）按所用设备分类

活动平板试验：又称跑台试验，即让受试者按预先设计的运动方案，在能自动调节坡度和速度的运动平板上，随着平板坡度和速度的增加进行走-跑的运动，使心脏负荷逐渐增加，心率增快，最后达到预期运动目标。平板运动试验的运动强度以MET值表示，MET值的大小取决于运动平板速度和坡度。该试验适用于任何可较正常行走者（如安装了下肢假肢的患者、步行能力接近正常的偏瘫患者），运动速度和坡度可根据需要灵活调整，该试验容易达到预期最高心率，可在较短时间内完成运动试验。

踏车运动试验（自行车测力计）：采用固定式功率自行车，受试者在功率自行车功量计上以等量递增负荷进行踏车，可做极量或次极量分级运动试验。试验过程中需连续监测心电图和血压。

上肢用力试验与踏车运动试验相似，适用于下肢功能障碍而双上肢运动功能基本正常者。

二级台阶试验：试验仪器为两级台阶，一级台阶高15厘米，二级台阶高度为男30cm，女为25cm。测试者以30次/分的频率在一级台阶上进行上下台阶运动3分钟后，无间隔地接着在二级台阶上继续3分钟上下台阶运动。监测人员需要时刻关注受试者的心率、面部表情等情况，并分别记录运动开始后3分钟末、运动结束即刻的心率。此试验特点是方法简单，不需要太多的特殊设备，也比较安全。

（2）按终止试验的运动强度分类

极量运动试验：运动强度递增直至受试者感到精疲力竭，或心率、摄氧量在继续运动时不再增加为止，即达到生理极限。由于极量运动试验具有一定的危险性，更适用于运动员及健康的青年人，以测定个体最大运动能力、最大心率和最大摄氧量。

亚（次）极量运动试验：运动至心率达到亚极量心率，即根据年龄计算最大心率。最大心率=（220-年龄）×85%，参照值=195-年龄。例如55岁的受试者最大心率为220-55=165次/分，亚极量运动试验要求其心率应为165×85%=140次/分。此试验可用于测定非心脏病患者的心功能和体力活动能力。

症状限制运动试验：运动进行至出现必须停止运动的指征（症状、体征、心率、血压或心电图改变等）为止，终止指征见下文。症状限制运动试验是临床上最常用的方法，用于冠心病诊断，评定正常人和病情稳定的心脏病患者的心功能和体力活动能力，为制订运动处方提供依据。

低水平运动试验：以预定较低水平的运动负荷、心率、血压和症状为终止指标的试验方法。即运动强度达3~4MET；运动中最高心率达130~140次/分，或与安静时相比增加20次/分；收缩压大于160mmHg，或与安静时相比增加20~40mmHg作为终止试验的标准。低水平运动试验适用于心血管疾病康复活动早期，如急性心肌梗死、心脏手术后康复或病情较重者。

（3）按试验方案分类

单级运动试验是指运动试验过程中运动强度始终保持不变的运动试验，如台阶试验。

多级运动试验是指运动试验过程中运动强度逐渐增加的运动试验，如平板运动试验、踏车运动试验，又称为分级运动试验、递增负荷运动试验。

3.适应证和禁忌证

适应证：有心血管诊断、功能评估需求，同时病情稳定，无明显步态和骨关节异常，无感染及活动性疾病，精神正常以及主观上愿意接受检查，并能主动配合者均为适用人群。如果有下肢关节或肌肉异常，可以采用上肢运动来进行试验。

禁忌证：病情不稳定属于禁忌证。临床上稳定与不稳定是相对的，其判定取决于医师和技师的经验和水平，以及实验室的设备和设施条件。禁忌证可分为绝对禁忌证和相对禁忌证。绝对禁忌证：急性心肌梗死（2天内）、高危的不稳定型心绞痛、未控制的伴有症状或血流动力学障碍的心律失常、有症状的严重主动脉狭窄、未控制的有症状的心力衰竭、急性肺栓塞或肺梗死、急性心肌炎或心包炎。相对禁忌证：左冠状动脉主干狭窄、中度狭窄的瓣膜性心脏病、电解质异常、严重的高血压［SBP>200mmHg和（或）DBP>110mmHg］、快速性或缓慢性心律失常、肥厚型心肌病和其他形式的流出道梗阻、精神或身体异常不能运动、高度房室传导阻滞。

4.运动试验方案　根据受试者的个体情况及试验目的不同，选择不同的方案。运动试验的起始负荷必须低于受试者的最大承受能力，运动试验的方案选取应难易适度，每级运动负荷最好持续2~3分钟，运动试验总时间在8~12分钟为宜。

（1）活动平板试验　通过增加速度和坡度来增加运动负荷或强度。活动平板试验的运动强度以VO_{2max}表示。

改良Bruce方案（表2-7）：本方案是被临床广泛应用的活动平板试验方案。该方案通过同时增加速度和坡度来增加运动负荷，最大级别负荷量最大，一般人都不会越过其最大级别。该方案的缺点是运动负荷增加不规则，起始负荷较大（代谢当量4~5MET），运动负荷增量也较大。因此，年老体弱者因不能耐受第一级负荷或负荷增量，难以完成试验。另外，此方案是一种走-跑试验，受试者往往难以控制自己的节奏，心电图记录质量难以得到保证。

表 2–7 改良 Bruce 方案

分级	速度（km/h）	坡度（%）	时间（min）	MET
0	2.7	0	3	2.0
1/2	2.7	5	3	3.5
1	2.7	10	3	5.0
2	4.0	12	3	7
3	5.5	14	3	10
4	6.8	16	3	13
5	8.0	18	3	16
6	8.9	20	3	19
7	9.7	22	3	22

注：坡度1°=1.75%。

Naughton方案：主要特点为运动起始负荷低，每级运动时间为2分钟，负荷增量为1MET，对于重症患者较易耐受，适用于急性心肌梗死出院时检查及心力衰竭或体力活动能力较差的患者检查。

Balke方案：运动速度保持不变，通过增加坡度来增加运动负荷，且递增较均匀、缓慢，受试者易适应，适用于心肌梗死后的早期及心力衰竭或体力活动能力较差的患者检查。

（2）踏车运动试验　功率自行车的负荷以功率表示。单位是瓦特（W）或千克米每分［（kg・m）/min］。1W=6.12（kg・m）/min。最常用的是WHO推荐方案（表2–8），运动量男性由300（kg・m）/min开始，每3分钟增加300（kg・m）/min，女性由200（kg・m）/min开始，每3分钟增加200（kg・m）/min，速度一般选择50~60转/分，直到受试者不能保持50转/分的速度时结束运动，试验控制在8~12分钟内完成。

表 2–8 WHO 推荐踏车试验方案

分级	运动负荷［（kg・m）/min］		运动时间（min）
	男	女	
1	300	200	3
2	600	200	3
3	900	600	3
4	1200	800	3
5	1500	1000	3
6	1800	1200	3
7	2100	1400	3

5.操作程序及注意事项　运动试验前应禁食和禁烟3小时，12小时内需避免剧烈体力

活动等。尽可能地在试验前停用可能影响试验结果的药物，但应注意β受体阻滞剂骤停后的反弹现象。

（1）试验开始前　测量基础心率和血压，并检查12导联心电图和3通道监测导联心电图。测量体位应与试验体位一致；测量血压时为了避免干扰，被测手臂应暂时离开车把或扶手；为了减少运动时的干扰、避免伪差，12导联心电图的肢体导联均移至胸部，并避开肌肉和关节活动部位。监测导联多采用双极导联，常用的双极导联为CM_5和CC_5。放置电极之前，应用酒精擦拭局部皮肤以减少皮肤和电极界面之间的电阻，改善信噪比。应配备除颤器和必要的抢救药品，以便出现严重问题时能给予及时的处理。连接监测导联后做过度通气试验，方法是大口呼吸30秒或1分钟后立即描记监测导联心电图，出现ST段下移为阳性，但没有病理意义，提示运动中诱发的ST段改变不一定是心肌缺血的结果。

（2）试验过程中　在试验中应密切观察和详细记录心率、血压、心电图及受试者的各种症状和体征。每级运动结束前30秒测量并记录血压，试验过程中除用心电示波器连续监测心电图变化外，每级运动结束前15秒记录心电图。系统在试验过程中收集并自动分析、打印各种生理指标和气体代谢指标如通气量、呼吸频率、最大氧耗量、氧脉搏、心率、呼吸交换率、代谢当量等。如果没有终止试验的指征，在受试者同意继续增加运动强度的前提下，将负荷加大至下一级，直至到达运动终点。如出现终止试验的指征，应及时终止试验，并密切观察和处置。

（3）试验终止后　达到预定的运动终点或出现终止试验的指征时，应逐渐降低跑台或功率自行车速度，受试者继续行走或蹬车。异常情况常会发生在运动终止后的恢复过程中。因此，终止运动后，要于坐位或卧位描记即刻（30秒以内）、2分钟、4分钟、6分钟的心电图并同时测量血压。以后每5分钟测定一次，直至各项指标接近试验前的水平或患者的症状或其他严重异常表现消失为止。

6.运动试验的终止指征

（1）极量运动试验的终点为达到生理极限或预计最大心率，即（220–年龄），最多不超过［（210–年龄）/2］。

（2）亚极量运动试验的终点为达到亚极量心率，即心率达到85%最大心率或（195–年龄）。

（3）症状限制运动试验的运动终点包括以下内容。

①出现心肌缺血、循环不良的症状或体力耗尽或肌肉疲劳无法继续运动。如疲乏、气促、喘息、胸闷、胸痛、心绞痛、极度疲劳、下肢痉挛、严重跛行、身体摇晃、步态不稳、头晕、耳鸣、恶心、意识丧失、面色苍白、发绀、出冷汗、面部有痛苦表情等症状和体征。

②血压异常。运动负荷增加时收缩压不升高反而下降，低于安静时收缩压10mmHg以上；运动负荷增加时收缩压上升，超过220~250mmHg，运动负荷增加时舒张压上升，超过

110~120mmHg；或舒张压上升，高于安静时15~20mmHg。

③运动负荷不变或增加时，心率不增加，甚至下降超过10次/分。

④心电图异常：显示ST段下降或上升≥1mm。

⑤运动诱发严重心律失常。如异位心动过速，频发、多源或成对出现的期前收缩，R-on-T、房颤、房扑、室扑、室颤、二度以上房室传导阻滞或窦房传导阻滞、完全性束支传导阻滞等。若患者要求停止运动，则必须立即终止试验。

（4）低水平运动试验的终点为达到特定的靶心率、血压和运动强度。此外，出现仪器故障应该作为试验的终止指标。

7.运动试验的结果及其意义

（1）心电图ST段改变　在排除了心室肥大、药物、束支阻滞或其他器质性心脏病的情况下，ST段下移出现在胸前导联最有意义，尤其V_5导联是诊断冠心病的可靠导联，Ⅱ导联较易出现假阳性，诊断价值有限。不同ST段形态阳性诊断标准不一致，一般认为下斜型、水平型和上斜型ST段阳性标准分别为J点后60mm处下移≥1mm、≥1.5mm及≥2mm。ST段改变持续时间长、涉及导联多及伴有血压下降是反映病变严重的可靠指标。ST段抬高的意义则根据是否出现在有病理Q波导联而不同。运动诱发ST段抬高若出现于既往有心肌梗死的区域是左室壁运动异常的标志，提示心肌无活动或室壁瘤存在，预后不佳。也有学者认为存在Q波的导联，若出现运动诱发的ST段抬高，强烈提示有存活心肌，并可能从血管重建术中获益。如果静息心电图无Q波，运动诱发ST段抬高应考虑有可能存在因冠状动脉痉挛或高度狭窄所致的透壁性心肌缺血。

（2）最大ST/HR斜率　ST/HR斜率能更精确地反映心肌对氧需求与供应之间的关系。冠心病患者运动心电图试验中心率轻度增加所导致的相应ST段压低（ST/HR斜率大）比心率较快时发生同等程度的ST段压低（ST/HR斜率小）更能真实地反映心肌缺血的严重程度。

（3）运动中发作典型心绞痛　运动中发作典型心绞痛是运动试验阳性的标准之一。

（4）运动试验中血压未能相应升高　运动试验中正常的血压反应为收缩压随运动量增加而进行性增加，舒张压改变相对较小。如在运动负荷逐渐加大的过程中收缩压不升高（收缩压峰值<120mmHg或收缩压上升<20mmHg），或较运动前或前一级运动时持续降低10mmHg及以上，或低于静息水平，提示冠状动脉多支病变。以上情况与ST段等其他指标同时出现时，常提示严重心肌缺血引起左室功能障碍及心脏收缩储备功能差，可以作为冠心病的重要诊断根据。出现异常低血压反应的运动负荷越低，反映病情越重。

（5）运动诱发心律失常　运动试验可出现频发、多源、连发性期前收缩或阵发性室速伴缺血型ST段改变者则提示有多支冠脉病变，发生猝死的危险性大；但若不伴缺血型ST段改变者则不能作为判断预后不良的独立指标。

（6）心脏变时功能不全　当人体运动或者受到各种生理或病理因素作用时，心率可以随着机体代谢需要的增加而适当增加的功能称为心脏变时功能，当心率不能随着机体代谢需要的增加而增加并达到一定程度或者不能满足机体代谢需求时称为心脏变时功能不全。运动试验是检测心脏变时功能的最重要方法。其判定标准为①最大心率：当受试者极量运动时最大心率达到最大预测心率［即（220–年龄）×85%］时，则认为心脏变时功能正常。若运动时的最高心率值小于最大预测心率值的75%时为明显的变时功能不全。最大预测心率受年龄、静息心率及身体状况等因素影响。②变时性指数：变时性指数等于心率储备与代谢储备的比值。其中，心率储备=(运动时最大心率–静息心率)/(220–年龄–静息心率)，代谢储备=（运动后代谢值–1）/（极量运动的代谢值–1）。正常值大约为1，正常值范围为0.8~1.3。当变时性指数<0.8时为变时功能不全，当变时性指数>1.3时为变时性功能过度。变时性是心脏重要的功能之一，不仅与受检者可能存在的多种疾病有关，也和受检者的运动耐量、心功能密切相关。变时性不良不仅是冠心病独立的相关因素，也是其重要的预后判定指标。运动试验中变时功能不全可能是诊断冠脉病变的一个独立而敏感的阳性指标。

当心率在110~170次/分时，心率与运动强度之间呈直线相关，在极限下强度运动时心率与摄氧量也呈线性相关，故心率可作为指导运动强度的指标。不过，要注意药物和疾病对心率的影响。

（7）心率收缩压乘积　这是反映心肌耗氧量和运动强度的重要指标。心绞痛发病原因就是因为心肌耗氧量超过了冠状动脉的供血、供氧量，故可以用心肌耗氧量的大小来评价心脏功能。

（8）主观用力程度分级（RPE）　这是瑞典科学家Borg于1962年提出的，故又称为Borg量表。它利用运动中的自我感觉来判断运动强度，在6~20级中每一单数级各有不同的运动感觉特征。RPE与心率和耗氧量具有高度相关性。各级乘以10常与达到该点的心率大体上一致（应用影响心率药物的除外）。一般运动锻炼的RPE分级在12~15，说明运动强度是合理的，中老年人也应达到11~13。确定合理运动强度的最好方法是靶心率和RPE两种方法结合。先按适宜的心率范围进行运动，然后在运动中结合RPE来掌握运动强度。这样，在锻炼中不用停下来测心率也能知道自己的运动强度是否合理。

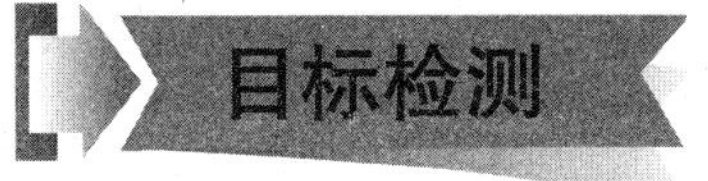

参考答案

选择题

1.心脏负荷试验中最常用的是（　）

A.心脏功能分级　　　　B.超声心动图

C.超声心动图运动试验
D.心电运动试验
E.核素运动试验

2.下列哪项不是心电运动试验的目的（　）

A.评定心功能、体力活动能力
B.冠心病的早期诊断
C.判定是否有先天性心脏病
D.评定运动锻炼和康复治疗的效果
E.判定冠状动脉病变的严重程度及预后

3.国内最常用的平板运动试验方案是（　）

A. Bruce方案
B. Naughton方案
C. Balke方案
D. WHO推荐的踏车运动试验方案
E.上肢用力试验方案

4.低水平运动试验的终点为（　）

A.达到生理极限
B.达到亚极量心率
C.达到特定的靶心率、血压和运动强度
D.出现必须停止运动的指征
E.出现偶发房性期前收缩

5.将健康成年人坐位安静状态下的耗氧量3.5ml/（kg·min）定为（　）

A. 1MET
B. 1.5MET
C. 2MET
D. 2.5MET
E. 3MET

第二节　肺功能评定

学习目标

1.通过本节学习，重点掌握肺功能评定方法；摄氧量、最大摄氧量及代谢当量的概念和意义。熟悉呼吸困难分级；最大摄氧量直接测定和推测方法。了解肺容积、氧脉搏、氧通气当量、呼吸储备、呼吸商、通气功能的概念。

2.学会基本医疗思维与素养，能与患者及其家属进行沟通，开展健康教育。

3.能进行专业交流、团结协作及开展医疗工作。

情境导入

患者，男性，66岁，患慢性阻塞性肺疾病15年，7天前无明显诱因出现咳嗽、咳痰、呼吸气促，症状逐渐加重，遂入院治疗。查体：体温36.4℃，脉搏110次/分，呼吸28次/分，血压131/84mmHg，SpO_2 89%；双侧呼吸对称，语颤减弱，叩诊过清音，双肺听诊呼吸音粗，可闻及干啰音；心前区无异常隆起，心率110次/分，心律齐，心音低钝，$A_2<P_2$，剑下音强于心尖区，各瓣膜听诊区未闻及病理性杂音。腹软，无压痛，肝脾未触及，双下肢无水肿。肺功能检测结果显示：FEV_1/FVC 为57%，FEV_1 预计值为43%。

讨论 1.根据症状、体征及辅助检查，请问患者肺功能处于什么水平？

2.患者还需要做哪些肺功能相关评定？

一、概述

呼吸的生理功能是进行气体交换，从外环境中摄取氧，并排出二氧化碳。肺循环和肺泡之间的气体交换称为外呼吸，其包括肺与外环境之间进行气体交换的通气功能和肺泡内的气体与肺毛细血管之间进行气体交换的换气功能。体循环和组织细胞之间的气体交换称为内呼吸。肺功能检查是呼吸生理检查的重要组成部分，包括肺通气、肺换气、气道阻力测试等部分。可以根据临床表现、肺通气功能、换气功能、呼吸肌力量测定、运动负荷试验等方面对肺功能进行评定，为康复治疗提供依据。

常沿用临床的检查评估方法。呼吸功能评定分主观症状和客观检查。主观症状评估根据日常生活出现气短、气促症状采用6级制进行评估。客观评估主要介绍气体代谢指标及其在康复中的实际应用。

二、呼吸困难分级和分度

（一）分级

1.功能性肺残疾 Moser等人于1980年针对功能性肺残疾，提出呼吸困难分级法（表2-9），用于最初建立预期目标和制订康复计划。

表2-9 功能性肺残疾评定

分级	功能能力
Ⅰ	正常活动无明显受限，但用力时有呼吸困难，可就业
Ⅱ	基本日常生活活动或平地行走无呼吸困难，上楼梯或爬坡时呼吸困难，通常限于坐位职业

续表

分级	功能能力
Ⅲ	某些日常生活活动（如淋浴、穿衣）时呼吸困难，可以用自己的速度走一个街区，但跟不上同龄人，一般只能从事完全坐位的职业
Ⅳ	部分日常生活活动需要依赖他人，休息时无呼吸困难，但稍出力即呼吸困难
Ⅴ	家居且卧床或坐在椅中，休息时也呼吸困难，大部分日常生活活动依靠他人

2.主观呼吸功能障碍程度评定　通常采用6级制（表2-10）。

表2-10　主观呼吸功能障碍分级（6级制）

分级	主观症状
0级	虽存在不同程度的肺气肿，但活动如常人，对日常生活无影响、无气短
1级	一般劳动时出现气短
2级	平地步行不气短，速度较快或登楼、上坡时，同行的同龄健康人不觉气短而自己气短
3级	慢走不到百步即有气短
4级	讲话或穿衣等轻微活动时亦有气短
5级	安静时出现气短，无法平卧

3.自觉气短、气急分级法　根据Borg量表改进（表2-11）。

表2-11　气短、气急症状分级及呼吸功能半定量评分

1级	无气短、气急	-5明显改善
2级	稍感气短、气急	-4
3级	轻度气短、气急	-3中等改善
4级	明显气短、气急	-2
5级	气短、气急严重，不能耐受	-1轻改善
		0不变
		+1加重
		+2
		+3中等加重
		+4
		+5明显加重

（二）分度

根据美国医学会《永久损伤评估指南》（GEPI）1990年第三版的资料，呼吸困难分为三度（表2-12）。

表 2-12　呼吸困难分度

分度	特点
轻度	平地行走或上缓坡出现困难，在平地行走时，步行速度可与同年龄、同体格的健康人相同，但在上缓坡或上楼梯时则落后
中度	与同年龄、同体格的健康人一起在平地行走时或爬一段楼梯时有呼吸困难
重度	在平地上按自己的速度行走超过4~5分钟后即有呼吸困难，患者稍用力即有气短，甚至在休息时也有气短

三、肺容量与肺通气的测试

（一）肺容量测试

肺容量指肺内气体的含量，即呼吸道和肺泡的总容量，对应外呼吸，是肺通气和换气功能的基础。肺容量指标包括了4个基础肺容积和4个基础肺容量。基础肺容积即潮气容积、补吸气容积、补呼气容积和残气容积；基础肺容量即深吸气量、功能残气量、肺活量和肺总量。除残气量和肺总量需先通过标记气体分析或体积描记法等方法间接换算出来，其余指标可用肺量计直接测定。

（1）潮气容积（tidal volume，VT）1次平静呼吸，进出肺内的气量，正常成人约500ml。

（2）补吸气容积（inspiratory reserve volume，IRV）在平静吸气末，再尽力吸气所能吸入的气量，称补吸气容积。正常成人为1500~2000ml。主要反映吸气肌的力量和储备功能。

（3）补呼气容积（expiratory reserve volume，ERV）平静呼气末，再尽最大努力呼气所能呼出的气体量。正常成年男性约2160ml，女性约1400ml。

（4）残气容积（residual volume，RV）最大呼气末肺内残余的气量，称为残气量，正常成人为1000~1500ml。限制性疾病残气量减少，阻塞性疾病残气量增加。

（5）深吸气量（inspiratory capacity，IC）即潮气容积加补吸气容积。正常人深吸气量应占肺活量的2/3或4/5，是肺活量的主要组成部分。正常成年男性为2617ml ± 548ml，女性为1970ml ± 381ml。

（6）功能残气量（functional residual capacity，FRC）平静呼气末肺内所含气量即补呼气量加残气量。常用密闭式氦气稀释法，氮稀释法测定。正常成人参考值为男性3112ml ± 611ml，女性2348ml ± 479ml。

（7）肺活量（vital capacity，VC）尽最大努力吸气后完全呼出的最大气量，即潮气容积、补吸气容积和补呼气容积之和。有两种测定方法：①一期肺活量：为深吸气末尽力呼出的全部气量。正常成年男性为4217ml ± 690ml，女性为3105ml ± 452ml；②分期肺活量：在慢性阻塞性肺疾病患者，作一期肺活量测定时，常由于胸膜腔内压增高使小气道陷闭，致肺泡呼气不尽而使ERV减少。故欲准确测定，应测分期肺活量，即将相隔若干次平静呼吸所分别测得的深吸气量加补呼气量。

（8）肺总量（total lung capacity，TLC） 指尽最大努力吸气后肺内所含气体量，即肺活量加残气量。正常成年男性约为5020ml，女性约为3460ml。肺部或胸部限制性疾病如肺浸润性病变、肺不张、肺间质纤维化以及神经肌肉疾病都可导致肺总量减少；阻塞性疾病如支气管哮喘、肺气肿等可引起肺总量增加。通常将增减20%以上视为异常。

（二）肺通气功能测试

通气功能（pulmonary ventilation）是指在单位时间内随呼吸运动进出肺的气量和流速，又称动态肺容积。凡能影响呼吸频率和呼吸幅度的生理、病理因素，均可影响通气量。

（1）每分通气量（minute ventilation，VE） 静息状态下每分钟出入肺的气量，等于潮气容积 × 呼吸频率。正常成年男性约为6663ml ± 200ml，女性约为4217ml ± 160ml。每分通气最大于10L/min提示通气过度，可造成呼吸性碱中毒；每分通气量小于3L/min提示通气不足，可造成呼吸性酸中毒。

（2）肺泡通气量（alveolar ventilation，VA） 在静息状态下每分钟吸入气量中能到达肺泡进行有效气体交换的通气量称为肺泡通气量。肺泡通气量的大小因人而异，一般为3000~5000ml，正常无效腔量与潮气量比值为0.13~0.40。肺泡通气量反映了有效通气量。每分通气量降低或者无效腔比例增加都可导致肺泡通气量不足，从而可使肺泡氧分压降低，二氧化碳分压增高。呼吸中枢疾病、神经肌肉疾病、胸部疾病以及气道阻力增高均可导致肺泡通气量降低。

（3）最大通气量（maximal voluntary ventilation，MVV） 以最快呼吸频率和最大呼吸幅度呼吸1分钟的通气量。实际测定时，测定时间一般取15秒或12秒，将测得通气量乘4或5即为MVV。正常男性约104L ± 2.71L，女性约82.5L ± 2.17L。MVV是临床上常用的通气功能障碍和通气储备能力的判定指标，受呼吸肌肌力和体力强弱，以及胸廓、气道及肺组织的病变的影响。当MVV实测值与预计值的百分比低于80%为异常，提示通气功能障碍。判定通气功能储备能力多以通气储量百分比表示，通气储量百分比是通气储量与最大通气量的比值的百分比，正常值应大于95%，低于86%提示通气功能储备不佳，可用于胸部手术前肺功能评价及职业病劳动能力鉴定等。

（4）用力肺活量（forced vital capacity，FVC） 指深吸气后以最大用力、最快速度所能呼出的所有气量。正常成年男性为3179ml ± 117ml，女性为2314ml ± 48ml。正常人3秒内可将肺活量全部呼出，根据用力呼气肺活量描记曲线可计算出第1、2、3秒所呼出的气量及其各占FVC的百分率，即FEV_1、FEV_2、FEV_3，其正常值分别为83%、96%、99%。临床也常采用1秒率（FEV_1/FVC，即$FEV_1\%$）作为判定指标，其正常值应大于80%。在阻塞性通气障碍患者中，每秒呼出气量及其占FVC百分率减少；在限制性通气障碍者，其百分率可增加。

（5）最大呼气中期流量（maximal mid-expiratory flow，MMEF，MMF） 指根据呼气容积流量曲线得出的用力呼出25%~75%的平均流量。正常成年男性为3452ml/s ± 1160ml/s，女性为2836ml/s ± 946ml/s。MMEF降低提示早期小气道阻塞。

（三）小气道通气功能测试

小气道指内径≤2mm的细支气管、终末细支气管和呼吸性细支气管。许多慢性肺疾病早期便可累及小气道。以下简要介绍几种常用检查方法。

（1）最大呼气流量－容积曲线　最大呼气流量－容积曲线（MEFV曲线）是检查小气道功能和判定疗效常用的方法之一，优点为操作简便，重复性强。临床上常用肺活量在75%、50%和25%时的瞬时最大呼气流量（$V_{max50\%}$和$V_{max25\%}$）作为检测小气道阻力的指标。

（2）闭合容积与闭合容量　受试者从TLC位呼气至RV位的过程中，肺下垂部位小气道开始闭合时能够继续呼出的气量称为闭合容积（closing volume，CV），而肺下垂部位开始闭合时肺内存有的气量称为闭合容量（closing capacity，CC），CC=CV+RV。常用测定方法有2种，即氮气法和氦气或^{133}氙弹丸法，前者操作简便，设备简单且不须指示气体，目前最为常用。小气道有阻塞性病变时，在呼气中小气道容易闭合，使闭合容积量增加，可用作早期诊断。

（3）频率依赖性肺顺应性　肺顺应性（lung compliance，CL）是指肺的可膨胀性，即单位经肺压改变时引起的肺容积的变化。肺顺应性分为静态肺顺应性（static lung compliance，Cst）和动态肺顺应性（dynamic lung compliance，Cdyn）2种，Cdyn又分为正常呼吸频率（15次/分）和快速呼吸频率（30次/分，60次/分）2种，后者即频率依赖性肺顺应性。正常人Cst和Cdyn大致相等，且受呼吸频率影响很小，有小气道疾病时，Cdyn随呼吸频率增快而降低。频率依赖性肺顺应性是目前反映小气道阻力最敏感的检测方法。但由于检查方法复杂，难以广泛应用于临床。

四、运动气体代谢测定

运动气体代谢测定是通过呼吸气分析，推算体内气体代谢情况的一种检测方法，呼吸气分析测定通气量及呼出气中氧气和二氧化碳的含量，并据此推算吸氧量、二氧化碳排出量等各项气体代谢的参数。运动气体代谢测定所采用的运动方式多为平板运动，也有采用功率车手臂摇轮运动等。要注意由于参与活动肌群数量和机械效率的差异，不同的运动方式所测得的最大吸氧量有所不同。参与运动的肌群越多，所测得的VO_{2max}越高。通常以平板运动测定的结果为基准。

（1）动脉血气分析　血气分析是对呼吸生理功能的综合评定。全身动脉血的气体及其他成分都相同，而静脉血的气体则随身体各部位组织的成分及代谢率、血流灌注量的不同而异。因此评定肺功能，多以动脉血为分析对象。动脉血气分析作为一种很有价值的诊断工具，可以客观评价患者的氧合、通气及酸碱平衡情况。不足之处：①属于创伤性检查，患者不易接受多次重复检查；②只反映采血时瞬间的情况；③不能做运动试验及长时间观察。检查项目主要包括：血液酸碱度（pH）、动脉血二氧化碳分压（$PaCO_2$）、动脉血氧分压（PaO_2）、动脉血氧饱和度（SaO_2）、碳酸氢根离子浓度（HCO_3^-）、碱剩余（BE）。

（2）呼吸气分析　测定通气量及呼出气中氧气和二氧化碳的含量，并据此推算吸氧量、二氧化碳排出量等各项气体代谢的参数。呼吸气分析无创、无痛、可多次重复及长时间观察，可用于测定运动能力、基础代谢率等，在康复功能评定中具有较大的实用价值。呼吸气分析方法可分为化学分析法和物理分析方法，后者较为常用。

（3）摄氧量（oxygen uptake，VO_2）　指在肺换气过程中，由肺泡腔扩散至毛细血管，并供给人体实际消耗或利用的氧量，即人体吸收或消耗氧的数量，称为摄氧量。一般表述为每分钟摄取氧的容量，也可进行体重校正，采用ml/（kg·min）为单位。VO_2反映人体能量消耗的情况，人体摄取、利用氧的能力。VO_2的计算公式为：VO_2=VE（STPD）×FO_2%。

（4）最大摄氧量（maximal oxygen uptake，VO_{2max}）　或称最大氧耗量，是机体在极量运动状态下能摄取的最大氧量，反映了心脏的储备功能，是综合反映心肺功能状况和最大有氧运动能力的生理指标。有氧运动耐力通常由心肺运动负荷试验的VO_{2max}得出，其数值大小主要取决于心排血量、动静脉氧差、氧弥散能力和肺通气量。在康复治疗中用于评估患者的运动耐力、制订运动处方和评估疗效。可以通过极量运动试验直接测定VO_{2max}，也可以用亚极量负荷时获得的心率、负荷量等参数间接推测，后者可有20%~30%的误差。

（5）峰值摄氧量（peak or maximum oxygen uptake，VO_{2peak}）　严重心肺疾病的患者如果不能进行极量运动，则可以测定其运动终点时的吸氧量，称为峰值吸氧量，可以作为疗效评定和运动处方制订的指标。

（6）无氧阈（anaerobic threshold，AT）　指体内无氧代谢率突然增高（拐点）的临界状态，或血乳酸，乳酸与丙酮酸比值在运动达到拐点时的峰值吸氧量。达到AT时机体产生一系列相应的生理反应，包括血乳酸含量、通气量、二氧化碳排出量和通气当量均急剧升高。在测定时可依据指标分为通气无氧阈和乳酸无氧阈。AT是反映心肺功能、运动耐力和机体利用氧能力的良好指标。AT的高低对判断受试者的耐力运动能力有重要价值。AT较高者具有较强的耐力运动能力。一般认为心血管疾病患者的运动训练可以控制在AT水平或AT水平以下，以避免心血管意外。

（7）无氧能力　指在无氧状态下机体运动的持续能力，其水平与无氧阈之间并无本质关系。在选拔运动员时需要以此作为确定受试者的无氧耐力。在康复医学中单独应用无氧耐力较少，必要时可以作为综合评估无氧运动能力的参考指标。

（8）氧脉搏　氧摄取量和心率比值称为氧脉搏（oxygen pulse，O_2 pulse），其代表体内氧运输效率，即每次心搏所能输送的氧量，在一定程度上反映了每搏心排血量的大小，氧脉搏减少表明心脏储备功能下降，心排血量的增加主要靠心率代偿。

（9）氧通气当量（VE/VO_2）　氧通气当量又称为氧通气比量，是指消耗1L氧所需要的通气量，是确定无氧阈最敏感的指标。

（10）呼吸储备（breathing reserve，BR）　最大通气量与最大运动通气量之差的绝对值或以最大运动通气量占最大通气量的百分比表示。正常的呼吸储备功能值>15L/min。阻塞性肺疾病患者的呼吸储备减少。

（11）呼吸商（respiratory quotient，RQ）　每分钟二氧化碳排出量与每分钟耗氧量之比，其反映体内能量产生的来源（有氧供能或无氧供能）和酸碱平衡状况，有氧供能为主转为无氧供能为主时及代谢性酸中毒时呼吸商明显升高。

（12）代谢当量（metabolic equivalent，MET）　以安静、坐位时的能量消耗为基础，表达各种活动时相对能量代谢水平的常用指标，是康复医学中常用的运动强度的重要指标。健康成人坐位时安静状态下耗氧量为3.5ml/（kg·min），将此定为1MET，根据其他活动时的耗氧量可推算出其相应的MET值。因此，MET值可用于判断体力活动能力和预后（表2-13）、判断心功能及相应的活动水平（表2-14），表示运动强度、制订个性化运动处方等。

表2-13　用代谢当量（MET）衡量体力活动能力和预后

代谢当量	体力活动能力和预后
<5MET	65岁以下的患者则预后不良
5MET	日常生活受限，通常是急性心肌梗死患者恢复的功能储量
10MET	正常健康水平，药物治疗预后与其他手术或介入治疗效果相当
13MET	虽然运动试验有异常表现，但是预后良好
18MET	有氧运动员的体力
22MET	有充分运动竞技运动员才能达到的运动量

表2-14 代谢当量与心功能分级关系

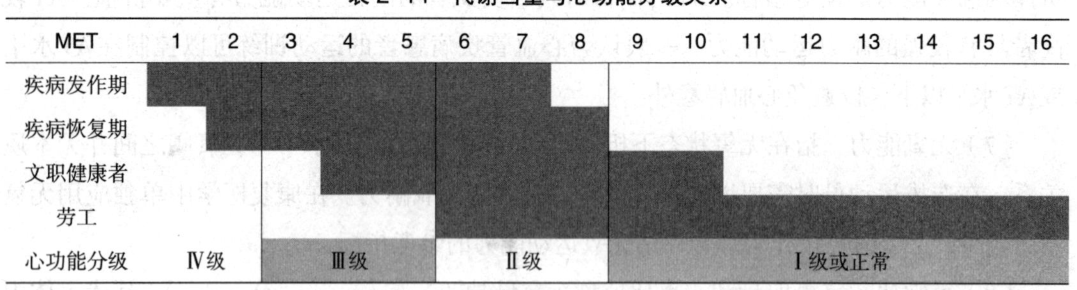

素质提升

中医康复技术的优势

二十世纪七八十年代，随着西方现代康复医学在我国的发展，中医康复理论、技术及方法得到了系统整理和研究，逐渐形成了具有中国特色的康复学科。中医康复学以传统中医学为理论指导，借鉴西方现代康复学理念，针对由于损伤、疾病、老龄化导致的功能障碍，采用中医康复手段及技术方法，消除或减轻由于病损而产生的身心障碍，使之重归家庭，重返社会。

太极拳、针灸、推拿、中药、食疗、心理治疗等传统中医康复技术根植于中国传统文化中，以中医“整体观”与“阴阳理论”为基础，通过“平调阴阳”调整机体阴阳失衡状态，把改善机体整体健康状态与改善局部功能相结合，达到改善患者症状，提高生活质量的目的。中医康复具有成本低廉、操作方便、患者依从性高、疗效显著等特点，有广泛的临床应用前景，适合长期家庭、社区康复。中医康复具有动静结合，劳逸适度；内外兼修，杂合而治；简便易行，利于推广等优势。大力发展规范化的、具有中医特色的中医康复已成为大的发展趋势。

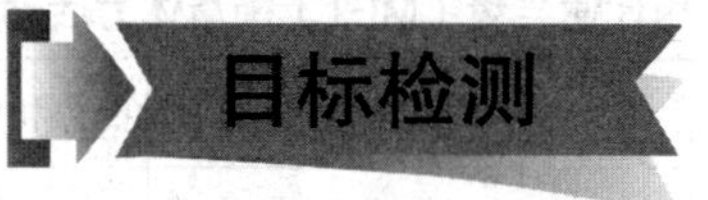

参考答案

选择题

1.肺功能测试中FVC是指（　）

A.肺活量　　B.用力肺活量

C.潮气量　　D.出气量

E.肺总量

2.判断气流阻塞的主要指标是（　）

A. FVC
B. VC
C. FEV_1
D. FEV_1/FVC
E. FTC

3. FVC作为舒张试验判断指标的意义（ ）
A. FVC作为舒张试验判断的指标多用于诊断哮喘
B. 患者气流受限越严重，其舒张后FEV_1的改变越小，FVC改变越大
C. 患者气流受限越严重，其舒张后FEV_1的改变越大
D. 患者气流受限越严重，其舒张后FVC的改变越小
E. 患者气流受限越严重，其舒张后FEV_1的改变越大，FVC改变越小

4. 诊断慢性阻塞性肺疾病必备条件是（ ）
A. 肺气肿体征
B. 慢性咳嗽、咳痰症状
C. 胸部X线异常
D. 肺功能检测异常
E. CT显示异常

5. 慢性阻塞性肺疾病最主要病理生理特征是（ ）
A. 气道结构重塑
B. 肺泡通气量下降
C. 持续气流受限
D. 肺泡弹性回缩力减退
E. 肺泡通气量上升

（文嘉仪）

书网融合……

本章小结

第三章　心肺疾病康复技术

PPT

第一节　运动训练技术

学习目标

1. 通过本节的学习，重点掌握心功能训练，肺功能训练以及有氧训练的训练方法。

2. 学会运用放松训练、有氧训练、中国传统运动训练防治常见心肺疾病。

3. 能在康复治疗过程中，表现出良好的沟通能力、团队合作精神、全心全意为患者的服务精神。

情境导入

患者，女性，57岁，退休教师，患有慢性阻塞性肺疾病以及高血压10余年。近一个月来，患者在上下楼梯及室外锻炼时出现呼吸气促，偶有咳嗽、胸闷等症状。遂入院治疗。入院查体：体重65kg，身高162cm。肺功能检测结果示：FEV_1/FVC为54%（0.85/1.57），FEV_1预计值是40%。静止心率是79次/分，静止血氧饱和度是95%。进行两次6分钟步行测试，中途没有休息，最远步行距离是450m。步行后血氧饱和度是91%，并伴有较严重的气促（气短指数6分）。

讨论　1. 针对患者病情可设定怎样的运动方案？

2. 可以运用哪些中医传统康复技术进行康复治疗？

一、概述

2016年10月中共中央 国务院印发《“健康中国2030”规划纲要》，其中指出：健康中国的根本目的是全民健康。全人群、全生命周期的慢性病综合防控是提高国民生存质量的保障。随着社会的发展及人们生活方式及饮食习惯的改变，高血压、糖尿病、冠心病、肥胖等疾病的发病率居高不下，这些疾病导致患者最大有氧运动能力受损，从而使心肺系统疾病（如慢性阻塞性肺疾病、肺心病、慢性器官衰竭及缺血性心脏病等）的发病率逐年上升，而这些疾病引起的呼吸困难、心功能下降等严重并发症，严重影响生活质量。在对这些患者进行康复治疗的过程中，心肺功能康复训练显得尤为重要。心肺康复的理念已经有近百年历史，已经构建起比较完整的理论和实践体系。目前，心肺康复与二级预防已经与心血管疾病和肺功能疾病的临床医疗连为一体。越来越多的医务人员认识到心肺功能运动训练的重要性。通过有效的心肺功能运动训练，不仅可以大幅降低心血管疾病和肺部疾病的死亡率和复发率，提高临床心肺疾病治疗的有效性，还可以降低医疗费用并明显提高患者的生活质量。这一节我们将从心功能训练、肺功能训练和有氧训练三个方面介绍心肺功能运动训练。

二、心功能训练

心功能训练是指对心血管疾病患者综合采用主动积极的身体、心理、行为和社会活动的训练与再训练，主要以有氧运动为主，帮助患者缓解症状，改善心血管功能和激活心肌的侧支循环，使其在生理、心理、社会、职业和娱乐等方面达到相对理想状态，提高患者生活质量的康复医疗过程。

（一）生理基础

心脏由左右两个心泵组成，右心将血液泵入肺循环，左心则将血液泵入体循环。每侧心脏均由心房和心室组成。心房收缩力稍弱，但在其收缩之时可帮助血液流入心室，起到初级泵的作用。心室收缩力较强，收缩时可将血液射入肺循环和体循环。

在进行有氧运动时，心排出量会因心率或每搏输出量的增加而增加。所以在进行心脏康复时，应达到和保持一定的靶心率（target heart rate，THR），它是运动处方中重要项目之一。靶心率又称“运动中适宜心率”，也就是运动中用来衡量运动强度的一个重要指标。在靶心率范围内进行运动时，既能收到最佳的锻炼效果，同时也能保证锻炼的安全性。

（二）训练机制

心血管疾病患者卧床休息后全身有效循环血量必然减少，这是短时间卧床休息所造成最明显的心血管改变。所以急性心肌梗死早期康复的核心就是避免绝对卧床休息的不利影响。此外，过分卧床休息还可导致血流缓慢，血液黏滞性增加和静脉顺应性降低，容易产生血栓性栓塞。由于有效循环血量减少，每搏输出量和心排出量相应降低，造成非心源性的循环功能减退以及相应的运动能力减退。长期卧床患者在直立位时每搏输出量减少更为显著，导致运动耐力降低。心脏康复治疗可促进冠心病患者心脏侧支循环的建立，增加冠状动脉血流，缓解由于冠脉阻塞造成的缺血，改善心肌缺血而产生的临床症状，如心绞痛、呼吸困难和乏力等。

（三）适应证与禁忌证

1.适应证 在《中国心脏康复与二级预防指南（2018版）》中强调，所有心脏病患者都是心脏康复适应证人群，包括：急性心肌梗死、慢性心力衰竭患者，接受过冠状动脉旁路移植术、PCI、心脏瓣膜手术、心脏起搏器手术、心脏移植手术的患者和慢性稳定型心绞痛、高血压、高脂血症、糖尿病及代谢综合征、周围血管病等患者。

2.禁忌证 血压严重升高［如收缩压≥200mmHg（26.7kPa）或舒张压≥120mmHg（16.0kPa）］，肺动脉高压，中度瓣膜病变，心肌病，明显心动过速或过缓，中至重度主动脉瓣狭窄或严重梗阻性心肌病，重度冠状动脉左主干狭窄或类似病变、重度房室传导阻滞及重度窦房传导阻滞，严重肝肾疾病，重度贫血，未能控制的糖尿病，可导致恶化的神经肌肉疾病，晚期妊娠或有妊娠并发症，明显骨关节功能障碍，运动受限或可能由于运动而使病变恶化。

（四）训练实施

《冠心病康复与二级预防中国专家共识》将冠心病的康复分为3期，即院内康复期（第Ⅰ期），院外早期康复或门诊康复期（第Ⅱ期），院外长期康复期（第Ⅲ期）。第Ⅰ期康复为住院期冠心病患者的康复和预防，目标是减少住院时间、促进日常生活及恢复运动能力、增加冠心病患者的自信心、减少再住院，同时避免卧床带来的不利影响。注意提醒患者戒烟并为第Ⅱ期康复提供病情信息并做准备。第Ⅰ期康复的主要内容是评估患者早期病情、患者教育、戒烟教育、日常生活及运动康复指导、给予患者出院后的生活及运动指导。第Ⅱ期康复一般在出院后1~6个月进行，与第Ⅰ期康复相比，除了患者评估、教育、日常活动指导和心理支持外，还增加了每周3~5次、每次30~90分钟、共12周的中等强度运动。第Ⅱ期康复的对象为急性心肌梗死和（或）急性冠脉综合征恢复期、稳定型心绞痛、经皮冠状动脉介入术（PCI）或冠状动脉旁路移植术（CABG）后6个月内的患者。第Ⅲ期康复也称社区或家庭康复期，为心血管事件发生1年后的院外患者提供康复及预防服务，是第Ⅱ期康复的延续，这个时期的康复重点是维持已形成的运动习惯及健康的生活方式。另外，还需继续纠正危险因素和提供心理社会支持。

1.第Ⅰ期（院内康复期）

（1）康复目标 缩短住院时间，促进日常生活及运动能力的恢复，增加患者自信心，减少心理痛苦，减少再住院，避免卧床带来的不利影响（如运动耐量减退、低血容量、血栓栓塞性并发症），低水平运动试验阴性，可以按正常节奏连续行走100~200m或上下1~2层楼而无症状和体征。运动能力达到2~3MET，能够适应家庭生活，使患者了解冠心病的危险因素及注意事项，在心理上适应疾病的发作和处理生活中的相关问题，提醒戒烟并为Ⅱ期康复提供全面完整的病情信息和准备。

（2）治疗方案　此期康复一般在心脏科进行，以循序渐进地增加活动量为原则，早期运动康复计划因人而异。病情重、预后差的患者运动康复的进展宜缓慢；反之，可适度加快进程。一般来说，患者一旦脱离急性危险期，病情处于稳定状态，运动康复即可开始。康复治疗的基本原则是根据患者的自我感觉，进行可以耐受的日常活动，如散步、看书或者电视，缓慢上下楼。康复治疗采用团队合作模式，即由心脏科医师、康复科医师、康复治疗师（物理治疗、作业治疗、心理治疗等）、护士、营养师等共同工作。

（3）运动训练　运动训练通常有以下几种形式。①床上活动：一般从床上的肢体活动开始。②呼吸训练：主要指腹式呼吸。③坐位训练：坐位训练是重要的康复起始点，应该从第1天就开始。④步行训练：从床边站立开始，先克服直立性低血压。⑤排便训练：在床边放置简易的坐便器，尽早让患者坐位大便。⑥上下楼活动：上楼的运动负荷主要取决于上楼的速度，下楼的运动负荷不大。

（4）心理康复与健康教育　患者在急性发病后，常有显著的焦虑和恐惧感。康复治疗师必须安排患者接受医学常识教育，使其理解冠心病的发病特点、注意事项和学习预防再次发作的方法。特别强调戒烟、低脂低盐饮食、规律的生活、性格修养等。

2. 第Ⅱ期（院外早期康复期）

（1）康复目标　第Ⅱ期是为急性心血管事件后早期（3~6个月）的院外患者提供康复服务的时期。由于冠状动脉血运重建治疗及药物治疗的巨大进步，心脏康复第Ⅰ期的时间被缩短，因此心脏康复的第Ⅱ期康复变得尤为重要。与I期康复不同，除了康复评估、康复教育、日常活动指导和心理辅导外，这期康复计划增加每周3~5次在心电监护或者血压监护下的中等强度运动，包括有氧运动、抗阻运动和柔韧性训练。患者逐步恢复一般日常生活活动能力，包括轻度家务劳动、娱乐活动等；运动能力达到4~6MET，提高生活质量；对体力活动没有更高要求的患者可停留在此期。Ⅱ期患者的康复在家庭中完成。

（2）治疗方案　运动前进行评估和危险分层。指根据患者的健康、体力和心血管功能状态，结合学习、工作、生活环境和运动喜好等个体化特点，以运动处方的形式来确定运动的种类、方法、强度、频率和运动量等，并提出在运动中应该注意的事项。每一个运动处方应包括：运动形式、运动时间、运动强度、运动频率及运动过程中的注意事项等。

（3）运动训练　运动形式主要包括有氧运动和无氧运动。最佳运动时间为30~60分钟。

建议患者从50%的最大氧耗量或最大心率的运动强度开始运动，运动强度逐渐达到80%的最大摄氧量或最大心率。运动频率为每周至少3天，最好每周7天。运动过程中，要对患者进行监测，并给予必要的指导。运动时或运动后出现以下情况，暂时停止运动：①运动时感觉胸痛、呼吸困难、头晕；②运动时心率波动范围超过30次/分；③运动时血压升高>200/100mmHg，收缩压升高>30mmHg或下降10mmHg以上；④运动时或运动后出现严重心律失常。

另外，可以结合患者居住的环境和兴趣开展室内外散步、医疗体操、气功、打扫家庭卫生、厨房活动、园艺活动或在邻近区域购物、作业治疗。注意循序渐进，活动时不可有气喘和疲劳。所有上肢超过心脏平面的活动均为高强度运动，应该避免或减少。每周需要门诊随访一次。出现任何不适均应暂停运动，及时就诊。

3.第Ⅲ期（院外长期康复期）

（1）康复目标　第Ⅲ期是院外长期康复期，是第Ⅱ期康复的延续，这个时期部分患者已恢复到可重新工作和恢复日常活动。为减少心肌梗死或其他心血管疾病风险，强化生活方式改变，进一步的运动康复是必要的，此期的关键是维持已形成的健康生活方式和运动习惯。另外，运动的指导应因人而异，低危患者的运动康复，无须医学监督；中高危患者的运动康复仍然需要医学监督，因此对患者的评估十分重要。低危及部分重危患者可持续进行第Ⅲ期康复，高危及部分重危患者应转上级医院继续心脏康复。此外，纠正危险因素和心理社会支持仍需继续。

（2）治疗方法　合适运动量的主要标志是运动时稍出汗，轻度呼吸快但不影响对话，早晨起床时感到舒适，无持续疲劳感和其他不适感。

（3）运动训练　在运动训练的实施过程中，每一次训练课都应包括三个部分，即准备活动部分、基本活动部分和整理活动部分。准备活动部分的主要作用是使身体逐渐从安静状态进入到工作（运动）状态，逐渐适应运动强度较大的训练部分的运动，避免出现心血管、呼吸等内脏器官系统因突然承受较大运动负荷而引起意外，避免肌肉、韧带、关节等运动器官的损伤。在运动处方的实施中，准备活动部分常采用运动强度小的有氧运动和伸展性体操。如步行、慢跑、弹力带器械操、太极拳等。准备活动部分的时间，可根据不同的锻炼阶段有所变化。开始锻炼的早期阶段，准备活动时间可为10~15分钟；锻炼的中后期，准备活动时间可减少为5~10分钟。基本活动部分是运动处方的主要内容，是达到康复或健身目的的主要途径。运动处方基本活动部分的运动内容、运动强度、运动时间等，应按照具体运动处方的规定实施。每一次运动锻炼时，都应安排一定内容和时间的整理活动。整理活动部分的主要作用是避免出现因突然停止运动而引起的心血管系统、呼吸系统、自主神经系统的症状，如头晕、恶心、重力性休克等。常用的整理活动有散步、放松体操、自我按摩等。整理活动的时间一般5分钟左右。

另外需注意心脏康复的核心内容是运动锻炼，由于大多数心血管疾病患者为中老年人，同时可能并发很多其他方面的退行性疾病，如慢性肺部疾病、慢性代谢系统疾病（如糖尿病），再加上老年人是跌倒的高危人群，因此心血管疾病患者除重视心脏问题外，其他的运动损伤问题也须重视。如果患者在康复过程中，经常发生运动不适或损伤，不仅影响康复的效果，也会对患者造成不良心理影响。因此，在心脏康复过程中运动损伤的预防比治疗更重要，要预防运动损伤的发生。运动时的主动与被动的保护非常重要。

（五）心理康复及康复宣传教育

患者发病后，往往有显著的焦虑和恐惧感。医护人员告知患者相关医学常识，使其理解心脏病的发病特点、注意事项和预防再次发作的方法。特别强调戒烟、低脂低盐饮食、规律的生活、个性修养等。

心脏康复教育的对象不仅包括患者及其家属和照顾者，更应该包括相关医疗护理人员。宣传教育是二级预防的重要内容和康复程序的重要组成部分。通过向患者及其家属进行宣传教育，使患者保持健康的生活行为，达到心脏康复的预定目标。

三、肺功能训练

肺康复治疗是一种针对呼吸系统疾病患者的非药物治疗方式，采用运动训练，心理支持等多种方式，来达到提高患者生存质量、改善活动耐量和心理状况的目的。肺康复治疗具有缓解呼吸困难，提高肺功能，缩短住院时间等作用。已经成为了呼吸系统疾病的重要辅助治疗手段。肺康复治疗主要包括运动训练、营养疗法、卫生健康宣教、心理干预四个方面。运动训练包括肢体运动训练和呼吸功能训练。肢体运动训练包括上肢锻炼和下肢锻炼。上肢锻炼包括提举重物，可以通过上肢运动带动胸廓肌肉运动，强化呼吸肌功能，下肢锻炼通常是有氧运动如慢跑、步行、爬楼梯等。可以增强下肢骨骼肌肉能力，提高运动耐力。呼吸功能训练有利于改善呼吸系统功能及缓解胸闷等不适症状。

（一）生理基础

1.呼吸肌的功能直接影响肺通气过程　呼吸运动是肺通气的原动力，呼吸运动通过改变胸腔容积使胸腔内压产生相应的变化，从而导致肺泡的扩张和回缩，驱动气体出入；由呼吸运动引起肺的被动扩张和回缩所形成的肺内压与大气压之间的压差是肺通气的直接动力；呼吸时肺内压和胸膜腔内压的变化是肺通气的动力的影响因素。呼吸肌主要包括膈肌、肋间肌、腹肌，这些肌肉的运动功能对肺的呼吸功能造成直接影响。

横膈为主要的呼吸肌，收缩时，膈穹窿下降，胸腔容积扩大，以助吸气；松弛时，膈穹窿上升恢复原位，胸腔容积减小，以助呼气。慢性呼吸系统疾病可因肺气肿和呼吸困难，造成膈肌疲劳和衰竭，引起严重呼吸功能障碍，甚至呼吸衰竭。因此膈肌训练是肺功能康复重要的内容之一。辅助呼吸肌群包括肋间肌、斜角肌、胸锁乳突肌、斜方肌、胸大肌等。其中肋间肌是主要的呼吸辅助肌：肋间肌在平静呼吸时不起主要作用，只有在深呼吸时才起作用。在哮喘和严重慢性肺气肿患者中，肋间肌通过参与呼吸，以补偿膈肌的功能障碍。呼吸频率加快时，呼吸幅度必然较浅，潮气量减小，而解剖无效腔始终保持不变，肺泡通气量反而小，缓慢呼吸则相反。缓慢深长的呼吸有利于提高呼吸效率，因此呼吸康复的重要核心是减慢呼吸频率。

安静呼吸时，吸气是吸气肌群的主动活动过程，而呼气是由于胸廓和肺的弹性回缩力被动完成，呼气肌不会被激活。在完成深呼吸动作或剧烈运动时必须要用力呼气以增加肺活量，此时腹肌起主要作用，通过增加腹内压，使横膈抬高，胸腔容积缩小。长期的呼吸系统疾病也会使腹肌产生疲劳。此外，脊髓损伤的患者由于腹肌麻痹，运动能力和呼吸能力均会受到限制。因此腹肌的训练也是呼吸康复训练的重要组成部分。

2.血液循环和血液质量影响气体在血液中的运输 慢性呼吸系统疾病患者常伴有造血功能障碍，导致贫血。严重贫血时血红蛋白减少，因此影响气体运输，造成呼吸困难。合并心力衰竭时，血氧运输能力减弱，故在呼吸训练时要注意贫血的纠正。

3.身体素质和全身代谢影响气体的组织换气 慢性呼吸系统疾病患者常因为呼吸困难而缺乏运动，导致肌肉功能减退，肌肉内氧化代谢的酶减少，氧化代谢能力降低，因此运动时不能有效地进行氧化代谢，限制了机体的内呼吸，加剧了呼吸困难的症状。

呼吸系统疾病不仅会产生肺和支气管功能障碍，同时也可以合并心功能障碍。心力衰竭时，血液循环障碍，血氧运输减弱，影响呼吸过程。呼吸系统疾病同时常伴有焦虑、紧张、抑郁等精神心理因素影响，这些都会加重呼吸困难。

当出现以上肺部功能障碍时，通过有效的呼吸康复训练来改善呼吸功能，对提高患者的肺功能和全身体能具有积极的作用。

（二）训练机制

1.减少通气需要

①运动训练在肺康复时和肺康复之后都可以改善呼吸困难的临床症状。运动训练是恢复肺功能的首要方法。无论使用运动平板和功率自行车，亦或是上下肢肌肉耐力训练都可以改善运动耐力和呼吸功能。此外，运动训练可以调整心理、认知、行为等，对增加自我训练效率和自信、改善焦虑症状等都有促进作用。对于运动处方的剂量采用达到60%耗氧量的运动量，每周3~5次，每次30分钟以上，持续4~8周或更长，采用住院–门诊–社区或家庭治疗对维持肺功能康复有促进意义。

②慢性阻塞性肺疾病（COPD）患者在运动期间进行辅助氧疗可以使血乳酸和运动通

气量减少，使呼吸困难症状减轻，帮助更好地完成呼吸康复训练。

③能量保持技术：通过合理安排社会活动和日常生活活动等，达到节省体力，降低代谢负荷，实际上是减少了呼吸用力、每分通气量（即每分钟出入肺的气量）和减轻了疲劳。能量保持技术包括根据呼吸困难的程度决定目标活动的强度，控制步行速度，分阶段多流质进食，采用使呼吸困难症状最轻的姿势和使用缩唇呼吸技术等。

2.提高呼吸交换的效率

①改善呼吸模式、保持呼吸技术采用膈肌呼吸和缩唇呼吸的训练方式可以缓解COPD患者呼吸困难症状，可减少呼吸频率，增加潮气量。

②减少阻力负荷：COPD患者由于气道狭窄、静态肺的弹性回缩力减小、呼吸肌的阻力负荷增加，增加了呼吸不适的感觉。

3.改善吸气肌功能

①变换姿势：COPD患者改变体位可以改善呼吸困难症状，增加腹压可以改善呼吸肌本身的特性和功能。向前倾斜的姿势改善全部呼吸肌的强度，增加膈肌的复原，减少颈部和上肋肌的参与，减少胸腹矛盾呼吸，使呼吸困难症状得到改善。

②吸气肌训练可以改善呼吸肌功能和耐力运动容量以及肺功能，从而有助于改善呼吸困难症状。

（三）适应证与禁忌证

1.适应证

①慢性阻塞性肺疾病，主要为慢性支气管炎、肺气肿等。

②慢性限制性肺疾病，包括胸膜炎后和胸部手术后。

③哮喘及其他慢性呼吸系统疾病伴呼吸功能障碍。

④慢性实质疾病，包括肺结核、肺尘埃沉着症等。

⑤支气管痉挛或分泌物滞留造成的继发性气道阻塞。

⑥因手术或外伤所造成的胸部或肺部疼痛。

⑦中枢神经系统损伤后肌无力，譬如高位脊髓损伤，急性、慢性、进行性的肌肉病变或神经病变。

⑧严重骨骼畸形，如脊柱侧弯等。

2.禁忌证

①临床病情不稳、感染未控制。

②合并重度肺动脉高压或充血性心力衰竭，呼吸衰竭。

③训练可导致病情恶化的其他临床情况。如不稳定型心绞痛及近期急性心肌梗死、认知功能障碍、明显肝功能异常、肿瘤转移、近期脊柱损伤、肋骨骨折、咯血等。

3.注意事项

①训练方案应个体化，训练过程应循序渐进，持之以恒，终身锻炼。

②锻炼时不应该有任何症状，锻炼次日晨起时应该感觉正常。如果出现疲劳、乏力、头晕等，应该及时就诊。

③环境适宜，避免在风沙、粉尘、寒冷、炎热、嘈杂的环境中锻炼。呼吸时最好经鼻，以增加空气温度和湿润度，减少粉尘和异物的刺激。

④训练适度，避免高通气综合征或呼吸困难。

⑤临床病情变化时务必及时调整方案，避免治疗过程诱发呼吸性酸中毒和呼吸衰竭。

⑥酌情适当吸氧。严重的患者可以边吸氧边活动，以增强活动信心。

（四）训练实施

指导患者采用正确的呼吸方法，并融入日常生活活动之中。通过改善肺部通气技术来进行训练。通常选择合适的体位可以放松辅助呼吸肌群，减少呼吸肌耗氧量，缓解呼吸困难症状，稳定情绪，固定和放松肩带肌群，减少上胸部活动，有利于膈肌移动等。可选择的体位有前倾依靠坐位、椅后依靠位、前倾站位、半卧位等。需加强患侧的胸式呼吸时可以采取患侧在上的侧卧位；对体力较好者可采用前倾站立。

1.膈肌呼吸训练，重建腹式呼吸模式 膈肌呼吸也叫作腹式呼吸，膈肌在通气中起到重要作用，横膈上下活动1cm，可增加250ml的通气量。肺气肿后，肿大的肺泡使胸廓扩张、膈肌下压，并使膈肌的活动范围受限，转用胸式呼吸。为改善呼吸困难症状，需重建腹式呼吸。

（1）放松训练 用以放松紧张的辅助呼吸肌群，减少呼吸肌耗氧量，缓解呼吸困难症状。

前倾依靠坐位：患者坐于桌前或床前，桌上或床上置两床叠好的棉被或四个枕头，患者两前臂置于棉被或枕头下以固定肩带并放松肩带肌群，头靠于被上或枕上放松颈肌，前倾位还可以降低腹肌张力，使腹肌在吸气时容易隆起，增加胃压，使膈肌更好收缩，从而有助于腹式呼吸模式的建立。

前倾站位：自由站立、两手放松置于身体两侧，同时身体稍前倾以放松腹肌，也可前倾站立、两手支撑于前方的低桌子上以固定肩胛带，此体位不仅起到放松肩部和腹部肌群的作用，而且是腹式呼吸的有利体位。

椅后依靠位：患者坐于非常柔软舒适的有扶手的椅子或沙发上，头稍后靠于椅背或沙发背上，完全放松坐5~10分钟。

（2）暗示呼吸法 即以触觉诱导腹式呼吸。①手按在上腹部，呼气时腹部下沉，此时该手再稍稍加压用力，以使腹压进一步增高，迫使膈肌上抬；吸气时，上腹部对抗该手压力，将腹部徐徐隆起，该压力既可吸引患者的注意力，又可诱导呼吸的方向和部位。②下胸季肋部布带束胸法是将布带缠在胸季肋部，两手握住带子两端，吸气时放松带子，呼气时缠紧带子。先坐位训练，然后于立位进行，最后边行走边做呼吸练习，此时迈步的频率要配合呼吸，吸气时两步，呼气时四步，同时随着呼吸将布带放松或缠紧，直到能够做到一边步行一边腹式呼吸为止。③抬臀呼气法：有膈肌粘连的老人可采用臀高位呼吸法增加膈肌活动范围。呼气时抬高臀部，利用内脏的重量来推动膈肌向上。也可将床脚抬高30cm，在腹部放置沙袋再进行腹式呼吸。沙袋重量可从0.25kg增加到2.25kg，每次20~30分钟。

（3）膈肌体外反搏呼吸法　使用低频通电装置或体外膈肌反搏仪。刺激电极位于颈胸锁乳突肌外侧，锁骨上2~3cm处（膈神经部位），先用短时间低强度刺激。当确定刺激部位正确时（即有呼吸运动出现），即可用脉冲波进行刺激治疗。每天1~2次，每次30~60分钟。

（4）吞咽呼吸法　对呼吸肌显著无力者可采用吞咽呼吸法，张口将气吸在口腔内，紧闭口唇，用舌将气推送到咽喉部，然后进行轻轻吸气，该气通过打开的会厌进入肺部（注意不是咽入胃内），可增加潮气量，增加肺活量。

2.呼吸肌练习　缓解呼吸困难症状，改善呼吸肌的肌力和耐力过程称为呼吸肌训练，强调吸气肌的训练。用于治疗各种急性或慢性肺疾病，主要针对吸气肌无力、萎缩，特别是横膈及肋间外肌。

（1）吸气阻力训练　患者经手握式阻力训练器吸气，可以改善吸气肌的肌力及耐力，减少吸气肌的疲劳。吸气阻力训练器有各种不同直径的管子提供吸气时气流的阻力，气道管径越窄则阻力越大。在患者可接受的前提下，通过调节吸气管口径，将吸气阻力增大，吸气阻力每周逐步递增2~4cm水柱。开始训练3~5分/次，3~5次/天，以后训练时间可增加至20~30分/次，以增加吸气肌耐力。

（2）呼气训练

①腹肌训练：腹肌是最主要的呼气肌。呼吸功能障碍的患者常有腹肌无力，使腹腔失去有效的压力，从而减少膈肌的支托及减少外展下胸廓的能力。训练时患者取仰卧位，上腹部放置1~2kg的沙袋做挺腹训练（腹部吸气时隆起，呼气时下陷），沙袋重量必须以不妨碍膈肌活动及上腹部鼓起为宜。以后可以逐步增加至5~10kg，每次腹肌训练5分钟。也可仰卧位膝盖伸直，双下肢和上半身同时上抬，保持数秒以增强腹肌力量。

②吹蜡烛法：将点燃的蜡烛放在面前，吸气后将口唇缩小，用力吹蜡烛，使蜡烛火焰飘动。每次训练3~5分钟，休息数分钟，再反复进行，以患者不感到疲劳为宜。蜡烛的距离为10cm、20cm、30cm。每1~2天将蜡烛与口的距离加大，直到距离增加到80~90cm。

③吹瓶法：用两个有刻度的玻璃瓶，瓶的容积为2000ml，各装入1000ml水。将两个瓶

用胶管或玻璃管连接，在其中的一个瓶插入吹气用的玻璃管或胶管，另一个瓶再插入一个排气管。训练时用吹气管吹气，使另一个瓶的液面提高30mm左右。休息片刻后反复进行。通过液面提高的程度作为呼气阻力的标志。每天逐渐增加训练时的呼气阻力，直到达到满意的程度为止。

3.局部呼吸 适用于因手术后疼痛及防卫性肺扩张不全或肺炎等原因导致的肺部特定区域的换气不足。

（1）单侧或双侧肋骨扩张 患者坐位或屈膝仰卧位，治疗师双手置于患者下肋骨侧方，让患者呼气，可感到肋骨向内下移动。在患者呼气时，治疗师置于肋骨上的手掌向下施压，恰好在吸气前，快速地向内下牵张胸廓，从而诱发肋间外肌的收缩；患者吸气时抵抗治疗师手掌的阻力，以扩张下肋，治疗师可给予下肋区轻微阻力以增强患者抗阻意识。当患者再次呼气时，治疗师用手轻柔地向内下挤压胸腔来协助。

（2）后侧底部扩张 患者坐位，身体前倾，膝关节屈曲。治疗师在患者身后，双手置于患者下肋骨侧方，按照上述“扩张肋骨”的方法进行。适用于手术后需长期在床上保持半卧位的患者，因为分泌物易堆积在肺下叶的后侧部分。

4.缩唇式呼吸 吸气时用鼻子，呼气时嘴呈缩唇状施加一些抵抗，慢慢呼气的方法。此方法气道的内压高，能防止气道的陷闭，使每次通气量上升，呼吸频率、每分通气量降低，可调节呼吸频率。吸气和呼气的比例从1∶2开始，以吸气呼气比达到1∶4作为目标。

5.预防及解除呼吸急促 缓慢呼吸：这是与呼吸急促相对而言的缓慢呼吸。这种呼吸方法有助于减少解剖无效腔，提高肺泡通气量。适用于患者正常呼吸模式被干扰而产生的呼吸短促，例如在COPD患者的周期性呼吸困难发作或患者用力过度时。呼吸急促时，呼吸幅度较浅，潮气量变小，解剖无效腔所占的比值增加，肺泡通气量下降，缓慢呼吸可纠正这一现象，但过度缓慢呼吸可增加呼吸功，反而增加耗氧，因此呼吸频率宜控制在大约10次/分。

6.胸腔松动练习 胸腔松动练习是躯干或肢体结合深呼吸所完成的主动运动。其作用是维持或改善胸壁、躯体及肩关节的活动度，增强吸气深度或呼气控制，达到提高肺功能，增强体力的目的。

（1）松动单侧胸腔 患者坐位，在吸气时朝胸腔紧绷的相反侧弯曲以牵拉绷紧的组织；然后朝紧绷侧侧屈并呼气时，将握拳的手推紧绷侧胸壁；接着上举胸腔紧绷侧的上肢过肩，并朝另一侧弯曲。重复3~5次，休息片刻再训练，一日多次。

（2）松动上胸部及牵张胸肌 患者坐位，两手在头后方交叉，深吸气时挺胸，做手臂水平外展的动作；呼气时将手、肘并拢，低头缩胸，身体向前弯。亦可于仰卧位训练。

（3）松动上胸部及肩关节 患者坐于椅上或站立位，吸气时上肢伸直，两臂上举，掌心向前举高过头；呼气时弯腰屈髋，同时两手下伸触地或尽量下伸。再次吸气时恢复为起始姿势，每个呼吸周期为一次。重复50次/组，可根据患者情况选择每日训练量。

（4）纠正头前倾和驼背姿势　站于墙角，面向墙壁，两臂外展90°手扶两侧墙（牵张锁骨部）或两臂外上举扶于墙（可牵张胸大肌、胸小肌），同时身体再向前倾，做扩胸训练；也可两手持体操棒置于后颈部以牵伸胸大肌和做挺胸训练。以上训练每次2~3分钟，每日多次，以不引起疲劳为宜。

（5）深呼吸时增加呼气练习　患者在屈膝仰卧位姿势下呼吸。呼气时将双膝屈曲靠近胸部，轮流屈曲两侧的膝关节，以保护腰背部，该动作将腹部脏器推向横膈以协助呼气。

7.全身训练　主要采用有氧训练和呼吸医疗体操，包括上肢训练、下肢训练和呼吸医疗体操等。以改善肌肉代谢，提高肌力、全身运动耐力和气体代谢，提高身体免疫力。

（1）上肢训练　由于上肢肩带部位很多肌群既是上肢活动肌群，又是辅助呼吸肌群，如胸大肌、胸小肌、背阔肌、斜方肌等。这些均起自肩带，止于胸背部。当躯干固定时，起辅助肩带和肩关节活动的作用；而上肢固定时，这些肌群又可作为辅助呼吸肌群参与呼吸活动。患者在上肢活动时，由于这些肌群减少了对胸廓的辅助活动而易于产生气短、气促的现象，从而对上肢活动不能耐受。

（2）下肢训练　可明显增加患者的活动耐量，减轻呼吸困难症状，改善患者的精神状态。通常采用有氧训练方法有快走、慢跑、骑车、登山等。对于有条件的患者可以先进行活动平板或功率车的运动试验，得到实际最大心率及最大MET值，据此确定运动强度。运动后不应出现明显气短、气促（以仅有轻度至中度气短、气促为宜）或剧烈咳嗽。运动训练频率2~5次/周，到靶强度的运动时间为10~45分钟，疗程为4~10周。为保持训练效果，患者应坚持终身训练。运动诱发哮喘的患者可以在医务监督的条件下，进行小强度的运动训练，让患者逐步适应运动刺激。最终使多数患者可以进行一定强度的运动而不导致哮喘发作。这也是一种“脱敏”治疗。患者常有下肢肌力减退，使患者活动受限，因此下肢训练也应包括肌力训练，以抗阻训练为主。

（3）呼吸医疗体操　在熟练掌握腹式呼吸方法的基础上，做扩胸、弯腰、下蹲、伸展四肢等运动。本方法可用于患者康复治疗早期体力过弱时或与其他运动方法交叉进行。

第一节：双手辅助腹式呼吸。取放松体位，将双手重叠置于腹部，呼气时口呈吹口哨状，两手按压腹部；还原时用鼻吸气并鼓腹，用口呼气时收腹缓慢进行，两手放松。呼气与吸气比例为（2∶1）~（3∶1）。

第二节：坐位渐进呼吸。将双手置于双腿上，吸气时慢慢抬起两臂与肩平，稍挺腰，还原时呼气，进行10次。

第三节：双手配合交替呼吸。将双手叉腰，拇指向后，呼气时上身右转，同时将右手立掌向右推出，还原时吸气，左右交替。进行10次。

第四节：侧弯压迫式呼吸，取站位，两腿分开。吸气，左手抱右侧腰部，右手过头顶，伸向左侧，向左侧弯腰同时呼气，还原，再反方向进行练习。进行10次。

第五节：节律呼吸。将双手叉腰，拇指向后，向右侧弯腰时，右臂下伸，同时呼气，还原时吸气，左右节律交替。呼吸与节律相互配合。进行10次。

第六节：双下肢辅助加强呼吸。挺腰，两臂抬起与肩平，呼气时双手抱住左膝屈曲贴近胸部，还原时吸气，左右交替。进行10次。

第七节：牵拉胸廓呼吸。取立位，两腿伸直分开，两臂侧平举，呼气时弯腰，左转上身，右手伸向左足，还原时吸气，左右交替。进行10次。

第八节：调整自由呼吸。立位放松，保持良好心态，吸气时将双手举于头上方，目视双手，仿佛置身于海边、湖岸和林间，以轻松自如的呼吸结束呼吸操的动作。

四、有氧训练

有氧运动是人们在日常生活中最基本的运动形式之一，有氧能力是人们运动能力的基本表现。有氧运动时需要大量呼吸空气，对心肺是很好的锻炼，可以增强肺活量和心脏功能，长期坚持有氧运动能增加体内血红蛋白的数量，提高机体抵抗力，提高大脑皮质的工作效率和增强心肺功能，增加脂肪消耗，防止动脉硬化，降低心脑血管疾病的发病率。但是随着社会进步和人们生活水平的提高，有氧运动不足的现状普遍存在。有氧运动在日常生活运动中的比例逐渐下降，导致各种慢性疾病高发。有氧运动与心脑血管疾病、慢性代谢性疾病和呼吸系统疾病的发生、发展及预后都有密切的联系，影响人们的生活质量。有氧训练是指中等强度的大肌群、节律性、持续一定时间的、动力性、周期性运动，以提高机体氧化代谢能力为目的的训练方法。有氧运动依靠糖原、脂肪分解代谢来供能。目前有氧运动是心血管疾病康复和慢性病患者健身锻炼的主要方法，包括散步、慢跑、游泳等。

由于身体活动不足导致的慢性疾病患病率急剧上升，“运动不足”被认为是一种全球“流行病”，并且成为当下威胁大众健康的重要原因。近年来，由于运动不足，肥胖、高血压、糖尿病等一般成年人才会出现的慢性病逐渐低龄化。“运动不足”包括久坐习惯、机体缺乏运动，不运动或少运动。如果每周运动不足3次，每次运动时间不足10分钟，运动强度偏低，运动时心率<110次/分，则为运动不足。根据世界卫生组织估测，运动不足是世界第四大死亡风险因素。运动不足将会导致体能下降、超重或肥胖、心血管疾病、抑郁、焦虑等。应当树立“运动是良药”的生活理念，运动能显著提高心肺耐力，减少体内脂肪，提高机体免疫功能和改善心理状态，可以有效缓解轻度抑郁症状。

（一）基本概念

1.定义 有氧运动，又称为有氧代谢运动，是指人体在运动过程中所得能量主要依靠细胞有氧代谢提供，运动方式为中等强度的大肌群、节律性、长时间、周期性运动，是以提高机体有氧代谢能力为目的的运动。由于有氧运动是以中等强度、长时间、长距离运动为特点，因此又称为耐力运动。

2.有氧运动的基本原则

（1）循序渐进　有氧运动一定要按照循序渐进的原则逐渐增加运动量，运动强度由小变大、运动时间由短变长、动作内容由简变繁，使患者逐渐适应。这点对于老年人和平时运动量不足的人群尤其重要。

（2）因人而异　根据不同疾病、不同人群、不同训练目的制订相应的有氧运动处方。通常有氧运动处方的制订需要考虑的因素有年龄、基础疾病、运动习惯等。对于老年人和有慢性心肺疾病的患者，最好根据运动试验结果来制订有氧运动的运动处方。

（3）持之以恒　只有长期坚持有氧运动，才能使治疗效果逐步积累、显现出来，不可随意间断，以免影响治疗效果。

（4）密切监测　有氧训练过程中必须密切观察训练情况，观察有无不良反应，是否已经达到训练要求，对不能达到要求者要查明原因，调整训练计划。对于有心功能不全的患者，在刚开始有氧运动时最好在心电监护下进行。

3.中国传统有氧运动　我们的祖先早就认识到运动能够强身健体，减少疾病的发生。运动健身之所以能够起到增强体质的作用，是因为运动能够促使经脉内气血畅通，使人的各个部位都得到精、气、血、津液的滋养。太极拳、八段锦、五禽戏的运动强度对心肺功能有较好的促进作用，穴位按摩、针灸、拔火罐等也有一定作用。

中国传统方法强调身心调整训练，基本锻炼方法和要领有其共同之处，注重意守、调息和动作的协调统一。重视内外和谐，气血周流。整个机体的锻炼融导引、吐纳、武术、医理于一体，功法的运动强度与有氧运动相似，例如推拿、太极拳、气功、八段锦和五禽戏的强度均在40%~70% VO_{2max}，可看作有氧运动的方式，适合于大众的健康锻炼和疾病康复。

（二）训练机制

长时间进行有氧运动，可以使血液循环系统、呼吸系统得到充分有效刺激，增强心肺功能，从而让全身各组织、器官得到良好的氧气和营养供应，维持最佳的功能状况，因此有氧运动是健身防病的法宝。有氧运动对健康有诸多益处，但它是把双刃剑，方法不当也会暗藏危险，时刻不可大意。不适当的有氧运动会增加心血管疾病的复发率及死亡风险。应如何把握有氧运动的尺度，需要我们根据每一位患者的身体状况，制订出合理的运动治疗方案，包括运动方式、运动时间及运动强度，并进行监护和指导，确保安全、有效的有氧运动。

（三）治疗作用

1.增强心肺功能 有氧运动的最主要作用是改善心肺功能，提高全身耐力，其具体作用主要有以下几方面。

（1）有氧运动可以降低安静和运动时的心率和收缩压，从而降低心肌耗氧量。

（2）有氧运动增加血容量，改善心肌收缩力，从而提高心脏做功能力。

（3）有氧运动增强副交感神经活性，从而增加心功能储备、冠脉侧支循环和心肌血管密度。

（4）有氧运动增加内皮依赖性血管扩张，增加一氧化氮合酶的基因表达，改善纤溶系统活性，从而有利于外周血液循环。

（5）有氧运动提高肺活量，改善呼吸效率和气体交换。

（6）有氧运动改善呼吸肌耐力，使吸气和呼气功能明显改善。

2.改善代谢，控制体重 除了增强心肺功能，有氧运动另一大重要作用就是对于物质代谢的调节作用。有氧运动可以通过胰岛素受体途径和受体后途径增强机体胰岛素的敏感性，起到调节血糖、血脂代谢的作用。这个作用也与有氧运动预防和治疗慢性心脑血管疾病密切相关。

此外，长期坚持有氧运动者运动器官较为发达，肌肉内毛细血管密度较高而脂肪含量较少，骨密度较高。这对调节物质代谢，预防心脑血管慢性疾病和代谢性疾病具有重要意义。因此，长期坚持有氧运动是预防和治疗糖尿病与高脂血症的重要手段。而减肥者如果在合理安排食物的同时结合有氧运动，不仅能减肥成功，并且减肥后的体重也会得到巩固。

3.增强体质，促进健康 如上所述，有氧运动可以增强耐力，改善代谢水平。此外，有氧运动还可以促进免疫功能，降低慢性低度炎症状态，改善情绪。长期坚持有氧运动还能增加体内血红蛋白的数量，提高机体抵抗力，增强大脑皮质的工作效率，对身心健康起到促进作用。

4.适应证

（1）心血管疾病 陈旧性心肌梗死、稳定型心绞痛、轻-中度原发性高血压、隐性冠心病、轻度慢性充血性心力衰竭、冠状动脉腔内扩张成形术后、心脏移植术后、冠状动脉分流术后等。

（2）代谢性疾病 糖尿病、单纯性肥胖症。

（3）慢性呼吸系统疾病 慢性阻塞性肺疾病和慢性支气管炎、哮喘（非发作状态）、肺气肿、肺结核恢复期、胸腔术后恢复期。

（4）其他慢性疾病状态 慢性肾衰竭稳定期、慢性疲劳综合征、慢性疼痛综合征、长期缺乏体力活动及长期卧床恢复期。

（5）中老年人的健身锻炼。

5.禁忌证

（1）各种疾病急性发作期或进展期。

（2）心血管功能不稳定　未控制的心力衰竭、严重的左心功能障碍、不稳定型心绞痛、血流动力学不稳的严重心律失常（室性或室上性心动过速、多源性室性期前收缩、快速型房颤、房室传导阻滞等）、近期心肌梗死后非稳定期、心内膜炎、急性心包炎、心肌炎、严重而未控制的高血压、严重主动脉瓣狭窄、急性肺动脉栓塞确诊或怀疑主动脉瘤、血栓性脉管炎或心脏血栓。

（3）肢体功能障碍而不能完成预定运动强度和运动量。

（4）严重骨质疏松，活动时有骨折的危险。

（5）主观不合作或不能理解运动，精神疾病发作期间或严重神经症。

（6）认知功能障碍。

（四）注意事项

（1）保证充分地准备和结束活动，防止发生运动损伤和心血管意外。每次运动前应先做静态式的伸展操，以改善柔软度及关节活动范围，预防运动伤害。

（2）选择适当的运动方式　由于不专业的跑步姿势易导致膝关节和踝足部的劳损，近年来选择慢跑的人群逐渐减少。为减少运动损伤和锻炼意外，采用快走方式的人群逐渐增加，采用游泳、登山、骑车等方式的人群也在增多。平常不运动的老年人应从低强度、低冲击的运动开始。其中，走路或快走是最适合老年人的运动形式。运动强度以还能交谈为原则。

（3）注意心血管反应　锻炼者应该首先确定自己的心血管状态，40岁以上者需要进行心电图运动试验等检查，以保证运动时不超过心血管系统的承受能力。注意心血管用药与运动反应之间的关系。使用血管活性药物时要注意对靶心率的影响。

（4）肌力训练与耐力运动可交互间隔实施　例如，每周一、三、五肌力训练；每周二、四、六耐力运动。

（五）训练实施

有氧运动的根本目标是通过安全有效的运动来增进身体功能并提高活动能力。运动不足本身就是心血管疾病发病的危险因素，同时也加速了其他慢性疾病的发展。经常进行中等强度的锻炼，可以有效地改善健康状况。选择中等强度运动的生活方式比改善某种素质，譬如提高耐力水平、增加肌肉力量更易达到健身锻炼的目标。

世界卫生组织将“运动处方”概括为对从事体育锻炼者或患者，根据医学检查资料（包括运动试验及体力测验），按其健康、体力以及心血管功能状况，结合生活环境条件和运动爱好等个体特点，用处方的形式规定适当的运动种类、时间及频率，并指出运动中的注意事项，以便有计划地经常性锻炼、达到健身或治疗疾病的目的。实践证明，按照运动处方进行科学的锻炼，既安全可靠，又有计划性，可在短期内达到健身保健和治疗疾病的双重目的。运动处方是指导患者和运动者的有目的、有计划、科学锻炼的一种形式。

1.运动处方的目的

（1）增进身体健康　包括两方面。其一是预防疾病；其二是改善身体状态，提高对环境的适应能力。

（2）增强身体功能　通过锻炼，使肌肉力量、肌肉耐力、爆发力、全身耐力、身体灵敏性、技巧性、平衡性、柔韧性等素质和运动能力加强。

（3）治疗疾病　把运动当作康复疗法的一种手段，严格地按处方进行，可以提高运动中的安全感，尽可能少地出现意外危险。

2.运动处方的类型

（1）按照运动目的分类

①治疗性运动处方：适用于某些疾病或损伤的治疗和康复。治疗性运动处方使医疗体育更加定量化、个别对待化。例如，某人中等肥胖，体重超标10kg，他需每天爬山1h，在控制饮食状况下，用约16周的时间可以使体重降到标准范围，这就是治疗性运动处方。

②预防性运动处方：主要用于健身防病。如人过中年，身体就开始衰退，动脉逐渐硬化。为了预防动脉硬化，运动处方规定了中等强度的有氧运动，如长距离慢跑、医疗步行、游泳等，使脂肪和胆固醇等物质不易沉积，从而达到预防动脉硬化的作用，这就是预防性运动处方。

③竞技运动处方：专业运动员进行的运动处方训练，以提高专业运动成绩为目的。

（2）按照运动和锻炼的器官系统分类

①内脏器官体疗运动处方：以提高心肺功能为主，用于冠心病、高血压、糖尿病、肥胖等内脏器官疾病的防治、康复及健身。

②运动器官体疗运动处方：以改善肢体功能为主，用于各种原因引起的运动器官功能障碍及畸形矫正等。

3.运动处方制订

（1）运动能力的评估　个体化精确运动处方制订的前提是对于个体运动能力的准确评定。运动能力的评估一般要准确评定患者最大运动能力，应根据评定内容选择合适的评定手段。

有氧运动处方最好应根据心肺运动试验的结果去制订，尤其是对于老年人和有慢性心肺系统疾病的患者。一般采用Bruce方案的平板运动试验，也可以采用踏车运动试验。无论何种运动方式，运动试验都是采取递增强度的方式获得其最大运动能力。衡量机体最大运动能力的常用指标有最大吸氧量、最大心率、最大MET值，最大作功能力，运动试验耐受时间等。有氧运动处方运动强度的计算应按照运动试验中最大运动能力制订，同时综合考虑其年龄、基础疾病和既往有无运动习惯等因素。

（2）运动处方的内容　一个完整合适的运动处方应包含以下几方面的内容：运动方式、运动持续时间、运动强度、运动频率、运动程序和注意事项。

①运动方式：在运动处方中，为锻炼者提供最合适的运动项目关系着训练的有效性和持久性。选择运动项目，要考虑运动的目的，是健身还是治疗；要考虑运动条件，如场地器材、空闲时间、气候等；还要结合运动者的兴趣爱好等。

如有氧运动项目可以选择慢跑、快速步行、游泳、爬山、骑自行车、有氧体操等；力量运动项目包括举重、哑铃、肌力器械训练等；速度运动项目包括短跑、短距离游泳等；球类运动如篮球、足球、排球、羽毛球、网球等。

②运动持续时间：除去预备活动和整理活动外运动持续时间为15~60分钟，一般为20~30分钟。运动时间长短宜与运动强度相互调节，在康复治疗中通常采用中等量的运动。例如，运动强度较大时可用缩短运动时间来调整运动量至中等；反之，如运动强度偏小，则延长运动时间，使之保持中等的运动。通常对坐位工作者、患有心脏疾病而症状并不明显者，第1周可在中等运动强度下运动20~30分钟，如能适应，1~2周规律运动后，第3周可逐渐增至45分钟左右。

此外，预备活动和整理活动一般要求5分钟，对于年轻无基础疾病的人群，预备活动可以缩短。但是对于有高血压等心血管疾病的患者，预备活动最好5分钟以上。预备活动时，运动强度逐步增加以达到靶强度，而整理活动时，运动强度则从靶强度逐步降低。

③运动强度：运动强度是运动时的剧烈程度，是运动处方的核心部分，也是最困难和最需要控制的部分。运动强度是衡量运动量的重要指标之一，运动强度可以用心率、代谢当量（MET）、最大吸氧量（VO_{2max}）、自我疲劳程度表示。

心率表示运动强度：这是国际通用的方法，因为心率和运动强度之间存在着线性关系，并且是最便于检测的指标。通常把运动中允许达到的安全心率作为靶心率。常用于计算靶心率的方法有Jungman法和Karvonen法。

Jungman法公式如下：靶心率=180（170）－年龄（岁），180（170）是从大量检测结果中所获得的常数。180是指年龄较小（60岁以下）、无明确心血管系统疾病，过去有劳动或活动习惯者。如年龄超过60岁，曾患有心血管疾病但又无条件进行心电运动试验的患者，或过去为静坐工作，且无运动或劳动习惯者，其心率数可用170减去年龄数。

Karvonen法公式如下：靶心率=（最大运动心率－静息状态心率）×运动强度+静息状

态心率。最大运动心率=220-年龄；运动强度通常为40%~70%。以青少年心率为例：120次/分以下为小强度，120~150次/分为中强度，150~180次/分或180次/分以上为大强度。

代谢当量（MET）表示运动强度：代谢当量（MET）表示运动强度在康复医学中较为常用。其优点是可用于指导日常生活和各种家务劳动，如穿、脱衣服为2MET，床边坐马桶为3MET等。对日常生活活动、劳动活动、运动等的MET。

最大吸氧量（maximum oxygen uptake，VO_{2max}）表示运动强度：这也是比较常用的运动强度指标。根据心电运动试验结果或在运动试验中直接或间接法检测最大吸氧量的值，然后取其50%、70%的量作为运动处方适宜的强度范围。根据大量观察证实，运动强度小于70%VO_{2max}的持续运动中乳酸不增高，血液中肾上腺素和去甲肾上腺素保持在较低水平；若大于80%VO_{2max}则列为大强度运动，对患有疾病者或老年人是有危险的。但若运动强度小，如小于50%VO_{2max}，常较难起到训练效果。

自我疲劳程度表示运动强度：这是患者在运动时用主观感受到的疲劳程度来确定运动强度的方法，实际日常活动和运动中患者很难进行心率和代谢当量的自我监测，所以自我感觉疲劳程度的评定是比较实用、简便易行地确定运动强度的方法，特别适用于家庭和社区的康复训练。

下面以不同运动方式为例，分别给出不同强度运动处方的参考实例。

Ⅰ.低强度有氧耐力运动处方

运动目的：增强有氧运动能力、降低心血管疾病风险、降低体重和减少体脂。

运动项目：健身走或慢跑。

运动强度：低、中，目标心率（40%~60%最大心率），主观身体感觉RPE<12（轻度），最大摄氧量的40%~60%。

运动时间：10~15分钟。

运动频度：3~4次/周。

Ⅱ.中强度耐力运动处方

运动目的：增强有氧运动能力、增强循环呼吸功能，降低心血管疾病风险、减体重和降低体脂含量。

运动项目：健身走或慢跑。

运动强度：中、高，目标心率（60%~75%最大心率），主观身体感觉RPE在12~13（中等），最大摄氧量的60%~75%。

运动时间：30分钟。

运动频度：4~5次/周。

Ⅲ.高强度间歇运动处方

运动目的：提高有氧和无氧运动能力、增强循环呼吸功能，降低疲劳感。

运动项目：功率车或中速跑。

运动强度：高，目标心率（75%~90%最大心率），主观身体感觉RPE在14~16（重度），最大摄氧量的75%~90%。

运动时间：2~5分钟，3~6组，每组间隔1~2分钟，间隔期可以休息，也可以把强度降低（20%~30%最大心率）。

运动频度：4~5次/周。

④运动频率：运动频率即每周运动的次数。运动间隔时间过长或过短都会影响其效果。若每次有足够的运动量，一次训练效应可维持2~3天，如此推算，每周练习2~3次即可。可是，由于患者通常每次运动量不足，而且对于无运动习惯者来说若规定每周运动2~3次，可能会中断运动。因此以坚持每天运动为宜，且要养成良好的运动习惯。但对有下肢骨关节疾病的患者，为了避免因下肢过度负荷带来的伤害，可采取隔天一次的运动频率。

⑤运动程序：运动程序是指运动过程及运动流程，是制订运动处方的重要内容。由于运动和内脏调适能力之间存在一定的时间差，即自主神经系统支配的心肺功能不能随肌肉运动的开始很快适应，所以通常将运动过程分成以下3部分。

准备活动（预备运动）：每次运动前需要有个热身过程即准备活动，活动关节韧带，拉伸四肢、腰背肌肉。然后从低强度运动开始，逐渐进入适当强度的运动状态。热身一般是指用小强度的有氧运动使自己的身体渐入佳境，体温慢慢升高，心率提高，呼吸匀速变快。血液循环逐渐加速，这样氧气和营养就会被输送到运动器官和内脏，为运动做好准备，热身活动目的达到后的一个重要标志就是身体开始微微出汗。热身5~10分钟即可。天冷时，热身时间要长，并多穿些衣服保温。

有很多人为了节省时间，不热身就直接进入高强度的有氧训练。由于心血管系统和呼吸系统还都没有进入状态，体温也比较低，肌肉的柔韧性不好，这样就很容易造成损伤，甚至出现心脏缺血性改变或心律失常。另外热身之后再运动，感觉也会好一些，运动时间可以更长。不热身运动会容易疲劳。

训练运动是运动处方的核心部分。根据运动处方内容中制订的运动项目、运动强度、运动时间、运动频率进行锻炼，最大限度地激发训练者的激情和斗志，使机体的内在功能逐步得到调整和提高。其中达到靶心率的运动时间不应少于10min，下面以有氧训练为例，说明训练运动的具体运动方法。

Ⅰ.持续训练法：通常为医疗步行、健身跑、骑自行车、滑雪、划船等，并按制订的运动强度持续运动，可每运动5分钟左右检测自己的脉搏，以判断是否达到靶心率。如未达到，即宜加快速度；如已达到，即按此速度持续进行。如选择此种训练法，则宜选择偏小的运动强度，即60%或70%~75%VO_{2max}，要求在完成运动时有劳累感，但不太严重。本法对健康人或经一定时间运动的患者比较适用。

Ⅱ.间断训练法：在运动中给予一定时间的休息，可以缓解运动的刺激。这通常适用于心脏病患者，可减少发生心律失常的危险。这时的休息可以是被动休息，即完全不动，也可以是主动休息，即用其他的活动方式作为替代。通常运动和休息之比是1∶1或1∶1.5，因休息时间过长可能会影响训练效果。若采用此种方法训练，则运动强度可适当提高（如75%~80%VO_{2max}），但累计达到靶心率的时间仍不应小于10分钟。

Ⅲ.循环训练法：是由一组不同运动方式组成的运动套餐，通常是大肌群运动、小肌群运动、动力性运动、静力性运动互相交替，并反复依次进行。通常此法既可用于提高有氧能力，又可用于提高无氧能力；也可只进行动力性运动以发展有氧能力，只需上、下肢和躯干运动交替进行。该运动方式由于内容丰富，如功率车运动、划船器、舞蹈、上臂旋转器等，容易为患者接受和喜爱。

整理运动（放松活动）：运动后不能马上停止运动，而应做一些放松性的运动，以保持良好的静脉回流，维持一定的心输出量，防止出现直立性低血压或诱发心血管意外。整理运动的方法有散步、放松体操、他人或自我按摩等，放松活动时间为5~10分钟。

另外，如果运动量比较大，运动的当天晚上最好做全身热疗或其他理疗，以减轻乳酸在体内的堆积，缓解肌肉酸痛症状。

⑥注意事项：每一个完整的运动处方，必须包含运动注意事项，主要说明运动时的安全问题。注意事项对于老年人和有各种慢性疾病的人群尤其重要，具体内容见下文常见运动处方注意问题相关内容，结合个体差异进行表述。

4.常见运动处方注意问题

（1）重视体检　为了保证运动的安全性，参加运动前要认真地进行全面的身体检查，这一点非常重要，特别要注意心血管系统的功能检查和运动器官的检查。前者用于发现有无潜在的心功能异常，以免在运动中发生意外；后者则可发现有无肢体潜在发育异常和潜在的运动性劳损，以免由于运动方式的不适当造成损伤。如有高血压、潜在冠心病的患者应避免做剧烈运动；下肢关节有一定疾病的患者应避免做高强度下肢运动；有颈椎、腰椎疾病患者应避免做剧烈的躯干运动等。

（2）循序渐进　必须遵守运动生物学原理严格制订运动量和运动程序，循序渐进地安排运动流程，否则势必会超出人体的负荷能力，会损害患者健康，甚至有发生致命的危险。不可急于求成或是互相盲目攀比，从而使运动负荷远远超过个人的承受能力。例如，老年人参加马拉松。剧烈的下肢、躯干运动必须严格制止。

（3）与规律的生活习惯相结合　运动处方的制订应与规律的生活习惯相结合，这样可提高训练效果。

（4）预防运动损伤　首先，充分地准备活动和放松活动是预防发生运动性损伤和心血管意外的关键。其次将选择适当的运动方式作为康复训练的运动项目选择，尽量选择运动强度低、对下肢关节冲击小的项目如医疗步行、水中运动项目。

不同运动方式的组合、套餐式运动对预防发生运动性损伤也起到至关重要的作用，如有氧运动与速度性运动、力量性运动、技巧性运动的组合等。例如，每周一、三、五有氧运动，周二速度性运动、周四力量性运动、周六技巧性运动。

（5）注意营养问题　在运动处方中经常会忽略运动营养问题，由于运动营养的不合理造成运动器官的生物结构出现问题。运动时所需的营养素供应不足导致运动功能下降、不能很好地完成运动处方中所制订的运动计划。运动营养主要注意的问题包括以下几点。

①能量供需应平衡　运动状态下需要能量相对较多，摄入的能量应稍高于消耗的能量，以满足运动的需要。在能量的供给量适宜的同时，各种营养素的分配也必须平衡，能量物质主要以糖类为主。

②蛋白质供给应充足　运动状态下蛋白质的需要量要比非运动状态下高，尤其是力量性运动、技巧性运动、球类运动，此时体内形成正平衡，为了满足对构成人体组织的重要成分蛋白质的需求，应供应较多的优质蛋白质，如鱼、蛋、奶、鸡、鸭等。

③维生素和无机盐的摄入应充分　维生素A、维生素D、维生素C、维生素B_1、维生素B_2、维生素B_6。钙、铁、锌、碘等无机盐与运动的新陈代谢和生长发育密切相关。应尽量选用维生素和无机盐丰富的食物，如动物内脏、蛋类、奶类、豆类、新鲜蔬菜和水果等。

④食物多样化　食物要多样化并力争色、香、味、形俱佳，以促进食欲。

⑤培养良好的饮食习惯　选择营养丰富的食物，常吃新鲜与粗加工的食物，如新鲜蔬菜、水果、鱼肉、全麦和粗粮制品，以便获得较合适的营养素又不会增加体重。食物不要过精，粗细搭配，同时应摄取易消化的食物。

（六）训练方式

中老年人在选择运动种类时应尽可能考虑个人的身体素质、兴趣爱好以及锻炼的客观目标等因素，但必须记住预防慢性病（运动不足性疾病）的发生、改善慢性病患者的健康状况是健身锻炼的最基本目标。改善健康状况的核心是提高锻炼者的呼吸循环水平，而呼吸循环功能的改善主要反映在个人最大吸氧量水平的提高上。提高心肺功能的有效途径是规律地进行使大肌肉群参加较长时间的有氧锻炼。在这一原则指导下，可按照锻炼者的年龄、性别、主观愿望、过去锻炼经历及客观条件，选择走、慢跑、有氧体操、交谊舞、骑自行车（最好采用可加阻力的固定自行车）、游泳等耐力项目，也可选用球类运动及我国传统康复手段（如导引养生功、太极拳、武术套路、扭秧歌等）进行锻炼。此外，还可选用爬山及力量训练等形式进行锻炼。每周至少做两次肌力训练，以维持肌肉的质量与骨骼密度。

1. 步行和慢跑 这是最常用的训练方式，优点是容易控制运动强度和运动量，无须特殊器械，简便易学。缺点是训练过程相对比较单调和枯燥。体弱者或心肺功能减退者缓慢步行可收到良好的效果。快速步行的运动强度较高。步行速度超过7~8km/h的能量消耗可超过跑步。步行中增加坡度有助于增加训练强度。

2. 骑车 骑车可以分为室内和室外两类。室内主要是采用功率自行车，运动负荷可以通过电刹车或机械刹车调节。室内的功率自行车优点是不受气候和环境影响，可以监测心率和血压，安全性好，运动负荷容易控制；缺点是比较单调和枯燥。室外骑车的优点是兴趣性较好；缺点是负荷强度不易准确控制，容易受外界环境的影响或干扰，运动中难以进行监测。室外骑车的运动强度较低，所以往往需要增加速度，以增加运动强度。训练时踏板转速40~60转/分时肌肉的机械效率最高。

3. 游泳 游泳优点是①运动时水的浮力对皮肤、肌肉和关节有很好的安抚作用，关节和脊柱的承重较小，有利于骨关节疾病和脊柱病患者的锻炼，运动损伤很少。②水对胸腔的压力，有助于增强心肺功能。游泳时水的浮力对全身有按摩作用，运动损伤较小，有助于增强心肺功能。③水温一般低于体温，运动时体温的散发高于陆上运动，有助于肥胖患者消耗额外的能量。④温水游泳池的水温及水压对肢体痉挛者有良好的解痉作用，肢体痉挛的患者有时在陆上不便训练，但在水中仍然有可能进行耐力训练。缺点是需要游泳场地，运动强度变异较大。所以运动时要注意观察患者反应。运动前应在陆上有充分的准备活动，以使肌肉、骨关节及心血管系统有充分的应激适应。

4. 有氧舞蹈 采用中、快节奏的交谊舞（中、快三步或四步等）、迪斯科、韵律健身操等，运动强度可以达到3~5MET。优点是兴趣性好，患者容易接受并坚持。缺点是受情绪因素影响较明显，所以运动强度有时难以控制，对于心血管疾病患者必须加强监护。

（七）合理运动的判断

1. 运动强度指标 下列情况提示运动强度过大：不能完成运动；活动时因气喘而不能自由交谈；运动后无力或恶心。

2. 运动量指标 运动量过大会导致过度训练。过度训练表现为训练与恢复、运动和运动能力、应激和耐受能力之间的不平衡。过度训练的症状由自主神经系统引起，表现为①慢性持续性疲劳；②运动后持续性关节酸痛；③运动当日失眠；④运动次日清晨安静心率突然出现明显变快或变慢，或感觉不适；⑤情绪改变。

因患者存在个体差异，加之我国南北方地区、气候差异较大，因此医务人员在治疗前的评定阶段、康复计划的制订及实施阶段都应因人而异、因地制宜、因时制宜，灵活掌握。

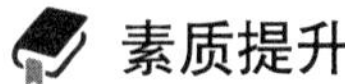
素质提升

太极拳与心脏康复

心脏康复已得到国际社会的广泛肯定，多模式心脏康复治疗可以有效改善患者心功能，降低心血管疾病的再发率，提高患者生存及生活质量。许多国家已建立了成熟的心脏康复体系，在此基础上，我国充分发挥传统中医药特色与优势，形成了中西医结合的心脏康复模式。

运动处方作为心脏康复的核心内容逐渐被大家所认知。心脏康复理念倡导开展“心脏康复”及“双心医学”。《冠心病康复与二级预防中国专家共识》提出心脏康复五大处方，运动处方作为重中之重，并将中医传统功法引入到运动处方中。

太极拳融合了哲学中太极、阴阳辨证思想，与中国传统武术、导引、中医等相结合，起到舒畅情志、通利关节、行气活血等作用。太极拳动作具有刚柔相济、虚实相间、动静相和等特点。通过练气，气行周身以提高脏腑功能，达到调节人体阴阳的作用，属于低强度的有氧运动，在心脏康复中有其独特的优势，逐渐受到康复医学的重视。有研究显示，太极拳锻炼可减慢老年人心率，增强心室的主动舒张功能，减少心肌耗氧量，增强心脏的收缩功能。经研究证实，坚持太极拳锻炼的人群其心脏功能远好于未经过任何锻炼的人群的心脏功能。

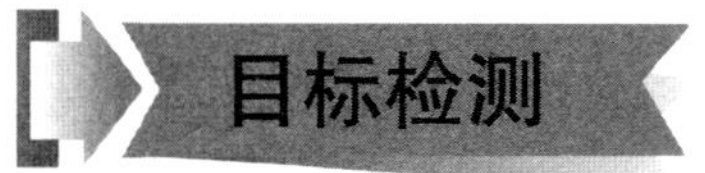

参考答案

选择题

1. 运动强度高是指（　）

A. 20%~39%最大心率　　B. 35%~54%最大心率

C. 40%~59%最大心率　　D. 55%~69%最大心率

E. 70%~89%最大心率

2. 一般情况下，哪种物质不是运动的主要能量来源（　）

A. 糖　　B. 脂肪

C. 蛋白质　　D. 糖和脂肪

E. 以上都不对

3. 有氧训练最常用的强度是（　）

A. 小强度　　B. 中等强度

C.高强度　　D.极高强度

E.极量运动

4.关于运动处方的注意事项，下列哪项不对（　）

A.循序渐进　　B.持之以恒

C.老人不宜　　D.个别对待

E.及时调整

5.训练的目标为增强耐力时，采取的运动方法为（　）

A.不断重复的被动运动方法

B.所给负荷必须能使肌肉快速产生疲劳

C.动作重复次数比较少的运动

D.重复次数较多而运动强度相对较小的练习方法

E.尽量加快动作速度的方法

（符鑫博）

第二节　作业治疗技术

学习目标

1.通过本节的学习，重点掌握心肺疾病康复中作业治疗技术的定义、评估方法及其应用。

2.学会运用治疗性作业活动、工作简化和体能节省技术、社区康复防治常见心肺疾病。

3.能在康复治疗过程中，表现出良好的沟通能力、团队合作精神及全心全意为患者的服务精神。

情境导入

患者，女性，28岁，因发热、呼吸急促、心悸1周入院。15岁时因发热伴膝关节肿痛住院治疗，诊断为风湿性关节炎，经系统抗风湿治疗后痊愈。1年前，患者开始出现活动时自觉心慌、气促，近半年来症状加重，同时出现下肢水肿。入院查体：体温38.9℃，脉搏128次/分，呼吸30次/分，血压110/85mmHg。面色通红，口唇发绀，半卧位，颈静脉怒张；心界向两侧扩大，心尖区可闻及Ⅲ~Ⅳ级双期杂音，肺动脉瓣区第二心音亢进，两肺闻及湿啰音；腹部略膨隆，有移动性浊音；肝脏肋下2cm，脾脏肋下1.5cm，双下肢凹陷性水肿。实验室检查：红细胞计数3.2×10^{12}/L，白细胞计数1.5×10^{9}/L，中性粒细胞百分比90%，淋巴细胞百分比20%，尿量每日400~500ml，有少量蛋白和红细胞，尿胆原（+++）。入院后给予强心、利尿、抗感染治疗，现生命体征平稳，进食、穿衣、洗漱等未引起明显不适，上下楼及家务劳动时偶有呼吸气促、胸闷、心悸等不适。

讨论　1.在进行治疗之前该患者需要进行什么评定？

2.可以运用哪些作业治疗？

一、概述

心肺疾病的作业治疗是以个人为导向，多学科协作提供全面的心肺康复计划，从而改善患者的生理、心理和社会功能。作业治疗师作为康复团队的一员，可帮助心肺疾病患者有效改善日常生活活动能力、减轻症状并预防并发症、降低疾病相关危险因子、恢复工作能力及自信，从而提高患者的生活质量和社会参与度。帮助患者重返社会，重返工作岗位。

心肺疾病患者完整的作业治疗计划应包括三个阶段：①初期评估、制订个性化训练方案、对患者及家属进行宣教和康复计划解读、训练计划实施。②中期评估、调整训练计划。③末期评估、出院计划指导、后期康复跟进、职业咨询。

1.作业治疗师在心肺疾病康复中的重要作用

（1）协助患者建立符合自身情况的日常作业活动模式、作业行为和作业表现。涉及的作业治疗内容包括生活模式重整、角色及习惯重建、环境适应。

（2）使患者掌握作业活动技能以满足患者日常生活的需求，包括家庭、工作、学校以及娱乐休闲中的一些活动。

（3）使患者能够从事针对性的作业活动，以促使其更好地恢复及保持良好的功能状态。涉及作业活动包括日常生活自理、娱乐休闲、重返工作、社会参与。

（4）提升患者的健康状态。涉及的作业治疗的内容包括长期的疾病自我管理，提升自身生活质量。

2.心肺疾病的作业治疗理论模式　人-环境-作业（person-environment-occupation，PEO）模式是目前广泛采用的作业治疗学理论模式，通过分析人、环境、作业这三者之间的复杂关系，强调作业表现是这三者相互作用的结果。利用这三个方面的变量可以指导临床康复治疗，突出以患者为中心的治疗内涵，符合作业疗法的核心理念，对心肺康复具有较强的指导作用。

在PEO模式中首要分析的因素是人。从完成有意义的作业这一角度来看，人必须拥有能够完成有意义作业活动的能力和技能，而这些能力和技能与许多内在因素相关联，包括心理、生理、认知功能、神经行为及其他精神层面的因素等。

作业是作业表现的主体，是人们在日常生活中从事的有意义的活动。作业包含一系列复杂的模块，包括可以观察到的动作、整体任务、作业目标和社会角色等。

PEO模式理论认为，人的作业如果在某个环境中发生，就一定会受到该环境的影响。环境因素包括建筑环境、自然环境、文化环境、社会环境等（图3-1）。

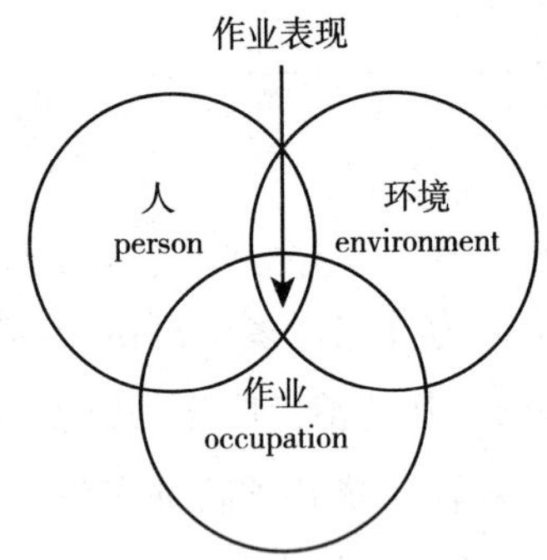

图3-1 人－环境－作业模式（PEO model）

二、作业治疗评估

心肺疾病患者的评估个体差异较大，有的患者可能并无明确诊断，但在日常训练或生活中，会提示有相关的疾病或心肺系统异常。作业治疗师需对有需要的患者进行相关功能评估，除心肺功能评估外，也需采用综合功能评估等手段。

总体来说，评估是制订作业治疗计划的前提，一般包括查询病历、面谈以及身体状况的评估。心肺疾病患者的身体评估常用的有日常生活活动能力评估、心理行为评估、生存质量评估、社会能力评估等。在评估过程中，应注意与心脏功能分级和呼吸困难分级相结合，针对不同年龄的群体，应采取不同且适当的评估方法，保证评估的安全性以及可操作性。

1.日常生活活动能力评估 基础性日常生活活动（BADL）能力评估常用的量表有Barthel指数评定表、功能独立性评定量表（FIM）、Katz指数评定以及PULSES评估等。工具性日常生活活动（IADL）能力评估常用的量表有功能活动问卷（FAQ）、IADL评估量表等。

2.心理行为评估 可采用明尼苏达多相人格调查表（MMPI）、汉密尔顿焦虑量表

（HAMA）、汉密尔顿抑郁量表（HAMD）等进行评估。

3.生存质量评估　常用的有健康调查量表36（SF-36）、健康生存质量表（QWBS）、生活满意度量表（SWLS）、WHO的生存质量量表（WHO QOL-100）等。

4.社会能力评估　常用的有WHO的功能缺陷评估量表（DAS）、社会功能缺陷筛选量表（SDSS）、个人和社会功能量表（PSPS）等。

此外，还可依据个人情况，进行职业性向评估、职业能力评估、辅具需求和使用评估、环境评估等。

三、作业治疗应用

心肺疾病的作业治疗目标是防止或缓解心肺功能的不断衰退，提高日常生活活动能力，改善生活质量。心肺疾病的作业治疗主要包括治疗性作业活动、工作简化和体能节省技术等。

（一）治疗性作业活动

在为患者制订个性化的训练目标后，就需要针对性地选择作业活动进行训练，包括日常生活活动、生产性作业活动和休闲娱乐活动。对于心肺功能障碍的患者，作业治疗师可参照各作业活动所需的代谢当量和患者的意愿，去选择合适的活动进行训练（表3-1）。

表3-1　日常活动代谢当量表

活动	MET	活动	MET	活动	MET
日常活动		运动		家务劳动	
卧床休息	1	走路（慢）	2.0	扫地	1
静坐	1.15	走路5km/h	3.0	抹灰尘	1.5
静站，放松	1.4	走路6km/h	5.5	洗碗	2.0
进餐	1	轮椅活动	2.0	拖地	4.0
说话（不激动）	1	自行车8.8km/h	4.5	上街购物	3.5
脱衣服	2	游泳	5.0	整理床铺	3.5
洗脸，洗手	2	跳舞	4.5		
淋浴	3.5	钓鱼	3.2		
下楼梯	4.5	打牌	2.0		
用矫形器行走	6.5				

在进行治疗性作业活动训练时要做好活动监测。在训练时，治疗师应随时准备好血氧仪，血压计等监测用具，若心肺功能较弱者要随时准备好抢救器材，并需医生陪同进行训练。在训练前评估患者的体能状况，了解患者服用的药物及禁忌事项，以及药物对训练中

心率、血压、血氧浓度的影响，安排适当的训练项目和训练时间以避免副作用的影响。

若患者在训练时有异常的生理反应须及时作出方案调整并停止训练，在训练前后进行血压、心率监测，评估自觉用力指数，保证训练安全。有以下情况时需终止心肺功能活动训练。

（1）训练中出现中度呼吸困难者。

（2）训练中出现头晕、恶心、烦躁、大汗、颜面口唇颜色改变、心绞痛等。

（3）训练中心律超过安全线者，即N=［（220-年龄）×70%］。

（4）训练中1分钟出现10次以上的心律失常者。

（5）训练中舒张压在100mmHg以上，收缩压在150mmHg以上者。

（6）其他严重不适者。

（二）工作简化和体能节省技术

心肺疾病患者因慢性肺部疾病或心力衰竭导致体能下降。日常工作和生活中易出现疲劳、呼吸受限、心悸等状况，以致难以完成日常生活活动，严重者需护工或家人贴身照顾起居饮食，极大影响生活质量。此时需运用工作简化和体能节省技术，降低活动时消耗的能量，帮助患者达到生活独立的目标。

1. 工作简化和体能节省技术实施前

（1）制订计划表　①制订日常生活作息表，包括可以实际执行的行程；②给每项计划预留足够的时间；③任何能量消耗大的活动（运动、洗澡、做家务等）和用餐后，应保留30~60分钟的休息时间；④计划表也应包含阅读、社交或其他放松活动的个人时间，以及日常工作时间。

（2）逐渐增加活动量　①活动时一般从低强度、简单的活动开始，中间可穿插休息时间；②当感到可以胜任或状态更佳时，可逐渐增加强度；③功能进步时，可增加一或两种新的活动；④逐渐增加活动时间的同时也可以缩短休息时间，以达到训练的目的。

（3）排除不必要的工作　①预先准备好活动所需的所有物品，以减少多余行程；②当想要节省时间和精力时，可用简易法代替部分任务，如用洗碗机来代替洗碗的活动、用短发减少打理头发时间、购置叠衣架来简化叠衣服的步骤。

（4）控制节奏　①保证充足的时间去进行每一项活动，防止仓促完成任务；②自己安排活动的顺序以及节奏，灵活进行变更；③依据身体状况，在真正地感到疲劳之前，就要适当地进行休息；④工作时，可适当播放节奏较舒缓的音乐；⑤在计划未能及时完成时要进行调整，每日确保完成当日任务，避免半途而废。

（5）坐位办公　尽量坐位办公，正面朝向自己的工作，椅子或凳子的大小足够支撑使用者的体重和腰背，保持双脚平贴地面，支撑上肢。桌子也须调整到合适高度，避免长期低头办公，加重活动负担。

（6）改良工作区域　①依据自己的使用习惯布置办公空间内物品摆放，将常用的物品放在容易拿取的地方；②将容易触及的抽屉或柜子清空，仅摆放或储存易用到的物品；③保持工作区域内的适宜温度；④保持工作区域的整洁。

（7）控制饮食　①避免刺激物，如辛辣、酒精、咖啡因、尼古丁等；②注意含钠食物的食用量的控制，注意非处方药物的选择和服用。

2.工作简化的技巧　一般来说，进行工作简化时需做到五个方面，即计划、整合、调整、删除、总结。

（1）计划　①在活动开始前一天对当日的活动进行规划或者提前一周对下周活动进行规划；②进行优化排序，可将重要的活动优先，并将轻体力和重负荷的任务穿插交替进行；③分析并找出每个活动最适宜进行的时机。

（2）整合　①写下每周或每天的计划及关键步骤并进行整合，预留充足的时间去完成计划，行程不宜太满，给自己缓冲和应对突发事件的时间；②养成规律的生活习惯，调整和找到适合自己的工作节奏。

（3）调整　①姿势优化，利用人体工效学原理进行日常活动，例如避免弯腰、下蹲等不良工作姿势，尽量采用坐姿工作，双手作业优于单手，采用合适的姿势进行推拉、提举、搬抬、水平运送等工作任务，工作活动时避免闭气发力，避免长时间维持同一姿势；②工具优化，可借助辅助器具，如小推车，完成搬运工作，也可以采用现代工具产品来替代需要人力的家务劳动，减轻活动负担，提高生活质量，如洗地机代替传统扫把清洁，选用改良的勺子、梳子进行进食及梳洗，选择符合人体工效学的工具进行生产作业，利用小推车等代替大件搬抬，家居用品采用较轻的餐具、水壶及拖把等。

（4）删除　①删除非必需的活动或步骤，例如让衣物自然风干，可用智能手机打字代替手写，实施电子化办公，日常烹饪时可采用切好的半成品等；②将多个任务简化或整合一次完成，删除相似且不必要的任务，避免体力消耗。

（5）总结　①根据任务完成情况，确定最适合自己的工作步骤；②总结经验，确定活动最适合进行的地方；③分析活动应完成的频率和时间。

3.自我照顾的体能节省技术

（1）更衣　①事先将衣物备好，放在方便拿取的地点；②尽量穿宽松的衣服；③穿衣服时可采取长坐位或端坐位；④在穿裤子和鞋袜时，应尽量避免弯腰或下蹲，可将一只腿置于另一条腿上，坐位穿脱至膝盖的位置，再站起将裤子拉好或脱下。

（2）洗澡　①可使用冲凉椅或防滑凳坐位下洗澡，或在洗澡过程中尽量减少站立的时间，洗完澡后可采用坐位脱衣、穿衣等；②可在浴室安装置物架方便衣物和毛巾的摆放，避免过高不方便挂取。采用较大面积的浴巾或者吸水性较强的毛巾可减少擦干身体的时间和难度；③使用辅助的清洗用具如长柄清洁刷，以减少关节的过度屈曲和伸展；④控制洗澡时间和浴室温度，不要用力过度，如感到劳累应适当休息。

（3）洗漱修饰　①可采用坐位进行；②可采用改良后的长柄、粗柄梳子，减少肩肘关节的过度屈曲；③如需长时间的洗漱或梳妆，可将双肘支撑在水槽或者梳妆台上。

四、社区康复

心肺疾病多数为慢性病和多发病，预防疾病的复发和对疾病的治疗难以分割，往往需要长期照料。医院康复服务虽可以帮助患者实施康复计划的训练，但是治疗费用大，患者往返医院也不便利，无法满足心肺疾病患者的全部需求。社区康复作为康复的一部分，具有扎根社区的特点，使其具有就近、经济、简便的优势，成为心肺康复中重要的一环。

社区康复主要将相关知识信息和康复技巧教给患者及其家属进行自我管理，并对家居和社区环境进行改良，使心肺疾病患者具备独立生活的能力。

社区不仅指地理区域上的划分，同时还具有人文和社会属性。作业治疗师应有效利用相关社会资源和福利，为患者建议和提供经济有效、及时方便的综合性服务，实现全面康复的目标。

（一）长期的疾病自我管理

自我管理是指个体具备管理症状、治疗、身体功能和心理社会行为的能力，以及具备根据自身疾病来改变生活方式的能力。自我管理方案是慢性疾病治疗中的一种有效且患者及其家属乐于接受的方法。但前提是需要在患者情况稳定下实施。心肺疾病患者长期的疾病自我管理包括家庭运动指导、危险因素管理、体位摆放指导、疼痛管理、心理社会支持等。

1.家庭运动指导　患者从医疗机构回归日常生活及工作后，仍需在家中坚持进行活动训练。活动训练的目的是改善慢性心血管疾病和肺部疾病患者的肌力和耐力，从而增强身体功能情况，提高日常生活活动能力以达到生活自理的能力，同时也能对疾病进行主动、系统、长期的管理。

对于极度虚弱的患者（活动功能小于3MET），通常建议只在室内进行活动，最好在活动时有家属或医护在旁监测。其余的可进行室内和社区内的活动训练。在制订家庭活动训练方案时，可选取实用有趣的作业活动方式，同时注意社区环境的安全性。天气、公共运动设施和无障碍设施的有无都是影响室外活动的因素。

治疗性活动的类型、强度、时间、频率因人而异，需针对不同患者的个人情况来制订个性化的家庭训练方案。一般来说，活动的类型以有氧、牵伸和抗阻为主；强度根据个人的耐受性，健康者以Karvonen法计算的靶心率的运动强度为宜，老年人及虚弱者以舒适耐受上限为考量；时间上体能健康者以每天30分钟有氧活动为宜，老年人及虚弱者可采取少量多次的方法，每次活动3~5分钟，便可休息1~2分钟，活动频率以每周3~5天为宜。要注意不同人的生活形态和日常活动量不一样，需因人而异来制订活动训练计划。

2.危险因素管理　动脉粥样硬化过程与特定的危险因子有关。对于心血管疾病的患者，减少危险因子是预防和控制粥状硬化疾病的重要方法之一。减少心血管危险因子主要包括戒烟、运动训练、血压控制、血糖控制、饮食控制、体重控制等。

（1）戒烟　①建议并鼓励患者进行戒烟计划，并分享戒烟成功的案例和方法；②当患者有抽烟冲动时，可用运动训练方案作为代替；③根据患者服药的情况，适宜的情况下可选取戒烟糖等替代物来达到戒烟的目的。

（2）运动训练　运动训练经证实可有效控制血脂、游离血糖和最大运动能力，改善低落情绪。心肺疾病患者的运动训练一般分为有氧运动、牵伸运动和抗阻运动，训练时应注意运动模式、强度、频率和时间。

（3）血压控制　每天进行血压监测，在训练前后注意测量血压，记录相关数据。

（4）血糖控制　①制订适当的肌耐力运动训练计划；②低盐、低脂饮食；③超出正常范围可在医师建议下配合药物治疗。

（5）饮食控制　健康饮食应减少反式脂肪酸，以低胆固醇、低饱和脂肪酸为主，减少糖油的过量摄取，可多食用全麦类、瘦肉、鱼类、奶类和多种类的蔬果。

（6）体重控制　①限制总卡路里的摄入；②低油、低盐、低脂饮食为主，摄入多纤维食品，减轻心脏负担；③合理的运动训练。

3.体位摆放指导　心肺疾病患者的体位摆位对于氧气传送有很大影响，不同的体位摆位和姿势变化，可改变通气分布，影响气体交换过程。

对于重症患者，卧床斜躺的姿势会降低体能消耗，减少肺泡容积，降低肺的顺应性，干扰气体交换和气体分布，同时增加肺部分泌物的累积。这些因素会导致机体通气能力的减弱，增加肺部并发症的危险概率。仰躺时，靠近床面的肺部容积减少，同时通气增强，而功能性肺余量和吸气容积减少。侧躺与平躺相比氧合度会更高，单侧肺部疾病的患者，向健侧肺部侧躺一般可增加氧合度，双侧肺部病变的患者，向右侧躺卧一般可增加气体交换。直立的姿势可使肺容积和容量扩张，使心肺的功能效率最佳。趴姿可针对急性呼吸窘迫综合征的患者和一些新生儿，使他们的通气和氧合度有所增加。

家属及患者自身在日常照料中应避免摆放有潜在危险的体位，比如单侧肺部疾病患者的患侧卧位，双侧肺部疾病患者的左侧卧位等。有些姿势，如头低脚高位，会影响患者的气体交换机制，且会对囊状纤维化的患者造成缺氧、胃食管反流等有害影响，但排痰时会采用此体位，故使用时应谨慎评估。

4.疼痛管理 心肺疾病的病程较长，漫长康复过程中的疼痛问题会影响心肺疾病患者的情绪和功能，导致患者活动能力下降，心理压力增加，社交受限，又可影响患者食欲，从而使免疫力降低，其他疾病的风险增加，甚至造成患者认知和感觉功能受损，出现孤独、抑郁等心理疾病。

疼痛具有主观性，影响疼痛的因素有躯体功能、社会环境和心理因素。现阶段并没有客观的医疗仪器可对其进行评估，每个人对疼痛的敏感度不一样，主要的评估方法有疼痛史评估法和客观资料评估法，常用的量表有口述描绘评分法（VDS）、视觉模拟评分法（VAS）、Wong-Banker面部表情量表法（FPS-R）。进行疼痛管理的方法有以下几种。

（1）去除（减少）使疼痛加重的因素 对心肺疾病患者进行疼痛知识宣教，消除患者的恐惧心理，并对患者的疼痛反应保持同理心，减少疼痛因素的刺激，为患者提供可缓解疼痛的舒适条件。

（2）解除疼痛措施 治疗师可采取适当的、无创伤性的解除疼痛措施，例如放松疗法、冷热刺激法、理疗等。

（3）心理干预 协助患者减轻自己的心理压力，进行相关的心理疗法分散疼痛注意力，例如引导式想象疗法、催眠疗法、松弛疗法等。

（4）食物干预 调整饮食结构，保证营养需求，注意清淡饮食，防止刺激性食物诱发疼痛。

（5）镇痛剂 对于难以忍受的疼痛或严重影响睡眠的疼痛，应在医师指导下服用合适的镇痛剂。避免过分滥用镇痛剂。

5.心理社会支持

（1）心理预防和知识普及 在社区内的宣传栏进行相关知识宣教，发放普及读物，定期在社区内开展心理健康教育和知识讲座，向大众普及心理健康知识，定期举行心理咨询活动。

（2）心理疏导服务 对因疾病产生相关心理问题的患者提供心理疏导服务，通过了解、分析、劝说、鼓励、指导等方法，帮助心肺疾病患者正确面对自身存在的问题及带来的限制，提供相应的疾病宣教及训练指导，使其树立康复信心。同时对患者亲友也要做好相应宣教和疏导，鼓励家属以正确的方式关心、理解心肺疾病患者，同时理解、配合、支持患者的康复训练。

（二）辅助器具和环境改造

有些心肺疾病患者的自身的功能训练不能达到独立完成日常生活活动的能力，需要依靠辅助手段的帮助，使其实现独立生活和重返社会的目标。辅助手段包括辅助器具和环境改造，前者借助辅助装置去完成作业活动，后者改良环境去配合患者现有的能力。在配置辅助器具和进行环境改造前均需进行相应的评估。

1. 辅助器具

（1）日常生活活动辅助器具　对于一些日常生活难以自理的患者，例如老年病和极度虚弱者，可针对其难以完成的自我照顾项目配置相应的辅助器具，进食类的有长柄餐具、防洒碗、成角勺、带吸管的杯子等；穿衣类的有穿衣钩、系扣钩、穿袜器、鞋拔等；洗浴类的有洗澡椅、防滑垫、长柄刷、洗澡巾等；个人修饰类的有长柄/成角梳、省力指甲钳等。

（2）助行器具　对于心肺耐力不佳者，外出或长时步行时可配置手杖类助行器。助行器轻便小巧，同时可增加步行的安全性。使用手杖的患者，上肢包括腕部和手部需具备一定的支撑能力，如腕手部支撑力较差，可改用肘拐或助行架。使用手杖时可分为三点步行和两点步行，三点步行为“先伸出手杖再迈出足”的步行方式，稳定性较好；两点步行为“同时伸出手杖和一足”的步行方式，步行速度较快。

（3）轮椅　步行功能减退或丧失者，以及为了减少活动时能量消耗者，在日常移动时可用轮椅作为代步工具。此外，对于患有心肺疾病的高龄老人群体，使用轮椅可以保持坐位，改善呼吸、循环系统的功能，避免因长期卧床而出现不良反应。轮椅按驱动方式分为手动轮椅和电动轮椅两种，治疗师可根据患者的年龄、疾病、体型、移动能力等开具不同的轮椅处方。

2. 环境改造　《国际功能、残疾和健康分类》（ICF）中定义环境因素为“构成个体生活背景的外部或外在世界的所有方面，并对个体的功能发生影响”。对于心肺疾病患者的环境改造，可从家居环境和社区环境两方面入手。无障碍环境的基本要求为可获得性、安全舒适、符合使用者特征、能够提升使用者的能力。

（1）家居环境改良　①居室内的地面应防潮防滑，楼梯、过道、杂物间等狭窄幽暗的地方应安装亮度适宜的照明设备；②空气质量与肺病患者的健康状况关系密切，应定期保持室内通风，必要时可在家安装新风系统，并采用空气净化设备、抽湿或加湿设备；③居室内的家具高度和位置需合理安排放置，不宜经常移动家具位置，常用物品可放在方便拿取的地方；④移走可能影响活动或有摔倒风险的障碍物，除去不必要的门槛和台阶，必要时加装扶手，减少透明玻璃的安装和台阶的安装，收纳好电器电线设备；⑤在卫生间内放置防滑地垫，备好防滑拖鞋，对于蹲下起身困难或有心脏风险的患者，家里蹲厕可置备坐便椅或者改装成马桶，浴缸等易滑倒的地方可安装扶手。

（2）社区环境改良　社区环境改良需与社区相关组织沟通合作或提交无障碍计划，由专人进行相关改造。社区街道和居委会应对社区公共环境安全进行评估，及时监督物业管理部门进行修整，或向当地政府部门进行危险因素的相关报告。社区内的无障碍改造措施一般包括在有台阶的地方安装扶手，设置无障碍通道和相关警示牌，加强社区和公共楼道的清洁卫生管理，保证路灯的正常照明，地面可尽量铺设防滑地砖，对地面排水进行处理，预防雨天地滑。

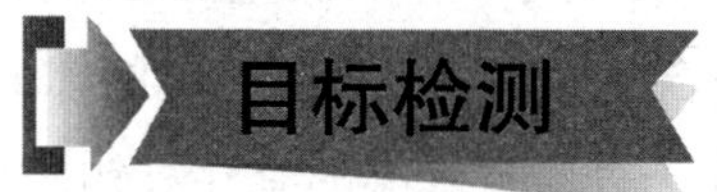

参考答案

选择题

1. 下列哪项不属于休闲活动（　）

A. 看电视　　B. 打太极
C. 散步　　D. 修饰
E. 闲聊

2. 下列哪项是作业治疗师的核心技能（　）

A. 活动分析　　B. 关节松动术
C. 心理治疗　　D. 矫形技术
E. 计算机操作能力

3. 在环境之中，哪项属于人类生活的环境（　）

A. 辅助沟通方法　　B. 家居改造
C. 康复支架　　D. 家人照料
E. 日常生活辅助器具

4. 哪项不是作业治疗过程的基本的步骤（　）

A. 设定长期目标　　B. 治疗的实施
C. 再评定　　D. 不需短期目标
E. 评定

5. 以下适合手抓握功能欠佳的偏瘫患者进行活动调节的是（　）

A. 加长工具手柄　　B. 加细工具手柄
C. 加重工具重量　　D. 加粗工具手柄
E. 不鼓励使用患手

（梁洁红）

第三节 中医康复技术

学习目标

1.通过本节的学习，重点掌握艾灸疗法、拔罐疗法、刮痧疗法、腧穴贴敷法的定义、操作方法、适应证、禁忌证以及注意事项。

2.学会运用艾灸疗法、拔罐疗法、刮痧疗法、腧穴贴敷法防治常见心肺疾病。

3.能在康复治疗过程中，表现出良好的沟通能力、团队合作精神、全心全意为患者的服务精神。

情境导入

患者，男性，61岁，咳嗽、咳痰、喘息10余年，活动后气促1余年，下肢水肿1周。查体：体温37.4℃，呼吸27次/分，双侧颈静脉怒张，呈桶状胸，双肺叩诊过清音，双肺呼吸音弱，呼气延长，双肺散在哮鸣音，肺底部可闻及少许湿啰音，心界缩小，剑突下可见心尖搏动。肝肋下1cm，肝区触诊呈疼痛阳性，肝颈静脉回流征阳性。双下肢水肿（+）。

讨论 1.如何进行呼吸功能评定？

2.可以运用哪些中医康复技术？

一、艾灸疗法

（一）概述

艾灸疗法是指利用艾叶点燃后，在腧穴或患处进行烧灼或熏熨，借助灸火的温热性刺激及药物的作用，达到防病治病目的的一种中医外治法。

艾灸疗法的原材料为艾叶，艾叶为菊科多年生艾的干燥叶，艾叶辛、苦、温，入脾、肝、肾经，具有温经止血、散寒止痛、调经安胎、祛湿止痒等功效。艾叶气味芳香，干燥者易燃，燃烧时火力温和，可直透肌肤，是理想的施灸材料。艾绒是将晒干的艾叶捣碎后，除去粗梗、杂质及尘埃，经过加工后制成细软棉绒状的艾制品。

艾炷是用艾绒为材料做成的圆锥形物体，一般情况下，大号艾炷如蚕豆大小；中号艾炷如黄豆大小；小号艾炷如麦粒大小。施灸时，每烧尽一个艾炷，称为一壮。艾条是用棉纸包裹艾绒卷成的圆柱形物体，常用规格为18mm×200mm，根据是否掺入药物，可分为纯艾条和药艾条。

（二）隔物灸

1.隔姜灸 隔姜灸具有解表散寒、温中止呕的功效，对风寒引起的感冒、咳嗽、痹病，以及慢性泄泻、腹痛、呕吐、痛经等疾病均可应用，尤其适用于虚寒证。

操作方法：患者取坐位、仰卧位或俯卧位，暴露治疗部位。选取一大块老姜，切成厚约0.3cm的姜片，用针在姜片中心处刺数孔。将姜片放置在腧穴或局部，再把做好的艾炷放于姜片上，用线香点燃施灸，当患者感觉皮肤灼热不可忍受时，可将姜片向上提起，稍待片刻，重新放下再灸，艾炷燃尽后另换一炷依前法再灸，直到局部皮肤潮红为止。根据病情施以相应的壮数，一般每穴灸5~7壮。

2.隔盐灸 隔盐灸具有回阳救逆、固脱止遗的功效，可用于治疗急性腹痛、泄泻、痢疾、风湿痹病、痛经以及中气下陷、阳气虚脱等证，也可以用于强身健体。

操作方法：患者取仰卧位，用温水清洁脐部并抹拭干净，将干燥纯净的食盐填平肚脐，再将艾炷放置在食盐上，用线香点燃艾炷施灸。当患者感到灼热感时即用镊子将艾炷夹去，另换一炷再灸；也可以在食盐和艾炷之间隔以姜片施灸，直至灸完规定的壮数为止。

3.隔蒜灸 隔蒜灸具有消肿散结、祛痒止痛的功效，多用于痈、疮、疖、肿等病，如乳痈、瘰疬、牛皮癣、神经性皮炎、无名肿毒等。

操作方法：将独头蒜或较大的蒜瓣切成厚约0.3cm的蒜片，用针在蒜片中心处刺数孔。将蒜片放置在腧穴或局部，再把做好的艾炷放于蒜片上，用线香点燃施灸，当患者感觉皮肤灼热不可忍受时，可将蒜片向上提起，稍待片刻，重新放下再灸，艾炷燃尽后另换一炷依前法再灸，直到局部皮肤潮红为止。根据病情施以相应的壮数，一般每穴灸5~7壮。

4.隔附子饼灸 隔附子灸具有温肾益火、散寒止痛的功效，多用来治疗各种气虚、阳虚病证，如命门火衰导致的不孕不育、月经不调、阳痿等，也可以用于外科中的疮疡破溃久不收口。

操作方法：将生附子研为细末，用黄酒调和制成直径约2cm，厚约0.5cm的药饼，用粗针在药饼中心处穿数孔。将药饼放置在腧穴或病变局部，再将艾炷放于药饼上，然后用线香点燃艾炷施灸，当患者感到灼热时另换一炷再灸。根据病情施以相应的壮数，一般每穴灸5~7壮。

（三）艾条灸

1.温和灸 温和灸在临床上应用广泛，适用于一切灸法适用的病证。

操作方法：将艾条一端点燃，对准腧穴或患处，约距离皮肤2~3cm，进行熏烤，使患者局部有温热感而无灼痛为宜，一般每穴灸10~15分钟，至皮肤潮红为度。如遇到昏迷或局部痛温觉减退的患者，施灸者可将一手的食、中二指置于施灸部位两侧，通过施灸者的手指来感知艾灸局部受热程度，以便随时调节施灸距离，防止烫伤。

2.雀啄灸　雀啄灸热感较强，适用于患部面积小或小儿疾病、胎位不正等疾病。

操作方法：将艾条一端点燃，点燃的一端与施灸部位的皮肤并不是固定在一定的距离，而是像鸟雀啄食一样，一上一下地施灸。

3.回旋灸　回旋灸热感较广，适用于患部面积大或风湿痹病、瘫痪等疾病。

操作方法：将艾条一端点燃，点燃的一端与施灸部位的皮肤保持一定的距离，但位置并不固定，而是反复旋转地进行施灸。

（四）适应证与禁忌证

1.适应证　艾灸疗法具有温经散寒、扶阳固脱、消瘀散结、强身保健、引热外行的功效，其适应证包括以下几个方面。

（1）阳虚导致的虚寒证或寒邪侵袭导致的实寒证，如感冒、风寒湿痹、胃痛、痛经、不孕不育等。

（2）先天不足、后天失养及大病、久病导致的脏腑功能减退、中气下陷、阳气虚脱的病证，如慢性腹泻、遗尿、脱肛、崩漏、胃下垂等。

（3）全身气血运行不畅，气滞血瘀导致的病证，如乳痈初起、瘰疬、瘿瘤等，特别是疮疡之日久不溃、久溃不敛者，使用灸法可以起到独特的治疗效果。

（4）艾灸可以激发人体正气，增强抗病能力，起到预防保健的作用。如小儿常灸大椎、肺俞、身柱可以有效增强体质、预防感冒。年老体弱者长期坚持灸关元、气海、神阙、足三里等穴，不仅可以预防高血压、中风、糖尿病、冠心病等疾病的发生，还可以起到延缓衰老，达到益寿延年的作用。

（5）艾灸可以开放腠理，引热外行，可用于治疗外科疾病，如蛇串疮、丹毒、疔疮等疾病；阴虚发热所致的骨蒸潮热、虚劳咳喘等病证。

2.禁忌证

（1）一般空腹、过饱、过饥、极度疲劳时或极度衰竭者不宜施灸。

（2）颜面部、心前区、体表大血管处和关节活动处不可用瘢痕灸。

（3）妊娠期的腰骶部和小腹部禁用灸法。

（五）注意事项

（1）选取患者舒适且能长时间维持的体位，防止晕灸的发生。

（2）施灸的顺序一般是先灸上部，后灸下部；先灸背腰部，后灸腹部；先灸头部，后灸四肢。

（3）对昏迷或肢体麻木不仁及感觉迟钝的患者，要掌握施灸时间，以避免烧伤。

（4）艾灸局部出现水泡，如水泡较小时，宜保护水泡，勿使破裂，一般数日即可吸收自愈。如水泡过大，用注射针头从水泡下方刺破，将渗出液放出，外用消毒纱布块保护，一般数日可痊愈。

（5）施灸过程中要保持室内良好的通风，温度适宜。

（6）施灸过程中要严防艾火烧坏衣服、床单等。施灸结束时必须把艾火彻底熄灭，严防火灾。

二、拔罐疗法

（一）概述

拔罐法是以罐为工具，利用加热、抽吸等方法造成罐内负压，使罐具吸附于腧穴或体表的一定部位，使局部皮肤充血甚至瘀血，从而达到调节脏腑功能、防治疾病的一种外治疗法。拔罐法具有祛风散寒、清热除湿、活血化瘀、行气止痛、拔毒排脓等作用。广泛应用于内科、外科、妇科、儿科、皮肤科、五官科等各科常见疾病的治疗，尤其对各种疼痛类疾病、软组织损伤、风寒湿痹证，以及脏腑功能失调、经脉闭阻不通所引起的各种病证均有较好的疗效。

（二）拔罐方法

拔罐的方法有火罐法、水罐法、抽气罐法等，本节主要介绍临床上常用的火罐法。火罐法是利用燃烧时产生的热力使罐内的空气排出进而形成负压，然后将罐吸附于施术部位的方法。闪火法不易烫伤皮肤，操作比较安全，且不受体位限制，常用于闪罐法、走罐法、留罐法等。操作时要注意不要烧灼罐口或将酒精沾于罐口，以免烫伤皮肤。

1. 闪罐法 闪罐法主要用于局部皮肤麻木疼痛、风寒湿痹、肌肉痿软等，也可用于不宜留罐的部位以及儿童患者。

操作方法：闪罐法是用闪火法将罐吸拔于体表随即拔下，再吸，再拔下，如此反复吸拔至局部皮肤潮红。此法操作时要做到稳、准、轻、快；一个罐具多次吸拔后罐体发热时应及时换罐，以免烫伤皮肤。

2. 走罐法 走罐法适用于病变范围较广、肌肉丰厚而平整的部位，如颈肩部、腰背部、腰骶部、腹部、下肢等。

操作方法：走罐法操作时先在施术部位涂上润滑剂，用闪火法将罐吸住后，立即用手握住罐体，将罐具沿着一定路线反复推拉，以局部皮肤潮红为度。此法操作时应注意用力要均匀，推拉罐时罐口在罐的前进方向上稍微向上倾斜。根据患者病情与体质状况调节负压大小及走罐速度。部分患者走罐未必出痧，不可强行出痧，以免损伤皮肤。

3.留罐法　留罐法适用范围广泛，可应用于临床各科大多数疾病。

操作方法：留罐法是将罐吸拔在皮肤上留置一定时间，造成吸拔部位局部瘀血，出现皮肤潮红、暗红甚至紫黑色后，再将罐具取下。此法操作时应注意留罐时间一般在5~15分钟，留罐时间不可以太长，以免局部产生水泡。罐的吸拔力度应根据患者病情和体质而定。排罐时应疏密适宜，避免罐具挤压皮肤产生疼痛。

4.起罐　操作方法：起罐时，一手握住罐体的底部使之倾斜，另一手将拇指或食指按压罐口边缘的皮肤，使罐口与皮肤之间产生空隙，空气进入罐内即可将罐取下。起罐时切忌生拔硬拽，以免造成局部疼痛或损伤皮肤。

（三）拔罐的禁忌证和注意事项

1.禁忌证

（1）过饥、醉酒过饱、过度疲劳者；婴幼儿；严重精神疾病等不能配合者；心、肝、肾等脏器衰竭的患者；有出血倾向的患者，如白血病、血小板减少性紫癜、血友病等，以上特殊人群不宜拔罐。

（2）眼、耳、口、鼻、前后阴等孔窍处；心尖区、体表大动脉搏动处；孕妇的腰骶部、腹部；皮肤有严重的溃疡、破裂处等，以上特殊部位不宜拔罐。

（3）局部原因不明的肿块；抽搐和痉挛发作时，也不宜拔罐。

2.注意事项

（1）拔罐前应充分暴露治疗部位，体毛浓密的部位宜剃去体毛。

（2）选择合适的体位，拔罐后嘱患者不要移动体位，以免罐具脱落。

（3）拔罐动作要稳、准、轻、快。

（4）排罐密度要适宜，以免罐具相互牵拉导致皮肤疼痛，或因罐具间互相挤压而脱落。

（5）年老体弱以及初次接受治疗者，拔罐数量宜少，留罐时间宜短，宜采用卧位。

（6）注意吸拔力过大、吸拔时间过久，可能使拔罐部位的皮肤起泡。若不慎起泡，可用一次性无菌毫针刺破水泡，放出泡内液体，然后用消毒纱布覆盖，谨防感染，待自然愈合。

（7）注意防止晕罐。晕罐是指拔罐过程中出现头晕、冷汗淋漓、胸闷、恶心呕吐、肢体发软，甚至晕倒等现象。处理方法是立即起罐，使患者呈头低脚高卧位，可饮用温开水或温糖水，或掐水沟穴等，密切观察血压、心率的变化，严重时按晕厥处理。

三、刮痧疗法

（一）概述

刮痧法是根据中医经络腧穴理论，运用特制的器具在体表进行刮拭以达防治疾病的方法。刮痧法具有清热除湿、活血化瘀、行气止痛等作用。广泛应用于内科、外科、妇科、儿科、皮肤科、五官科等各科常见疾病的治疗，尤其对各种疼痛类疾病、软组织损伤、风寒湿痹证，以及脏腑功能失调、经脉闭阻不通所引起的各种病证均有较好的疗效。

（二）刮痧工具和介质

目前临床上最常用的刮痧工具是用天然水牛角加工制成刮痧板。玉石、砭石、陶瓷也可以用于刮痧，边缘光滑的竹板、木梳、汤匙等也可作为刮痧用具。刮痧一般都需要用到介质，主要目的是保护皮肤，也可根据病情需要选择具有治疗作用的药汁。常用的介质是刮痧油，其他介质如凡士林、植物油、水等。

（三）刮痧的方法

1.刮痧前准备 治疗室要求整洁卫生，温度适中，以患者感觉舒适为宜。刮痧部位以经脉循行和病变部位为主，刮痧时应尽量暴露刮拭部位以便于操作；刮痧前应将治疗部位用一次性纸巾或洁净的毛巾进行清洁，或用75%的乙醇棉球进行消毒。根据患者病情和体质状况、刮痧部位等方面选择患者舒适持久、术者便于操作的治疗体位，常用的体位有坐位、仰卧位、俯卧位、侧卧位等。

2.操作方法

（1）持板的方法　一般为单手握板，将刮痧板的一边抵住掌心，拇指置于一侧，其余四指置于一侧，从刮痧板的两侧固定刮痧板，要求掌虚指实。

（2）刮痧的顺序　总的原则为先头面后手足，先背腰后胸腹，先上肢后下肢。全身刮痧的顺序为头、颈、肩、背、腰、上肢、胸腹及下肢；局部刮痧者，如颈部刮痧顺序为头、颈、肩上、肩前、肩后、上肢；背腰部刮痧顺序为背腰正中、脊柱两侧、双下肢。

3.常用的刮痧手法

（1）梳刮法　刮痧板或刮痧梳与皮肤呈45°，从前额发际处及双侧太阳穴处向后发际处做有规律地单方向刮拭。该法多用于头痛、头晕、失眠等疾病。

（2）角刮法　刮痧板的棱角与体表呈45°接触皮肤，自上而下或由里向外刮拭。该法多刮拭腧穴、四肢关节、脊柱两侧经筋部位、骨突周围等。

（3）边刮法　刮痧板的长条棱边与体表接触呈45°进行刮拭。该法多用于大面积部位的刮痧，如腹部、背部和下肢等。

4. 刮痧的角度　以刮痧板与皮肤之间呈45°为宜。

5. 刮痧的力度

（1）轻刮法　刮拭的力量小，被刮者无疼痛和其他不适感觉，刮拭后皮肤仅出现微红，无瘀斑。此法适用于虚证的患者以及老年体弱者。

（2）重刮法　刮拭的力量较大，但以患者能耐受为度。此法适用于实证、热证的患者以及腰背部脊柱两侧、下肢肌肉丰厚处、青壮年、体质较强者。

6. 刮痧的速度

（1）快刮法　刮拭的频率在30次/分以上。此法适用于刮拭背部、四肢部，急证、外感病证的患者以及体质强壮者。

（2）慢刮法　刮拭的频率在30次/分以内。此法适用于刮拭面部、胸部、腹部、下肢内侧，以及慢性、体虚内伤患者。

7. 刮痧的程度　一般刮至皮肤出现潮红、紫红色等颜色变化，或出现粟粒状、丘疹样斑点，或片状、条索状斑块等形态变化，并伴有局部热感或轻微疼痛。需要注意的是并不是每个患者都会出痧，不可因强求出痧而用力过度导致患者疼痛或皮肤破损。

8. 刮痧的方向　总原则由上向下、由内向外、单方向刮拭。

9. 刮痧的时间　应根据患者病情制订个性化刮痧治疗方案。一般每个部位20~30次，选3~5个部位进行刮拭。局部刮痧10~20分钟，全身刮痧宜20~30分钟。两次刮痧时间宜间隔3~6天，或以皮肤上痧退、手压皮肤无痛感为宜，如果刮痧部位的痧斑未退，不宜在原部位进行刮拭。急性病以痊愈为止，一般慢性病以7~10次为一个疗程。

10. 刮痧的补泻方法

（1）补法　刮痧时按压力小，刮拭速度较慢，刮拭时间相对较长，顺着经脉循行方向刮拭，刮拭后常加艾灸。此法适用于体弱多病、久病虚弱的虚证患者，或对疼痛敏感者。

（2）泻法　刮痧按压力大，刮拭速度较快，刮拭时间相对较短，逆着经脉循行方向刮拭，刮拭后常加拔罐。此法适用于身体强壮、疾病初期的实证患者以及骨关节疼痛患者。

（3）平补平泻法　刮痧时按压力度和移动速度适中，时间因人而异，介于刮痧补法和刮痧泻法之间。此法适用于虚实夹杂证的患者，以及亚健康人群或健康人群的保健刮痧。

（四）刮痧后的反应

由于患者病情与体质不同，刮痧部位会出现鲜红色、暗红色、紫色及青黑色的散在或密集分布的斑点、斑块。一般数天后可自行消退。个别患者出痧后1~2天有疲劳、低热现象。局部皮肤轻度疼痛、发痒等情况属于正常反应，一般不需要特殊处理可自然消退。

如果刮痧过程中，患者出现头晕、目眩、心慌、冷汗、面色苍白、恶心欲呕以及晕倒等症状，属于晕刮反应。此时应立即停止刮痧，让患者头低脚高平卧于床上，饮一杯温开水或糖水，一般可自行缓解。如果症状严重，一般处理无效则需要积极采取急救措施。

（五）适应证

刮痧法具有疏通经络、活血化瘀、开窍泻热、行气散结等功效。临床应用范围较广，适用于内、外、妇、儿、五官、皮肤科等常见疾病，还可用于预防疾病和保健强身。如可用于感冒、发热、咳嗽、头痛、失眠、便秘、腹泻、颈肩腰腿痛、月经不调、痛经、痤疮等疾病，还可用于减肥、美容等。对实热或湿热引起的急性“痧证”有独特的效果。

（六）禁忌证

（1）严重心脑血管疾病、肝肾功能不全等患者。

（2）有出血倾向的疾病，如严重贫血、血小板减少性紫癜、血友病等。

（3）局部有痈疮疖肿、瘢痕、溃烂、传染性皮肤病等疾病。

（4）新发骨折处、严重静脉曲张处、皮下不明原因的包块及未闭合的小儿囟门等处。

（5）特殊部位，如眼睛、乳头、前后二阴以及体表大血管明显处等部位；孕妇的腹部和腰骶部。

（6）刮痧不配合者，如醉酒、精神分裂症、抽搐等。

（七）注意事项

（1）刮痧时室内应温度适宜，切忌风扇、空调直吹刮痧部位。

（2）选择舒适的刮痧体位，以利于刮拭和防止晕刮。

（3）施术者双手要消毒，刮痧工具也要严格消毒，防止交叉感染。

（4）刮拭前须仔细检查刮痧工具，以免刮伤皮肤。刮拭时，被刮拭部位的皮肤要保持润滑，要一边刮拭一边蘸取适量的介质，切忌干刮。

（5）刮痧过程中注意询问患者感受，及时调整刮拭力度，并密切关注患者是否有晕刮的表现。

（6）刮痧后宜饮温水一杯，休息片刻。刮痧后皮肤毛孔张开，为避免风寒湿之邪气侵袭，出痧后30分钟内不宜洗澡。

（7）刮痧治疗期间应禁食生冷、辛辣、油腻之品。

四、腧穴贴敷法

（一）概述

腧穴贴敷法是指将药物贴敷在腧穴或局部皮肤上，利用药物和腧穴的共同作用防治疾病的一种中医外治法。

腧穴贴敷法具有双重治疗作用，一是发挥腧穴的刺激作用，二是通过皮肤组织吸收药物的有效成分，从而发挥药理效应。将如白芥子、甘遂、大蒜等带有刺激性的药物捣烂或研末贴敷在腧穴上，引起局部皮肤起泡化脓的方法称为“天灸疗法”，现代也称“发泡疗法”。若将药物贴敷于神阙穴，通过刺激脐部以防治疾病的方法称为“敷脐疗法”。

（二）贴敷药物

1.药物的选择　清代著名外治法医家吴师机在其著作《理瀹骈文》中记载：“膏中用药味，必得通经走络、开窍透骨、拔病外出之品为引……必得气味俱厚者，方能得力……虑其或缓或无力也，假猛药、生药、香药，率领群药，开结行滞，直达其所。”从中我们可以得知，腧穴贴敷法所用药物有以下特点：一是多用辛香走窜、通经活络、醒脑开窍之品，常用的有冰片、麝香、细辛、丁香、肉桂、花椒等药；二是多选气味俱厚、生猛有毒之品，如生南星、生半夏、生川乌、斑蝥、大戟等。

在进行腧穴贴敷法时还要选择适当的溶剂调和药物或熬膏，以达药力专、吸收快、收效速的目的。用醋调敷药物能起到解毒、化瘀、敛疮等作用；用酒调敷药物能起到行气通络、消肿、止痛的作用；用油调敷药，可起到润肤生肌的作用。常用溶剂有水、白酒或黄酒、醋、姜汁、蜂蜜、蛋清、凡士林等。

2.常用剂型

（1）生药剂　采集新鲜的药材，洗净捣烂或切成片状，直接贴敷在穴位上或患处。

（2）散剂　将单味药物或复方研磨成细末，以80~100目细筛筛过，混匀而制成粉状药剂。

（3）糊剂　将药物粉碎成极细粉末，以80~100目细筛筛过，选择合适的溶剂将药粉调匀，根据患者的症状、皮肤干湿状况等，将药物调拌成稀释状或黏稠状等。

（4）膏剂　将药物粉碎成极细粉末，以80~100目细筛筛过，加入凡士林调和成膏状。

（三）操作方法

1.选穴处方　腧穴贴敷法是以脏腑经络学说为指导，通过辨证选取腧穴，要求选穴少而精。一般选穴有以下特点。

（1）局部选穴　如贴敷犊鼻穴治疗膝关节炎；病变局部压痛点贴敷药物。

（2）辨证选穴　如贴敷肺俞穴、膻中穴治疗哮喘。

（3）经验选穴　如吴茱萸贴敷涌泉穴治疗小儿流涎。

2.贴敷方法　选择合适的体位，充分暴露治疗部位，用温水将局部擦拭干净，或用75%乙醇棉球擦净，然后根据所选穴位贴敷药物。对于所贴敷的药物，无论是捣烂的生药还是糊剂、膏剂，都应该用胶布加以固定，以免移位或脱落。

一般情况下，刺激性小的药物，每隔1~3天换药一次；不需溶剂调和的药物，还可适当延长到5~7天换药一次；刺激性大的药物，应视患者的反应和发泡程度确定贴敷时间，从几分钟到几小时不等；如需再贴敷，应待局部皮肤愈后再贴敷，或改用其他穴位交替贴敷。敷脐疗法每次贴敷3~24小时，隔日一次，所选药物不能是刺激性大及发泡之品，以免局部起泡造成严重感染。冬病夏治穴位贴敷从每年入伏到末伏，每7~10天贴一次，每次贴1~6小时，连续3年为一个疗程。

（四）正常反应和不良反应及处理方法

1.正常皮肤反应 色素沉着、潮红、微痒、烧灼感、疼痛、轻微红肿、轻度出水泡。

2.不良反应及处理方法 当所用药物刺激性较大时，贴敷局部可能会起泡。如果水泡较小，用无菌纱块覆盖以保护，避免挤破出现感染即可。如果水泡大，需用注射器针头将渗出液放出，局部消毒预防感染，一般1周左右即可痊愈。极少数过敏体质者，可能对某种贴敷药物过敏而出现全身性皮疹，应立即停止贴药，及时到医院就诊。

（五）临床应用

腧穴贴敷疗法临床应用广泛，既可以用于治疗一些慢性病，又可以用于治疗某些急性病，还可用于防病保健。治疗范围包括但不限于以下疾病：感冒、急慢性支气管炎、支气管哮喘；冠心病、糖尿病、高血压；胃痛、腹泻、便秘；遗精、阳痿、月经不调、痛经；小儿夜啼、厌食、遗尿、流涎；颈椎病、肩周炎、腰痛、膝关节炎、风湿性关节炎等。

（六）注意事项

（1）贴敷部位有创伤、溃疡者禁用。

（2）对久病、体弱、消瘦、孕妇、幼儿以及有严重心肝肾功能障碍者慎用。

（3）对胶布过敏者，可选用低过敏胶布或用绷带固定贴敷药物。

（4）对于易引起皮肤发泡、溃疡的药物，糖尿病患者应慎用或禁用。

（5）对于孕妇、小儿不可使用刺激性太强或毒性大的药物。

（6）凡用溶剂调敷药物，须随调配随贴敷，以防有效成分挥发。

（7）贴敷药物后尽量避免出汗过多，并注意局部防水。

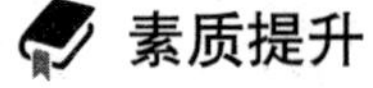

素质提升

金砖国家的“针灸”情缘

细长的毫针，配合不同的手法，轻轻刺进人体穴位，便能治疗各种疑难杂症，这就是针灸。这是来自古老的中国智慧，历经千年而不衰，已被190多个国家推广应用，成为全球应用最广泛、接受程度最高的传统医学。在巴西、印度、南非等金砖国家，针灸疗法正在被越来越多的民众所接受。

针灸于20世纪80年代进入巴西。2006年，针灸在巴西迎来了春天。巴西政府特别颁发971法案，针灸被列入全国医疗系统和医疗保险体系，并正式进入公立医院。数据显示，巴西目前已经有6所医科大学设置针灸课程，还开办了十多所针灸学校，每年向社会输送专业人才3万人以上。目前，在巴西的正式针灸医师约有15万人，其中80%左右都是医科大学毕业的职业医生，而他们中大多数都是本地人。

坐落在印度西北部旁遮普邦卢迪亚纳市的柯棣华针灸慈善医院创办于1976年，是印度第一家室内针灸医疗机构。得益于柯棣华针灸慈善医院与日俱增的影响力，印度政府在2003年承认针灸为医疗方法。2019年，印度卫生和家庭福利部正式颁布法令，承认针灸为独立的医疗/疗法系统。

2017年，《金砖国家加强传统医药合作联合宣言》（以下简称《宣言》）在天津发布。《宣言》的发布表达了金砖国家对传统医学的共同认识——只有让传统医学进一步发挥作用，才能更好地守护人类卫生健康共同体。

目标检测

参考答案

选择题

1.取头、面、胸、腹部腧穴，最适宜的体位是（ ）

A.仰卧位　　B.俯卧位

C.侧卧位　　D.俯伏坐位

E.侧伏坐

2.下列哪个穴位不用于治疗失眠（ ）

A.内关　　B.外关

C.神门　　D.百会

E.通里

3.在脊柱区，第2腰椎棘突下，后正中线旁开1.5寸的是哪个腧穴（ ）

A.心俞　　B.肺俞

C.肝俞　　D.肾俞

E.胆俞

4.特定穴中，治疗急性病证应首选（ ）

A.原穴　　B.俞穴

C.八会穴　　D.郄穴

E.络穴

5. 隔物灸中具有回阳、救逆、固脱之功的是（　）

A. 隔姜灸　　B. 隔蒜灸

C. 隔盐灸　　D. 隔附子饼灸

E. 雷火神针

（钟小文）

第四节　呼吸训练技术

学习目标

1. 通过本节的学习，重点掌握心肺疾病常用呼吸训练技术的定义、操作方法、适应证、禁忌证以及注意事项。

2. 学会运用常用呼吸训练技术防治心肺疾病。

3. 能在康复治疗过程中，表现出良好的沟通能力、团队合作精神、全心全意为患者的服务精神。

情境导入

患者，男性，65岁，咳嗽、咳痰、气促8年余，天气变化及受凉后症状加重，并逐渐出现活动后气促，期间症状加重时就诊于当地诊所，予平喘等对症治疗，未予重视及规律诊治。2年前患者出现气促明显加重后入住呼吸科进行治疗，诊断考虑“慢性阻塞性肺疾病急性加重期、慢性呼吸衰竭”，住院期间因出现“肺性脑病”转入ICU行气管插管呼吸机辅助通气等治疗1月，1月后病情好转顺利脱机拔管出院。出院后，遵医嘱行呼吸训练。

讨论　1. 应选择哪种呼吸训练的方法？

2. 如何指导患者进行呼吸功能训练？

一、一般呼吸训练技术

（一）定义与目的

1. 定义　呼吸训练技术是指通过指导心肺疾病患者呼吸功能训练，建立有效呼吸方式，提高通气效率与有效肺容量，改善氧合，减少呼吸做功，缓解呼吸困难，预防因卧床引起的各种并发症，提升患者心肺功能和保持良好的身心状态，促进心肺功能恢复并改善预后。

2. 目的

（1）改善肺通气。

（2）增加咳嗽的效能。

（3）改善呼吸肌的肌力耐力及协调性。

（4）保持或改善胸廓的活动度。

（5）建立有效呼吸方式。

（6）改善呼吸困难症状。

（二）原理

正常平静呼吸时，膈肌收缩下降使胸廓内压减小而主动吸气，胸廓和肺部的弹性顺应性回缩而被动呼气，其中膈肌运动占呼吸功的70%；深呼吸时，肋间外肌、肋间内肌分别参与吸气和呼气；呼吸困难时，辅助呼吸肌（主要包括胸锁乳突肌、上段斜方肌、胸大肌、胸小肌、锁骨下肌等）也参与呼吸。

以慢性阻塞性肺疾病（COPD）为例，COPD患者胸廓扩张，膈肌处于下降位，并变得平坦和松弛，而且肺部过度膨胀使其弹性顺应性下降，横膈难以上升，膈肌运动占呼吸功的比率急剧下降。为弥补呼吸量的不足，在平静呼吸时肋间内肌、肋间外肌和辅助呼吸肌也会参与呼吸运动，即以胸式呼吸代替，并且呼吸频率加快，引起呼吸肌的疲劳。重度呼吸肌疲劳时，可出现异常呼吸模式，即吸气时收缩腹肌，使横膈无法活动。当辅助呼吸肌处于持续紧张状态时，吸气肌和呼气肌作用相互抵消，呼吸困难不仅不能缓解反而加重，耗氧量不断增加。

膈肌呼吸主要是通过增大横膈的活动范围，以提高肺的伸缩性来增加通气。横膈活动每增加1cm，可增加肺通气量250~300ml，深而慢的呼吸模式可增加潮气量和肺泡通气量，提高动脉血氧饱和度（SaO_2）。膈肌较薄，收缩时氧耗量相对较少，有效减少了辅助呼吸肌不必要的使用，因而此时采用膈肌呼吸可以提高呼吸效率，缓解呼吸困难。

（三）适应证与禁忌证

1. 适应证

（1）中枢神经系统损伤后肌无力、脊髓损伤（急性休克期）、偏瘫患者（软瘫期）。

（2）慢性阻塞性肺疾病。

（3）慢性限制性肺疾病。

（4）慢性实质疾病。

（5）哮喘及其他慢性呼吸系统疾病伴呼吸功能障碍。

（6）因手术或外伤所造成的胸部或肺部疼痛。

（7）支气管痉挛或分泌物滞留造成的继发性气道阻塞。

（8）严重骨骼畸形，如脊柱侧弯等。

2.禁忌证

（1）临床病情不稳定、感染未控制。

（2）合并严重肺动脉高压或充血性心力衰竭。

（3）训练时可导致病情恶化的其他临床情况，如不稳定心绞痛及近期心梗、认知功能障碍、明显肝功能异常、肿瘤转移、近期脊柱损伤、肋骨骨折、咯血等。

（四）操作方法

1.操作准备

（1）用物准备　医嘱单、检查手套、洗手液、软枕、抗阻呼吸器、呼气肌训练器。

（2）环境准备　病室安静整洁，光线充足，适宜操作，关闭门窗（或窗帘），请无关人员回避，保护患者隐私。

（3）医护人员准备　衣帽整洁，洗手戴口罩。

（4）患者准备　患者穿着轻便衣服，处于安静状态，训练宜在饭前或饭后2小时进行。

2.操作流程

操作流程如下（表3-2）。

表3-2　操作流程

流程	说明
1.操作前准备	环境安静；操作者服装整洁；患者穿着轻便服装
2.操作前评估	1.主观评估：患者症状及体征 2.客观评估：生命体征、胸廓活动度、肌力检查、辅助检查、康复评估 3.心理状况评估：配合度
3.操作用物准备	医嘱执行单；呼吸训练器
4.操作前沟通	确定患者身份；说明操作的目的及必要性
5.放松训练	采取膝屈曲的仰卧位，使腹肌放松
6.进行呼吸训练	选择合适的呼吸训练技术，并指导患者实施。
7.评估效果	观察患者生命体征及呼吸方式的变化；观察血气分析结果
8.健康宣教	1.告知患者如有呼吸困难或胸闷、憋气等不适症状时，及时通知医护人员 2.告知患者尽可能保持全身放松的体位 3.告知患者不要长呼气，做3~4次深呼吸训练可休息片刻再训练
9.护理记录	在护理记录单记录患者呼吸训练的方式、频率和治疗效果

（五）注意事项

（1）尽可能在安静的环境中进行训练（背景以轻音乐为主）。

（2）充分向患者说明呼吸训练的目的和合理性。

（3）指导患者穿着轻便的衣服，尽可能地保持全身放松的体位：开始采取屈膝仰卧位，放松患者的腹肌。适时选择坐位、立位等体位进行治疗。

（4）对患者的日常呼吸方式进行观察评定。

（5）对患者进行放松技术的指导，主要是针对胸廓上部、肩胛带肌等辅助呼吸肌的放松。

（6）对呼吸困难的患者，首先考虑辅助呼吸法和给予氧气吸入维持呼吸的通畅。

（7）不要让患者努力地呼吸，呼气时必须有意识地放松，若努力呼气易引起气管内的气流紊乱，增加气道阻塞，易诱发支气管痉挛。

（8）训练开始时，不要让患者长呼气，这是导致呼吸急促的原因。

（9）吸气初期不要让辅助呼吸肌收缩。

（10）避免憋气和过分减慢呼吸频率，以免诱发呼吸性酸中毒。

（11）为了避免过度的换气，做3~4次深呼吸练习即可。

（12）无论采用何种呼吸训练，都要反复训练，直至达到治疗目的。

二、缩唇呼吸训练

（一）定义与目的

1.定义　缩唇呼吸指的是吸气时用鼻子，呼气时嘴呈缩唇状施加一些抵抗，犹如吹口哨样，慢慢呼气的方法。对抗阻力呼吸训练，可以延缓呼气，使气流下降，提高气管内压，防止支气管和小支气管过早陷闭。

2.目的　缩唇式呼吸训练能够延缓呼气气流的下降，提高气道内压，避免了小气道过早的关闭，加快残留气体的排出，提高气体交换效率，能增加每分通气量，减少呼吸次数，减少每分换气量，增加呼吸功率，增加动脉血氧分压，降低动脉血二氧化碳分压，有利于肺功能的改善与提高。

（二）适应证与禁忌证

1.适应证

（1）因胸部、腹部疼痛所造成的呼吸障碍。

（2）肺部、胸部扩张受限。

（3）胸部、腹部手术患者术前、术后。

（4）原发性、继发性心肺疾病患者。

（5）正在接受运动康复或呼吸肌训练患者。

2. 禁忌证

（1）意识障碍、无法配合者。

（2）支气管痉挛、气道不稳定者。

（3）重症患者自感疲劳、呼吸困难。

（三）操作要点

1. 操作准备

（1）评估　评估患者病情、意识状态、生命体征及配合能力，评估患者需要选择的体位，制订个体化训练计划。

（2）人员准备　操作人员着装整洁、洗手。

（3）健康教育　告知患者缩唇呼吸训练的目的和方法，训练中的配合要点。训练中密切观察患者状态及有无不适。

2. 训练指导

（1）体位　患者取平卧位或端坐位，双臂平放于身体两侧或自然下垂扶膝盖。

（2）舌尖略微弓起，轻顶上腭，用鼻子慢慢吸气，让气体从鼻孔进入，由1默数到3。

（3）舌尖置于下颌牙齿内底部，自然放松，嘴唇呈“吹口哨”状使气体轻轻吹出，由1默数到6。呼气时间是吸气时间的2倍。吸气和呼气时间比为1∶2。比如，可以每次吸气2~3s，呼气4~6s。

（4）呼气时缩唇大小程度由患者自行选择调整，不要过大或过小，以呼出气流能使距口唇15~20cm处的蜡烛火焰倾斜而不熄灭为度。每天练习3~4次，每次10~20分钟。

（四）注意事项

（1）训练开始时不要让患者长呼气，这是导致呼吸急促的原因。吸气初期不要让呼吸辅助肌收缩。

（2）教会患者掌握缩唇呼吸技巧，重症患者应该在出现疲劳、呼吸困难前终止缩唇呼吸训练。

（3）进行缩唇呼吸训练时，应当强调放松、缓慢、延长、有控制地呼气。要放松头部、颈部和嘴唇。不要努力地呼吸，若努力呼气，易引起气管内的气流紊乱，增加气道阻塞，易诱发支气管痉挛。如果难以放松嘴唇，可以尝试发出“s，s，s”或者“嘶嘶”的声音。

（4）告知患者若存在支气管痉挛或气道不稳定时，或患者虚弱而容易疲劳时，可暂停或暂缓至症状缓解后再进行。

三、暗示呼吸法

暗示呼吸法是通过触觉诱导腹式呼吸。横膈活动必定伴随腹腔容量的改变而鼓起和陷下。腹部加压呼气时，可进一步抬高横膈，有助于膈肌收缩。

暗示呼吸法还可起到诱导呼吸方向的作用。常用的方法主要有以下三种：双手置上腹法；双手分置胸腹法；抬臀呼气法。另外，还有下胸季肋部布带束胸法，操作方法：患者取坐位，用一宽布带交叉束于下胸季肋部，患者用手分别抓住布带两头。呼气时收紧布带（约束下胸廓，同时也可增高腹内压），吸气时对抗此加压的布带而扩展下胸部，同时徐徐放松束带，反复进行。由于吸气时横膈收缩至一定幅度后，必然产生扩张下胸的效果，此方法有助于诱发此效果。也可用患者两手或治疗人员两手挤压下胸部代替布带。

（一）双手置上腹法

1.定义与目的

（1）定义　双手置上腹法是通过加大膈肌的运动，诱导腹式呼吸，以改善肺通气和异常呼吸的一种方法。

（2）目的　改善肺通气，建立有效的呼吸模式，提高呼吸效率，缓解呼吸困难症状，增强呼吸肌肌肉力量与耐受力，增强患者体力，提高生活质量，减轻焦虑。

2.适应证与禁忌证

（1）适应证

①心肺疾病伴不同程度肺功能受损。

②胸腹部外科手术前后。

③胸部、肺部扩张受限。

（2）禁忌证

①意识障碍或认知、听力障碍无法配合者。

②支气管痉挛、气道不稳定的患者。

③严重缺氧、不能自主控制呼吸者。

④训练可导致病情恶化的其他临床情况。

3.操作要点

（1）操作准备

①评估：评估患者病情、意识状态、生命体征及配合能力，评估患者需要选择的体位，制订个体化训练计划。

②人员准备：操作人员着装整洁、洗手。

③健康教育：告知患者训练的目的和方法，训练中的配合要点。训练中密切观察患者的状态及有无不适等。

（2）训练指导

①协助患者取舒适坐位或仰卧位，双腿屈膝，放松腹部、胸部和肩部。

②协助患者放松双肩，双手分别置于左右上腹部（剑突下、脐上）。吸气时腹部缓缓隆起，双手加压做对抗练习，呼气时腹部下陷，两手随之下沉，在呼气末稍用力加压，以增加腹内压，使横膈进一步抬高。反复练习可增加膈肌活动。

③绷紧腹部肌肉，吸气过程中胸部保持不动，身体稍向前倾。

④缩唇呼气，双手随腹部下沉稍加压，使膈肌最大程度上抬，收紧腹部肌肉。

⑤每次训练5~10分钟，每天2~3次（若患者自感疲劳、呼吸困难加重应立即停止）。

4.注意事项

①训练前要做好健康教育，告知患者双手置上腹法整个过程需要其主动配合，必要时需要医护人员协助。

②选择在餐前0.5h或餐后2h进行，不宜饱腹进行训练。

③观察患者病情，一旦出现血氧饱和度下降、呼吸困难加重等情况，应立即停止。

④患者可使用姿势镜等利用视觉反馈进行自我训练。

⑤患者病情无禁忌可嘱其适当饮水。

（二）双手分置胸腹法

1.定义与目的

（1）定义　双手分置胸腹法是一种将双手分别放置于患者胸部和腹部，通过触觉诱导患者进行腹式呼吸，从而改善异常呼吸的一种方法，属于暗示呼吸法的一种。

（2）目的

①建立有效呼吸方式，提高呼吸效率。

②改善患者肺通气。

③改善呼吸肌肌力、耐力。

④改善胸廓的活动度。

⑤改善患者的体力。

2.适应证与禁忌证

（1）适应证

①心肺疾病或胸部扩张受限。

②胸腹部术前训练及术后恢复。

③重症肌无力、吉兰-巴雷综合征等造成的呼吸肌肌力下降。

④用于哮喘、肺囊性纤维化、慢性阻塞性肺疾病、急性呼吸衰竭等疾病的呼吸功能训练。

（2）禁忌证

①临床病情不稳定，感染未控制者。

②使用呼吸机辅助呼吸，无法脱机者。

③严重缺氧、不能自主控制呼吸者。

④训练可导致病情恶化的其他临床情况。

3. 操作要点

（1）操作准备

①评估：评估患者病情、意识状态、生命体征及配合能力，评估患者需要选择的体位，制订个体化训练计划。

②人员准备：操作人员着装整洁、洗手。

③健康教育：告知患者训练的目的和方法，训练中的配合要点。训练中密切观察患者的状态及有无不适等。

（2）训练指导

①让患者取舒适坐位或仰卧位，放松上胸部、腹部、肩部。

②一手置于胸部（两乳间），一手置于上腹部。

③呼气时，放置于腹部的手稍加压力，随呼气慢慢往下按压。

④吸气时，腹部缓缓隆起，收紧腹部肌肉，并对抗在腹部施压的手。

⑤呼吸过程中放置于胸部的手基本不动。

⑥每次休息2分钟，重复2次为一组。

4. 注意事项

①注意观察患者病情，一旦出现血氧饱和度下降等情况，立即停止。

②选择在餐前0.5h或餐后2h进行。

③患者可使用姿势镜等利用视觉反馈进行自我训练。

④双手分置胸腹法技巧为呼气时腹部的手随之下沉，逐渐向腹部加压，促进膈肌上移，吸气时腹部对抗此加压的手，使之缓缓隆起。

⑤呼吸过程中胸部的手基本不动。训练时取仰卧位，也可取坐位或站位，身体稍向前倾。

（三）抬臀呼气法

1. 定义与目的

（1）定义　抬臀呼气指采取仰卧位，双下肢屈曲，两足置于床上，类似于桥式运动，呼气时抬高臀部，利用腹内脏器的重量将膈肌向胸腔推压，迫使横膈上抬，吸气时还原以增加潮气量。

（2）目的　重建正常呼吸模式，增强呼吸肌功能，改善肺通气，减轻呼吸困难，增强肺功能。

2.适应证与禁忌证

（1）适应证

①无胸腹部的疼痛或损伤所造成的呼吸障碍。

②原发性、继发性心肺疾病。

③肺部或胸部扩张受限者。

④正在接受运动康复或呼吸肌训练者。

（2）禁忌证

①临床病情不稳定、感染未控制者。

②呼吸衰竭者。

③训练可导致病情恶化的其他临床情况。

④严重的认知缺陷，以及影响记忆和依从性的精神疾病。

3.操作要点

（1）操作准备

①评估：评估患者病情、意识状态、生命体征及配合能力，评估患者需要选择的体位，制订个体化训练计划。

②人员准备：操作人员着装整洁、洗手。

③健康教育：告知患者训练的目的和方法，训练中的配合要点。训练中密切观察患者的状态及有无不适。

（2）训练指导

①体位：背部着地，平躺在地板上，双手平放于身体两侧。也可让患者头低仰卧位（可用被子将大腿垫高），两足置于床架（床头）。

②脚掌放在地面上与肩同宽。大腿、小腿的夹角约呈90°。

③把注意力集中在腰腹，呼气时脚跟用力，抬起臀部离开地面，可利用腹腔脏器的重量将膈肌向胸腔推压，迫使膈肌上抬0.8~3.9cm，吸气时还原，以增加潮气量。重复以上动作，完成目标次数。同时保持背部挺直，使腹部抬至最高处保持2~3s停顿。

4.注意事项

（1）训练环境安静，避免患者受到过多干扰。注意安全，可选择在床面或者铺垫子后的地面上练习。

（2）教会患者放松的技巧，特别是呼吸辅助肌的放松。

（3）避免憋气和过分减慢呼吸频率，以免诱发呼吸性酸中毒。

（4）逐步增加运动量，量力而行，以不引起明显疲劳感为度，否则可能诱发或加重肺部疾病的发作。

（5）告知患者虚弱或体力不支时，可暂停或暂缓训练，至症状缓解后再进行。

（6）由于开始练习时患者常不能很好掌握要领。而不恰当地过度深呼吸又会发生通气过度综合征，可出现胸闷、气促、头痛等症状，因此每练习3~5次，应暂停10~15分钟，然后再练，如此反复直到完全掌握要领，并坚持进行腹式呼吸练习。

四、缓慢呼吸法

（一）定义与目的

1.定义　缓慢呼吸是与呼吸急促相对而言的，患者在呼吸过程中细呼深吸，有助于减少解剖无效腔，增加肺泡通气量。临床研究表明，缓慢的呼吸可以显著降低血压。通常先呼气后吸气，注意每分频率不宜过慢，事实上过慢呼吸并不利于纠正缺氧情况，反增加呼吸耗能，通常呼吸频率控制在10次/分左右。

2.目的　减少解剖无效腔，提高肺泡通气量。

（二）适应证与禁忌证

1.适应证

（1）胸部、腹部手术患者的术前、术后。

（2）原发性、继发性心肺疾病。

（3）正在接受运动康复或呼吸肌训练的患者。

2.禁忌证

（1）意识障碍、无法配合者。

（2）支气管痉挛、气道不稳定者。

（3）心肺重症患者自感疲劳、呼吸困难。

（三）操作要点

1.操作准备

（1）评估　评估患者病情、意识状态、生命体征及配合能力，评估患者需要选择的体位，制订个体化训练计划。

（2）人员准备　操作人员着装整洁、洗手。患者排空大小便，衣着宽松、舒适，训练前30分钟内不要进餐。

（3）健康教育　告知患者训练的目的和方法，训练中的配合要点。训练中密切观察患者状态及有无不适。

2. 训练指导

（1）指导患者思想集中，肩背放松。

（2）体位取舒适体位（坐位或卧位）。

（3）先呼后吸，吸鼓呼瘪，呼时经口，吸时经鼻，细呼深吸。

（4）一手放于胸骨底部感觉横膈活动，另一手置于上胸部感觉胸部和呼吸肌的活动，通过嘴唇慢慢呼气，上腹部向内回缩。通过鼻缓慢地吸气，上腹部逐渐向外扩张，放松呼吸，重复。

（5）每次练习次数不宜过多，每天练习3~4次，休息片刻再练习，呼吸频率控制在10次/分左右。

（四）注意事项

（1）训练前要做好健康教育，告知整个过程需要患者的主动配合，需要医护人员演示及协助。

（2）呼吸时要轻松、舒缓、均匀，以不感到憋气为度。

（3）教会患者掌握缓慢呼吸技巧，用统一指导语进行动作指示，解释分解动作。语调应缓慢、轻柔，使患者放松并感到舒适。

（4）患者练习要“深、长、匀、缓”。

（5）告知患者在训练过程中有任何不适，立即停止练习。

五、吹气法

（一）定义与目的

1. 定义　吹气法是一种有意识地控制吹气流速，延长吹气时间，调节患者膈肌、腹肌及其他呼吸肌群的运动，从而排出肺内残余气体，改善患者呼吸功能的一种方法。一般可分为匀速吹气法、快速吹气法、平静吹气法。

2. 目的　主动控制呼吸肌群的收缩与舒张运动，改善呼吸的协调性，借助腹肌的收缩力和膈肌的推动力，获得更大的吹气驱动力，尽可能排出多余残气，改善患者肺通气，维持和增大胸廓的活动度。

（二）适应证与禁忌证

1. 适应证

（1）急慢性肺部疾病，如肺炎、慢性阻塞性肺疾病等。

（2）慢性限制性肺疾病，如胸膜炎和胸部手术后。

（3）手术、外伤导致胸部或腹部活动受限。

（4）中枢神经系统损伤后引起的肌无力。

2.禁忌证

（1）使用呼吸机辅助呼吸，无法脱机者。

（2）严重缺氧，不能自主控制呼吸者。

（三）操作要点

1.操作准备

（1）评估　评估患者病情、意识状态、生命体征及配合能力，评估患者需要选择的体位，制订个体化训练计划。

（2）准备一支蜡烛和打火机，或一张A4纸。

（3）人员准备　操作人员着装整洁、洗手。

（4）健康教育　告知患者训练的目的和方法，训练中的配合要点。训练中密切观察患者状态及有无不适。

2.训练指导

（1）匀速吹气法

①让患者取舒适坐位，放松上胸部、腹部、肩部。

②将一支点燃的蜡烛或一张A4纸放置于患者面前15~20cm处，蜡烛火焰或A4纸下缘与患者嘴平行。

③吸气，胸部保持不动，腹部鼓起。

④缓慢呼气，使蜡烛火焰偏40°~45°，A4纸偏离纵轴线40°~45°，并持续10~20秒。

（2）快速吹气法

①患者取端坐位，放松胸部及腹部。

②快速深吸气。

③然后快速具有爆发力地吹气，持续6秒及以上。

④每次快速吹气后休息1分钟再次进行。

（3）平静吹气法

①患者可根据病情采取卧位、坐位或站立位。

②正常吸气，腹壁前凸（腹部肌群处于舒张状态，具有弹性回缩力），然后憋气1~3秒，再缓慢吹气6~9秒，此时肋间外肌舒张，肋骨和胸骨下降，胸腔容积减少。

③整个过程可反复进行15~20分钟。

（四）注意事项

（1）训练前要做好健康教育，告知患者吹气法整个过程，需要其主动配合，必要时需要医护人员协助。

（2）根据患者病情选择适宜的体位，如患者能配合，训练过程中可变换体位。

（3）注意观察患者病情，一旦出现血氧饱和度下降，应立即停止。

（4）任何一种吹气法都应选择在餐前0.5h或餐后2h进行。

（5）根据患者病情选择合适的吹气法。

六、腹肌训练技术

（一）定义与目的

1. 定义 腹肌训练是指腹部核心肌群的肌力和耐力训练。腹肌训练是膈肌训练的基础。腹肌训练包括四个部分：①筋膜松解。②肌肉拉伸。③肌肉力量提高。④呼吸模式学习。

2. 目的 腹部肌肉使身体能够前倾、转体和侧屈。腹肌训练的目的是保护脊椎，维持躯干的稳定，形成正确的呼吸模式，增强呼吸功能，使身体形态健美。

（二）适应证与禁忌证

1. 适应证 所有健康人群。慢性病患者。

2. 禁忌证 腹肌训练没有绝对的禁忌证。对于年幼无法配合的儿童及病情危重成人，需要在医护人员协助下进行训练。腹部手术患者在医生指导下完成。

（三）操作要点

1. 操作准备

（1）评估 评估患者病情、意识状态、生命体征及配合能力，评估患者需要选择的体位，制订个体化训练计划。

（2）健康教育 告知患者呼吸训练的目的和方法，训练中的配合要点。训练中密切观察患者状态及有无不适。

（3）用物准备 地垫、网球、盐袋（或沙袋）、时钟、指脉氧仪。

2. 训练指导

（1）腹部筋膜松解

①让患者趴在垫子上，把网球压在腹肌边缘，然后用力压在网球上。

②网球上下移动位置，找到疼痛的点就停留会儿，等疼痛降低再换另一个点。

（2）腹部肌肉拉伸（站立位腹部拉伸）

①双脚打开略宽于肩，身体正直站立。

②双臂向上伸直，双手交叉，保持拉伸。

③保持腹部紧收，腰背挺直，自然呼吸。

（3）腹部肌肉力量提高

①在腹式呼吸（吸气）时对抗腹部膨隆，加以重物抵抗，使膈肌运动的方法。患者可采用仰卧屈膝位，上腹部放一沙袋或米袋，重量以能够完整做10次腹式呼吸的负重量作为负荷的确定值，这也是膈肌10次反复最大的收缩负荷，称为10RM（10 repetition maximum）。简便操作时，患者平卧，腹部放置0.5~1kg重物进行训练。

②以增强肌力为目的的训练设定方案：50%、75%、100%的10RM，每个做10次，合计3组30次。以耐力为目的的训练设定的方案：35%~75%的10RM，做10~15分钟。简便操作时，可随着训练增强，重物重量可增加至2~2.5kg。

（4）腹式呼吸　腹式呼吸可在卧位、坐位、立位、步行、上下台阶或坡道等日常生活动作中使用。具体操作方法、原则及步骤如下。

Ⅰ.仰卧位的腹式呼吸

1）操作步骤

①嘱患者平卧，髋关节、膝关节轻度屈曲，全身放松。

②患者右手放在腹部上，另一只手放在身体一侧，此时，治疗师的手与患者的手重叠放置，让患者进行缩唇呼吸。

③集中注意力，让患者在呼气和吸气时感觉手的变化。

④吸气时，治疗师发出指令让患者放置于腹部的手轻轻地上抬，腹部鼓起；呼气时，手随着腹部逐渐凹陷下去。

⑤患者重复练习3~4次后休息，不要过度换气。

⑥患者将手置于自己的腹直肌上体会腹部动作，吸气时手应上升，呼气时手应下降。

2）一般原则和注意事项

①把握患者的呼吸节律。呼吸训练失败的主要原因是患者的呼吸节律被打乱，特别是指导者对呼吸训练不熟练时，不注意患者的呼吸节律，用自己的节律指导训练，加重患者呼吸困难程度。所以，在训练开始的时候，顺应患者的呼吸节律进行呼吸训练指导是非常重要的。

②开始时不要进行深呼吸。腹式呼吸绝不是腹式深呼吸，在开始时就指导患者进行集中精力的深呼吸会加重患者的呼吸困难程度。腹式呼吸的指导应在肺活量1/3~2/3通气量的程度上进行练习。

③应了解膈肌的活动。膈肌在吸气时向下方运动，腹部上升；呼气时膈肌向上方运动，腹部下降。

④指导者应根据患者的斜角肌的收缩把握患者的呼吸类型。

⑤可使用姿势镜等视觉反馈进行患者的自我训练。

Ⅱ.坐位的腹式呼吸

1）操作步骤

坐位的腹式呼吸的基础是仰卧位的腹式呼吸。

①患者采用的体位是坐在床上或椅子上足跟着地，让患者的脊柱伸展并保持前倾坐位。

②患者一手置于膝外侧支撑体重，另一手放在腹部。

③治疗师一手放在患者的颈部，触及斜角肌的收缩；另一只手放在患者的腹部，感受膈肌的收缩。这样能够及时发现患者突然出现的意外和不应出现的胸式呼吸。

④嘱患者进行腹式呼吸，吸气时腹部鼓起，斜角肌等吸气辅助肌收缩使胸腔扩大，呼气时吸气肌放松处于迟缓状态。

2）一般原则和注意事项

①在座位的前面放置一面镜子，让患者通过观察理解自身的呼吸辅助肌的活动。

②让患者在可能的最大限度内取前倾位，并保持平衡。

Ⅲ.立位的腹式呼吸

操作方法：患者用单手扶床栏或扶手以支撑体重，上半身取前倾位。治疗师按照坐位的腹式呼吸法指导患者进行训练。

Ⅳ.平地步行时的腹式呼吸

这是把呼吸的类型与行走的步数相结合使之协调一致的训练法。训练的目的是使患者在快速行走、长距离行走时也不出现呼吸急促。

1）操作步骤　慢阻肺的患者在行走时，吸气和呼气的比例为1：2，也就是两步吸气，四步呼气。

2）一般原则与注意事项

①先从短距离开始。

②不要快速行走，采用尽量不出现呼吸急促的步行速度。

③可利用计步器进行有目的地行走。

Ⅴ.上下台阶、坡道时的腹式呼吸

1）操作步骤　以步行为基础，在上台阶或坡道时，呼气时迈步，吸气时停止迈步，此时的关键是后足伸展，锁住膝关节支撑体重；前足迈下一步，到下一次呼气前不支撑体重。下楼梯时与平地步行一样，吸气与呼气比例为1：2往前走。

2）一般原则与注意事项

①先从一级台阶练起，逐渐到两级、三级直到连续上台阶。

②对于呼吸功能障碍的患者来说，走坡道是引起呼吸困难的活动之一。因此，应正确评估患者的自身状况，个体化指导患者进行腹式呼吸训练。

（四）注意事项

（1）腹部肌肉训练前应先松解筋膜，拉伸腹部肌群，再行腹式呼吸训练。

（2）腹式呼吸应深慢，腹部隆起时应屏气2~3秒。

（3）体位：病情严重患者腹式呼吸不加重物训练时可选择仰卧位、坐位、直立位。加重物训练的患者可选择仰卧位。

（4）教会患者按照腹肌训练的四个步骤进行训练。腹肌力量训练有不同方式，如腹部加压重物、腹部捆绑腹带、穿戴加压背心等。

（5）腹式呼吸应结合缩唇式呼吸一起训练。

七、放松训练技术

（一）定义与目的

1.定义　放松训练是指使有机体从紧张状态松弛下来的一种练习过程。放松有两层意思，一是指肌肉松弛，二是指消除紧张。本部分主要讲呼吸系统肌肉及相关关节放松训练，主要包括卧位全身放松训练和椅子坐位放松训练。

2.目的　放松紧张的辅助肌群，减少呼吸肌耗氧，减轻患者呼吸困难症状，改善呼吸状态，最终目的是使整个机体活动水平降低，达到心理上的松弛，从而使机体内环境平衡与稳定。

（二）适应证与禁忌证

1.适应证　中枢神经疾病。心肺疾病康复训练前准备运动。神经病变。

2.禁忌证　不能独立站立或独坐患者，出现需要严格卧床的情况。

（三）操作要点

1.操作准备

（1）评估　评估患者病情、意识状态、生命体征及配合能力，评估患者需要选择的体位，制订个体化训练计划。

（2）健康教育　告知患者放松训练的目的和方法，训练中的配合要点。训练中密切观察患者状态及有无不适。

（3）用物准备　床单元或靠背椅、枕头、时钟、指脉氧仪。

2.训练指导

（1）卧位全身放松训练

①让患者安静仰卧，在头、膝、双上肢垫枕头。

②患者眼睛轻闭或微睁。

③意识集中在腹部，慢慢安静呼吸，此状态保持10分钟以上。

（2）椅子坐位放松训练

①患者坐在有靠背的椅子上，后背靠着椅背。

②臀部稍向前，呈圆背，肩和上肢放松（下垂），下颌不上仰，两膝稍分开。

③意识集中在腹部，慢慢安静呼吸，此状态保持10分钟以上。

（四）注意事项

（1）训练前要做好健康教育，告知放松训练整个过程需要患者的主动配合。让患者认识到掌握该技术的重要性。

（2）体位：多数患者放松训练取仰卧位，也可取坐位。

（3）需要保持环境安静，使患者心无杂念。患者意识集中在腹部，慢慢呼吸。

（4）支撑物（椅子）应固定牢固。

（5）儿童首选体位是跪位，即儿童上半身尽量前倾，俯在支撑物上，尽量放松上半身。

八、激励式肺量计

（一）定义与目的

1.定义 激励式肺量计（IS）是重症监护病房和围手术期医生预防和治疗肺不张的常用仪器之一，是一种吸气肌/呼气肌功能训练器。通过在吸气/呼气期间提供阻力，使患者尽力吸气，肋间外肌和膈肌收缩，使胸廓的前后径和上下径增大，增加有效气体交换面积，使吸气/呼气肌在最大承受范围内进行强化，增大肺容量，还能训练吸气/呼气肌力。患者通过口件吸入气体，通过视觉反馈将装置里的标记物吸入到预定容量或流速的标记点，屏气2~3秒，然后呼出气体。激励式肺量计呼吸训练是指导患者采取持续的最大努力吸气，导致胸腔内压力减少，从而达到增加肺容量的一种治疗方法。激励式肺量计分为容量型和流速型两种，容量型较流速型使用频率高。

2.目的 通过不同的气体流速产生跨肺压使肺泡在吸气相过度充气，防止肺泡萎陷或肺不张。反复训练，加强呼吸肌力量及肺泡摄氧能力，恢复肺功能状态。

（二）适应证与禁忌证

1.适应证

（1）心胸外科手术患者术前、术后。

（2）肺不张。

（3）预防卧床患者肺部并发症的发生。

（4）呼吸肌功能训练。

2.禁忌证

（1）腹部手术术后（相对禁忌证）。

（2）呼吸肌疲劳衰竭患者。

（3）慢性阻塞性肺疾病患者。

（三）操作要点

1.操作准备

（1）评估　评估患者病情、意识状态、生命体征及配合能力，评估患者需要选择的体位，制订个体化训练计划。

（2）健康教育　告知患者训练的目的和方法，训练中的配合要点。训练中密切观察患者状态及有无不适。

（3）用物准备　激励式肺量计、时钟、指脉氧仪。

2.训练指导

（1）首先取出激励式肺量计，连接软管和接口，连接咬嘴于软管的另一端，垂直摆放激励式肺量计。

（2）含住咬嘴且保证密闭不漏气，再进行深慢吸气，吸气达到容量目标值后（浮球随患者吸气后上升到一定容量刻度）在最大吸气位屏气2~3秒，使浮球在最大吸气位，并使浮球尽可能保持在目标值刻度位置。

（3）含住咬嘴吸气结束，松开咬嘴呼气。

（4）重复（2）、（3）步骤进行呼吸训练，10~15分钟为1次，每日训练2~3次。

（四）注意事项

（1）训练前要做好健康教育，告知患者使用激励式肺量计的整个过程，以及告知患者主动配合。

（2）体位：多数患者采取坐位使用激励式肺量计，卧床患者可以采取半卧位。

（3）激励式肺量计训练时，如患者肺活量小于15ml/kg或深吸气量<1/3预计值，则使用激励式肺量计无效。

（4）使用过程中应观察患者呼吸等状况，预防发生呼吸肌过度疲劳及衰竭。患者出现头晕等不适时立即停止此操作。

（5）每次使用激励式肺量计时，应评估患者，制订预计值。预计值应根据患者情况调整。

（6）两次操作之间应休息30秒至1分钟，避免因患者快速重复操作，引起呼吸性碱中毒。

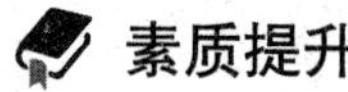

素质提升

中医在心脏康复中的应用

中医康复理论可上溯至秦汉时期，以其自身独特的理论体系及康复疗法为中医康复学的发展提供了理论依据。汉初《淮南子》载“吐故纳新”，晋·葛洪所提倡的气功摄生，嵇康《养生论》载“呼吸吐纳，服食养身”以及唐·孙思邈《千金方》中“调息法”，皆被视为中医康复的理论源流。东汉时期许逊首次将运动疗法应用于心脏病治疗，创制“心脏导引法”，开中医心脏运动康复之先河。2015年全国首家中西医结合心脏康复中心的成立标志着中西医结合心脏康复时代的到来。

心脏康复的五大处方中，以运动为核心的综合康复逐渐成为心脏康复的焦点，中国传统功法如太极拳、八段锦、五禽戏等有氧运动逐渐被应用于心脏康复研究中。药物疗法在冠心病患者的治疗中是贯穿始终的，合理规范的用药方案是心脏康复中药物处方的核心。研究表明，中药可以有效促进急性心肌梗死患者的血管新生、抑制心室重构、改善心肌功能，并且能够减少患者心绞痛发作频率和再住院率。

由于中医在心脏康复中的效果显著，被逐渐认可。随着中医的发展及中医心脏康复专家共识的制定，未来将会有更多大样本、多中心的临床研究，为制定标准化及系统化的中医心脏康复模式提供循证医学证据，使更多心血管疾病患者获益，使中医心脏康复走向国际。

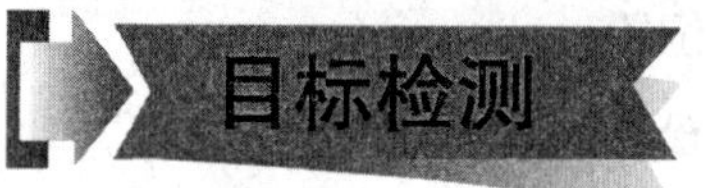

参考答案

选择题

1. 下列哪项是呼吸训练的适应证（　）

A. 不稳定心绞痛　　B. 认知功能障碍

C. 明显肝功能异常　　D. 合并严重肺动脉高压

E. 慢性阻塞性肺疾病

2. 下列哪项不是进行呼吸训练时需客观评估的项目（　）

A. 生命体征　　B. 胸廓活动度

C. 肌力检查　　D. 患者的配合度

E. 辅助检查

3. 下列哪项不属于暗示呼吸法（　）

A. 双手置上腹法　　B. 双手分置胸腹法

C. 抬臂呼气法　　D. 下胸季肋部布带束胸法

E. 缩唇呼吸训练

4. 进行呼吸训练的最佳时机为（　）

A. 空腹　　B. 饱腹

C. 餐前0.5小时　　D. 餐后0.5小时

E. 餐后立即进行

5. 缓慢呼吸法应控制呼吸频率在（　）左右

A. 8次/分　　B. 10次/分

C. 12次/分　　D. 14次/分

E. 16次/分

（杨洁琼）

第五节　排痰技术

学习目标

1. 通过本节的学习，重点掌握有效咳嗽技术、气道廓清技术、雾化吸入技术、机械吸痰技术的定义、操作方法、适应证、禁忌证以及注意事项。

2. 学会运用有效咳嗽技术、气道廓清技术、雾化吸入技术、机械吸痰技术协助心肺疾病患者的康复。

3. 能在康复治疗过程中，表现出良好的沟通能力、团队合作精神、全心全意为患者的服务精神。

情境导入

患者，男性，72岁，咳嗽、咳痰20余年，1周前无明显诱因出现胸闷、呼吸困难，并进行性加重，遂入院治疗。患者轻微活动后即胸闷气促，咳黄色黏痰，咳嗽无力，不易咳出。查体：体温36.4℃，呼吸26次/分，血压130/90mmHg，动脉血气分析pH 7.40，$PaCO_2$ 60mmHg，PaO_2 58mmHg，SaO_2 86%，双侧颈静脉怒张，呈桶状胸，双肺叩诊过清音，双肺呼吸音弱，呼气延长，双肺散在哮鸣音，肺底部可闻及少许湿啰音，心界缩小，剑突下可见心尖搏动。肝肋下1cm，肝区触诊呈疼痛阳性，肝颈静脉回流征阳性。双下肢水肿（+）。吸烟50余年。

讨论 1. 如何指导患者进行咳嗽、排痰？

2. 可以运用哪些措施协助患者排痰？

一、有效咳嗽技术

（一）概述

1. 定义 有效咳嗽技术是指通过指导并教会患者有效咳嗽的正确方法，将气道分泌物有效排出的一种技术。临床常用的有效咳嗽技术包括深呼吸运动、腹式呼吸、哈气咳嗽、泵式咳嗽、主动辅助咳嗽等。

在临床中，我们经常会碰到各种长期卧床、慢性阻塞性肺疾病、胸部外伤以及经气道插管全麻手术的患者。他们常存在着呼吸道分泌物多、咳嗽无力、疼痛不敢咳嗽等情况，加上疾病本身的原因，导致痰液阻塞气道，引起肺不张、肺部感染等一系列的并发症，特别是肺部手术的患者，因此有效的咳嗽咳痰尤为重要。

咳嗽咳痰是呼吸系统的常见症状，痰是呼吸道分泌出的黏液，而咳嗽是将痰液排出，以保持呼吸道的自洁和通畅；咳嗽咳痰可以促进肺复张，恢复肺功能，减少肺炎的发生；术后进行有效的咳嗽咳痰，还可以加速康复进程，减少术后相关并发症的发生。

2. 目的 保持呼吸道通畅，避免痰液淤积，利于改善肺通气；有效排除气道分泌物，改善患者肺功能；提高药物疗效，改善疾病症状；预防感染，降低术后并发症的发生率。

3. 适应证 有效咳嗽技术的适应证为神志清醒、能够配合、痰多黏稠且不易咳出及手术的情况，适用于以下情况。所有建立人工气道的情况；有长期吸烟史；胸部外伤史；长期卧床；有肺部或支气管疾病；肺部有痰液没有咳出；肺功能不全。

4. 禁忌证

（1）未引流的血气胸、肋骨骨折早期或脊柱不稳、严重骨质疏松、癌症骨转移。

（2）胸壁疼痛剧烈，肿瘤部位，明显呼吸困难或配合能力差的情况。

（3）病情不稳定、体力无法耐受、大咯血、肺栓塞或可导致病情恶化的其他临床情况。

（4）精神障碍不能配合者。

5. 影响排痰效果的因素

（1）因剧烈疼痛致不敢咳嗽。

（2）各种原因导致的咳嗽无力。

（3）痰液黏稠。

（4）缺乏有效咳嗽的正确方法。

（5）担心因咳嗽用力致伤口裂开的心理因素。

（6）对咳嗽作用不了解的认知因素。

6. 无效咳嗽咳痰的影响

无效咳嗽咳痰会延缓病情，增加患者痛苦；容易诱发肺炎等；严重者因通气受阻导致呼吸不畅，甚至呼吸困难，需使用呼吸机辅助通气。

（二）咳嗽技巧

1. 深呼吸运动　深呼吸运动是指导并鼓励患者经鼻腔深吸气以达到肺部最大程度时再继续膨胀，深呼吸运动是鼓励患者经鼻腔作深吸气以达到肺泡最大程度的再膨胀与空气湿化，再经缩拢的两唇间缓慢均匀呼出的过程。患者进行规律性、周期性的深呼吸，可防止呼吸道闭塞和吸入分泌物致气管远端阻塞，同时诱发咳嗽，使痰液咳出体外。注意点如下。

（1）深呼吸者，气体吸入方向：鼻→鼻腔→喉部→支气管→肺部，呼气反方向，循环往复地进行。

（2）呼吸过程缓慢，深呼吸的关键在于达到“极限”量，吸气时胸部保持不动，腹部最大限度地向外扩张，呼气时，腹部最大限度地收缩，胸部保持不动。

（3）每次练习深呼吸时，深吸气到腹部后屏气1~2秒，再做呼出收腹，平均每分钟做5~6次即可。可用于健身，每日两次，每次10分钟。

（4）阻塞性肺疾病的患者不适合做深呼吸（慢性阻塞性肺疾病患者在缺氧的同时往往还伴有体内二氧化碳潴留，体内高浓度的二氧化碳会使呼吸中枢麻醉，缺氧是其呼吸中枢的唯一刺激），如果有其他疾病应在医生的建议下做深呼吸。

2. 腹式呼吸　腹式呼吸可适用于各种疾病，尤其是胸部手术及肺气肿。患者取仰卧位、半卧位或半坐卧，两膝弯曲使腹肌松弛，患者一手放在胸骨柄部，以控制胸部起伏，另一手放在脐部，以感觉腹部隆起程度。呼气时，当腹部下陷1/3时，稍用力向上、向内推压，帮助腹肌收缩。深吸气时，腹部徐徐凸隆后，憋气约2秒，然后缩唇慢呼气，腹部凹陷，呼气时间是吸气时间的2倍。一般是深呼吸运动与腹式呼吸相结合。

3. 哈气咳嗽　哈气咳嗽是指深吸气后快速强力收缩腹肌并使劲将气呼出，呼气时配合发出“哈、哈”的声音。如果每5~10分钟哈气1次，并持续深吸气约5秒，即能使患者的功能残气量维持在适当水平。哈气咳嗽技术属于最简单的吸气运动，多用于小儿患者，一般2岁以上的患者都可以学会。该法可以减轻疲劳，减少支气管痉挛，提高咳嗽、排痰的有效性。

4. 泵式咳嗽　泵式咳嗽的方法是先进行三次平缓的呵气，再直接进行三次的轻咳，这样有助于痰液从气道内排出来。呵气动作是类似于在日常生活中擦窗子或者擦镜子的时候，将镜子或者窗子呵起雾的动作。

5.主动辅助咳嗽

（1）腹部推挤辅助法　患者平卧位，协助者手掌重叠，掌根置于剑突下方，嘱患者深吸气，并在协助者指令下咳嗽，咳嗽同时协助者向内、向上推挤腹部。患者也可取坐位，协助者位于患者后方环抱推挤。

（2）肋膈辅助咳嗽法　患者平卧于床上，协助者双手呈蝶状置于患者两侧肋，交叉的拇指指向剑突，另四指与肋骨平行。在患者深呼气末，协助者快速向下向内按压，患者继续深吸气，在吸气末，嘱患者屏气3秒、用力咳嗽，同时协助者手部快速施加力量，增加咳嗽终末的气流，达到冲击排痰的效果。

6.咳嗽的体位　咳嗽的体位一般采取坐位、半坐卧位、卧位。侧卧位有利于不同部位痰液的排出。

（三）操作流程

1.操作流程

操作流程如下（图3-2）。

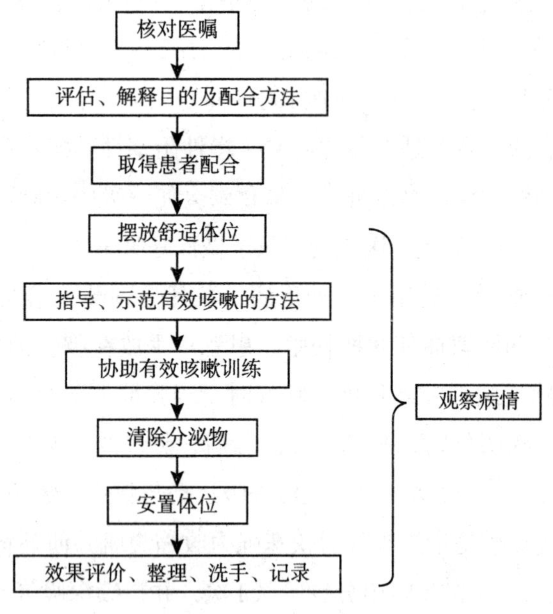

图3-2　操作流程

2.操作要点

（1）核对，解释目的，告知配合方法，协助患者取舒适体位，指导患者根据病情选择能够成功咳嗽的体位，尤其需保持躯干直立，身体前倾，颈部稍微屈曲。

（2）评估患者病情、意识状态、咳嗽能力、配合度、痰液黏稠度等。

（3）用物准备：痰杯、纸巾、听诊器、漱口杯，必要时备枕头及雾化和吸引设备。

（4）示范咳嗽动作，讲解配合要领及指令。

（5）指导患者行5~6次缓慢深吸气（吸气时腹肌上抬），深吸气末屏气3秒，迅速打开声门，用力收缩腹肌做爆破性咳嗽2~3声将气体排出，或用自己的手按压上腹部，帮助痰液咳出，停止咳嗽，并缩唇将余气尽量呼出。

（6）重复以上动作2~3次后，正常呼吸几分钟再重新开始，必要时结合背部叩击。

（7）操作者协助擦痰，保持患者面部清洁、体位舒适，进行操作前后肺部听诊，以作效果对比。

（8）整理、洗手、记录（痰液的性质、量、颜色，患者的反应等）

3. 注意事项

（1）避免阵发性冲击性咳嗽，连续咳嗽3声后应注意平静呼吸片刻。

（2）有颅内压增高，脑血管破裂、栓塞或血管瘤病史者应避免用力剧烈咳嗽。

（3）深吸气可能诱发咳嗽，可断续分次吸气，争取肺泡充分膨胀，增加咳嗽频率。

（4）根据患者体型、营养状况、咳嗽的耐受程度，合理选择有效咳嗽训练的方式、时间和频率。咳嗽训练宜在晨起、餐前1~2h或餐后2h、晚间睡觉前进行，持续鼻饲患者操作前30分钟应停止鼻饲。

（5）痰液黏稠不易咳出者，可先用雾化吸入，稀释痰液，或应用支气管扩张剂，必要时先吸痰再雾化。

（6）无心肾功能不全者每日饮水1500ml以上，避免甜食。

（7）有伤口者训练时，指导患者双手或用枕头轻轻按压伤口两侧减轻疼痛，必要时使用止痛药。可让患者取屈膝仰卧位，以借助腹肌、膈肌力量咳嗽，当患者咳嗽时有剧痛，可让患者深吸气，张口并保持声门开放，而后再哈气咳嗽。

（8）颈椎损伤者训练时，护士双手重叠置于患者剑突远端上腹区，嘱患者深吸气后，向内、向上施加压力以替代腹肌力量，帮助患者咳嗽，促进排痰。若出现发绀、气促、痰液梗阻，立即实施急救。

（9）对于有痰而咳嗽刺激不明显者训练时，可用拇指和中指按压总气管，以刺激气管引起咳嗽。

二、气道廓清技术

（一）概述

气道廓清技术（airway clearance therapy，ACT）是利用物理或机械方法改变气道气流，帮助气管、支气管内的痰液排出体外，或诱发咳嗽使痰液排出。气道廓清技术的目的是排除痰液、减少气道阻塞、改善通气、优化换气功能。常用的ACT技术包括主动循环呼吸技术、体位引流、叩击技术、辅助器具排痰法。气道廓清技术方法的选择受患者的年龄、疾病的严重程度、方法的简易舒适程度、费用、民族文化、治疗方案及分泌物部位等因素影响。

（二）主动循环呼吸技术

1. 定义与目的 主动循环呼吸技术（active cycle of breathing technique，ACBT）是一种主动的呼吸道管理技术，由呼吸控制（breathing control，BC）、胸廓扩张运动（thoracic expansion exercise，TEE）和用力呼气技术（forced expiration technique，FET）三个反复循环构成，具有可变性。呼吸控制可防止血氧饱和度下降，预防气管痉挛；胸廓扩张运动能够减少肺组织的塌陷、增加患者的肺通气量从而松动分泌物；用力呼气技术可以促进分泌物的排出。

2. 适应证 将蓄积分泌物从中央气道移除或留取痰标本；肺不张、咯血；预防术后肺部并发症的发生；用于哮喘病、肺囊性纤维化、COPD、急性呼吸衰竭等疾病；用于胃食管反流、支气管痉挛、肺疾病急性发作的患者，避免因胸部叩击而引起血氧饱和度下降。

3. 禁忌证 主动循环呼吸技术没有绝对的禁忌证。对于年幼无法配合的儿童及病情危重的成人，需要医护人员协助。

4. 操作流程与操作要点

主动循环呼吸技术的操作流程及要点如下（表3-3）。

表3-3 主动循环呼吸技术操作流程及要点

操作流程	操作要点	备注
评估	患者病情、意识状态、生命体征及配合能力、体位	制订个体化训练计划
健康教育	告知患者主动循环呼吸的目的和方法，主动循环呼吸中的配合要点	主动循环呼吸中观察患者状态及有无不适等
训练指导	呼吸控制： （1）让患者取舒适坐位，放松上胸部和肩部；患者一手放置于胸骨柄限制胸部运动，另一手置于肚脐以感受腹部起伏；吸气，胸部保持不动，腹部鼓起；缓慢呼气，呼出所有气体 （2）胸廓扩张运动：深吸气+叩击/振动 患者将一只手放于胸部；深吸气，在吸气末屏气3s；缓慢呼气；在患者呼气时，在治疗区域给予叩击或振动，以协助松动分泌物 （3）用力呼气技术 ①1~2次呵气动作开放声门，然后以中等肺活量持续呵气至低肺活量 ②正常吸气，然后憋气1~3s；随后胸腔和腹肌收缩，同时声门和嘴打开，用力、快速将气体呼出	方案灵活，三个动作（呼吸控制、胸廓扩张运动及用力呼气技术）可以自由组合

5. 注意事项 注意体位选择：多数患者行ACBT取坐位；肺脓肿患者采取重力辅助体位；囊性纤维化、支气管扩张与纤毛不动综合征患者取水平侧卧位。胸部扩张阶段应配合

叩击或振动；重症患者应该在出现疲劳前终止ACBT；ACBT应根据每个患者和每个治疗周期进行调整；掌握主动循环呼吸技术，按照BC→TEE→BC→FET进行循环，每个循环包括呼吸控制和胸廓扩张各3~4次，用力呵气2~3次。告知患者1~2次用力呵气后需要暂停5~10秒，同时进行呼吸控制，防止气流阻塞加重。若患者支气管痉挛或气道不稳定时，或患者虚弱而且容易疲劳时，暂停训练10~20秒。

（三）体位引流

1.定义、目的与原则

（1）定义　体位引流（PD）是根据气管、支气管树的解剖特点，将患者摆放于一定的体位，借助重力作用促使各肺叶、肺段支气管内痰液向中央大气道移动的方法，其原理实则为“水往低处流”。在囊性纤维化、支气管扩张和其他肺部疾病患者中，体位引流已被证明是清除分泌物的有效方法。其他治疗，如叩击、振动等可以在患者处于体位引流的姿势下进行。

（2）目的　利用重力原理，促进呼吸道分泌物的松动及排出；保持呼吸道通畅，改善肺通气；减少感染，改善患者肺功能；改善呼吸肌肌力，产生咳嗽反射。

（3）原则

①病变部位在上，引流支气管开口向下。

②肺上叶引流可取坐位或半卧位，中、下叶各肺段的引流取头低脚高位，并根据各引流部位的不同转动身体角度。

③身体倾斜度超过25°效果较好，可从较小角度开始，在患者能耐受的情况下逐步增大。

④避免污染物进入健侧肺。

2.适应证　气道黏液过多、过于黏稠，咳痰无力；慢性阻塞性肺疾病急性加重、肺不张、肺部感染；支气管扩张、囊性肺纤维化伴大量咳痰；年老体弱、长期卧床。

3.禁忌证

（1）所有体位的体位引流禁忌证　颅内压>20mmHg；头部和颈部受伤稳定前；活动性出血伴血流动力学不稳定；最近有脊柱外科手术（如椎板切除术）或急性脊髓损伤；活动性咯血；脓胸；支气管胸膜瘘；大量胸腔积液；肺栓塞；与心力衰竭相关的肺水肿；年老意识不清，或焦虑者；肋骨骨折，伴或不伴连枷胸；手术伤口或愈合组织。

（2）头低脚高位的体位引流禁忌证　需要避免升高颅内压的患者；不可控的高血压；腹胀；食管手术；近期肺癌的大量咯血；不可控的气道吸气风险。

4.病变部位与体位选择

病变部位与引流体位选择如下（表3–4）。

表3-4 病变部位与引流体位选择

肺叶	肺段	引流体位
右上叶	尖段	半坐位
	前段	仰卧位，右侧垫高，膝下垫枕
	后段	左侧卧位，面部向下转45°（斜俯卧位）
	尖后段	半坐位微向前或右倾或俯卧，床头抬高（30cm），角度10°，患者从左向右侧1/4，背后垫枕头支撑
	舌段	俯卧位，向右转体45°床尾抬高40cm，呈头低足高位，患肺侧肢体抬高
右中叶		仰卧位，右侧后背垫高45°，抬高床尾（40cm），角度15°
肺下叶（左右）	背段	俯卧位，腹部垫枕
	前基底段	仰卧位，大腿下方垫枕，双膝屈曲，床尾抬高（50~60cm），角度20°，呈头低足高位
	外基底段	侧卧位，患侧在上，腰部垫枕，床尾抬高20°，呈头低足高位
	后基底段	可采用俯卧位，用枕头垫高腹部，床尾抬高（50~60cm），角度20°，呈头低足高位

5.治疗时检测内容 痰液的量和性状；主观感受，如胸痛、呼吸困难等；精神状况；呼吸深度、频率和节律，是否胸腹运动、辅助呼吸肌参与；血流动力学状况，如心率、血压等；氧合状况，如口唇及皮肤颜色，血氧饱和度（SpO_2）等；颅脑外伤者应监测颅压。

6.操作流程

体位引流的操作流程如下（表3-5）。

表3-5 体位引流操作流程

操作流程	操作要点
操作前	（1）环境适宜、整洁、安静、通风 （2）讲解操作过程及配合要点，取得患者的理解与配合 （3）评估患者病情、意识状态、肌力、肌张力、管道情况、进食时间、皮肤受压情况，患肺部位、咳嗽能力、痰液黏稠度、用药情况、实验室检查和辅助检查结果以及患者配合能力等 （4）用物准备：痰杯、纸巾、听诊器、引流床、枕头，必要时备雾化和负压吸引设备
操作过程	（1）明确需要排痰的部位，根据病变部位或病变可能的所在部位，采取相应的体位引流。（详见病变部位与引流体位选择） （2）引流时间：引流宜在饭前1小时或饭后1~2小时进行，以免引起呕吐。每次引流10~15分钟，每日1~3次。一般安排在早晨起床时、晚餐前及睡前 （3）排痰：引流过程中鼓励患者做深呼吸及有效咳嗽，在呼气时配合叩击，应在一次呼气期中快速多次叩击，叩击总时间一般持续2~3分钟，避免吸气期叩击。咳嗽时配合振动、摇动等使痰咳出
操作后	（1）评估引流效果，引流后进行听诊，评估呼吸音的变化 （2）记录引流出的痰液的颜色、量、性质、气味以及患者生命体征

7.注意事项

（1）头低足高位易使颅内压升高，导致胃食管反流，加重肺不张患者的呼吸困难等不良反应，要慎用。

（2）如单纯的体位引流，每个部位引流时间为5~10分钟，若配合叩击和振动同时进行，每个部位引流时间为3~5分钟，当需引流部位集中在某片肺叶时，如果患者耐受，可适当延长持续时间。

（3）引流体位需灵活，必须采用患者既能接受又易于排痰的体位，鼓励患者在每个姿势后进行深呼吸和咳嗽，如果可以的话，治疗完成后再重复一次。让患者坐直或前倾并利用腹肌有力的咳嗽来优化效果。

（4）引流中注意观察患者反应，若出现咯血、头昏、发绀、呼吸困难、出汗、脉搏细速、疲劳等情况应立即停止引流。注意观察引流出痰液的颜色、量、性质以及静置后是否分为三层。

（5）体位引流时被松动的分泌物，有时需要30~60分钟后才能咳出，需提醒患者注意观察并及时清除分泌物。

（四）叩击技术

1.定义 叩击，有时被称作背部叩击，是一种清除分泌物的传统方式。在涉及的肺段部分，治疗者双手成杯状对胸部做有节律的叩拍，以从气道移除或松动支气管分泌物为目的。叩击排痰的机制可能是通过从胸壁到肺的能量波的传送。使支气管壁分泌物松动并通过纤毛运动和咳嗽（或吸痰）将分泌物移动到近端支气管。体位引流和叩击结合能有效清除分泌物。

2.适应证

（1）年老体弱、长期卧床或建立人工气道等导致气道黏液过多、咳嗽无力、痰液黏稠不易排出的患者。

（2）慢性阻塞性肺疾病急性加重、肺不张、肺部感染。

（3）大量咳痰如支气管扩张、肺囊性纤维化。

（4）外科手术后，疼痛引起深呼吸、咳嗽困难。

3.禁忌证

（1）近期行肺切除术，肺挫裂伤。

（2）心律失常、血流动力学不稳，安置心脏起搏器。

（3）胸壁疼痛。

（4）脊柱疾病。

（5）骨质疏松、肋骨骨折。

（6）胸部开放性损伤。

（7）胸部皮肤破溃、感染和皮下气肿。

（8）凝血机制异常。

（9）肺部血栓、肺出血。

（10）心脏、乳腺、肾脏和肝脏等重要脏器。

（11）肿瘤部位。

3. 操作流程

叩击技术操作流程及要点如下（表3-6）。

表3-6　叩击技术操作流程及要点

操作流程	操作要点
操作前评估	（1）环境适宜、整洁、安静、通风 （2）评估病情、肌力、肌张力、管道情况、进食时间、皮肤受压情况、患者配合程度 （3）有无胸部手术史、外伤史、心脏病史 （4）有无胸痛及疼痛的部位、性质和程度 （5）有无呼吸困难及其程度；咳嗽的难易程度，痰液的量和性状 （6）呼吸深度、频率和节律，有无胸腹矛盾运动、辅助呼吸肌参与 （7）有无胸壁压痛，肋骨骨折 （8）听诊干湿啰音的性质、部位和范围，确定操作部位 （9）查看胸部CT或X片，了解有无气胸，有无胸腔积液，有无肋骨、胸骨、锁骨及肩胛骨骨折，并确定操作部位
操作过程	（1）向患者做好解释工作，取得患者的同意和配合 （2）协助患者摆好体位，摆放原则同体位引流 （3）叩击：将手掌微曲呈弓形，五指并拢，手指并拢，掌心空虚成杯状，掌指关节屈曲120°，以手腕为支点，手腕、手臂和肩膀放松，利用手臂和肩膀，手腕力迅速而有节奏的叩击胸壁，叩击顺序：从下至上，由外至内。背部避开肩胛脊柱及肾区，从第10肋间隙开始；胸部从第6肋间隙开始避开乳房、心前区及骨突处（如锁骨和浮肋等）。从肺底自下而上、由外向内，叩击幅度以10cm左右为宜，叩击频率120~180次/分；叩击时间：5~15分钟，用单层薄布覆盖叩击部位。叩击力量：适中，患者不感到疼痛。重点叩击需引流部位，沿着支气管走向由外周向中央叩击，叩击中观察患者状态及有无不适，动态了解患者需求并解决、及时疏导、解决患者的心理顾虑 （4）叩击时间应安排在餐后2小时至餐前30分钟完成，以避免呕吐 （5）指导患者咳嗽，咳嗽无力患者可行气管内吸引以清除痰液 （6）操作结束协助排痰，安置体位，观察患者病情并评估治疗效果
效果评估	（1）患者主观感受，胸痛、呼吸困难是否有所改善 （2）胸腹矛盾运动、辅助呼吸肌参与是否减轻 （3）听诊呼吸音是否变清晰，干湿啰音是否减少 （4）治疗后咳痰量和性状 （5）治疗前后的血气分析、胸部X片对比
注意事项	（1）叩击时建议联合体位引流及ACBT，根据患者耐受情况，决定操作时间及次数，叩击后鼓励其有效咳嗽，必要时吸痰 （2）叩击宜在餐前30分钟或餐后2小时进行，以免发生呕吐 （3）叩击应避开乳房、脊柱、骨突处、肾脏等部位 （4）期间注意观察患者，若呼吸困难，立即停止，予吸痰或吸氧 （5）叩击的声音呈空音，节奏应平稳 （6）若患者需要叩击的部位自己可触及，应鼓励其自我叩击

（五）辅助器具排痰法

辅助器具排痰法包括呼气末正压排痰法（PEEP）及振动呼气正压排痰法（OPEP）。在呼气末正压排痰法中该设备包括一个单向呼吸阀和一个可调节的呼气阻力，可产生一个作用力使气道在呼气期间开放。从理论上说呼气正压是通过气体流经旁系通气系统，促进分泌物向更大的气道移动，从而使塌陷的肺泡再膨胀。振动呼气正压（OPEP）排痰法是在呼气正压的基础上通过振动装置产生气流振动，引起气道的共振，从而达到松动并移除分泌物的作用的排痰技术。

1.振动排痰仪的应用

（1）定义　根据临床胸部物理治疗原理，在患者身体表面产生特定方向周期变化的治疗力。其中垂直方向治疗力产生的叩击、震颤可促使呼吸道黏膜表面黏液和代谢物松弛和液化，水平方向治疗力产生的定向挤推、震颤帮助已液化的黏液按照选择的方向排出体外。

（2）目的　促使分泌物松脱排出，控制肺部炎症，减少气管插管的风险；缓解支气管平滑肌痉挛；促进局部血液循环，加速淋巴回流；消除水肿，减轻阻塞；提高血氧浓度，改善肺功能。

（3）适应证

①适用于各种原因引起的呼吸道分泌物增多，排出不畅，咳嗽机制受限，导致痰液聚集。

②急性肺炎、支气管扩张、哮喘、慢性支气管炎、慢性阻塞性肺疾病、肺囊性纤维化病变、呼吸衰竭等呼吸疾病。

③肺不张以及对肺不张的预防。

④外科术后、气管切开术、昏迷、需要长期机械通气等排痰不畅的情况。

（4）禁忌证

①接触部位皮肤感染。

②肺结核、气胸、胸水、胸壁疾病、未局限的肺脓肿。

③胸壁疼痛、脊柱疾病、骨质疏松、肋骨骨折及胸部开放性损伤。

④胸部皮肤破溃、感染和皮下气肿。

⑤凝血机制异常，有出血倾向。

⑥肺部血栓、肺出血及咯血。

⑦不能耐受振动者，避免振动心脏、乳腺、肾脏和肝脏等重要脏器以及肿瘤部位。

⑧急性心肌梗死、心内血栓、房颤、室颤、心脏内附壁血栓、肺大疱。

（5）操作流程

辅助器具排痰法的操作流程及步骤如下（表3-7）。

表3-7　辅助器具排痰法操作流程及步骤

操作流程	操作步骤
操作准备	（1）评估患者病情、意识、咳嗽能力、痰液黏稠度、配合能力等 （2）用物准备：痰杯、纸巾、听诊器、振动排痰仪、吸引设备 （3）根据病情和体质情况调节振动的速度和时间

续表

操作流程	操作步骤
操作过程	（1）根据医嘱和患者病情协助患者取舒适体位 （2）连接电源，旋转开关控制旋钮，滑至所要求的频率设定处 （3）调节频率，建议初始频率设定为成人25CPS（成人通常设定范围为：15~30CPS、儿童15CPS） （4）将叩击头放在患者背部下叶处，持续30秒左右（避免快速、随意的移动），然后提起叩击头，向上移动，放在另一个部位，进行叩击，从下向上，从外向里，顺序叩击直到整个肺部及肋部 （5）叩击过程中应缓慢、有次序地移动，不要快速、随意移动，以免影响治疗效果 （6）旋转定时控制旋钮，至所要求的时间设定值。建议每次治疗时间10~20分钟为宜 （7）当给予患者患侧振动治疗时，应注意，振动位置避开伤口10cm （8）在振动治疗中，注意观察患者生命体征、倾听患者不适主诉

（6）注意事项

①叩击头需使用塑料或一次性纸质叩击罩，避免交叉感染。

②每日治疗2~4次，选择餐前1~2小时或餐后2小时进行治疗，治疗前20分钟雾化吸入治疗，治疗后5~10分钟协助患者拍背咳痰。

③对于无自主呼吸能力及昏迷的患者在操作中随时观察患者的反应，及时吸痰。

④如遇下列情况，考虑停止操作：操作部位出现出血点或皮肤瘀斑；新出现的血痰；使用仪器过程中，患者精神高度紧张；危重患者使用过程中出现明显的心率、血压等生命体征改变。

⑤排痰过程中，严密观察患者生命体征变化，询问患者的感受，如患者自觉有不适等情况，立即停止操作。

⑥排痰结束后，应协助患者咳嗽、咳痰。

⑦对于可以行走的患者，在进行叩击治疗后，嘱患者多下床活动，以帮助肺部纤毛运动，利于排痰。

2.持续正压呼吸治疗仪的应用 呼气末正压治疗是结合呼气过程气道内气体振荡技术与可变的呼气正压技术于一体的一种治疗。气体振荡技术可通过吹气，振动装置上的翘杆，直接带动气道震动，使粘在气道内的痰液和其他分泌物松动，从气道表面脱离，促进小气道的分泌物向大气道移动，从而使塌陷的肺泡再膨胀。正压疗法：通过呼气时产生的正压扩张气道，将松解的分泌物自下而上推入上部的大的气管，一旦进入粗大的气道，分泌物就更容易通过咳嗽排出来。持续正压呼吸治疗仪通过提供PEP和气道振动的组合治疗，松解和祛除肺内黏痰，预防或治疗肺不张，快速高效改善肺活量，让肺容量减少的患者呼吸起来更容易，提供从医院到家庭的持续呼吸治疗。

（1）适应证

①哮喘、肺气肿、COPD。

②肺囊性纤维化。

③慢性支气管炎。

④肺不张。

⑤中枢神经系统/神经肌肉疾病。

（2）禁忌证

①哮喘或COPD的急性发作期。

②血流动力学不稳定。

③颅内压>20mmHg。

④近期有面部、口腔、食管或头颅的手术或外伤。

⑤急性鼻窦炎、鼻出血。

⑥活动性咯血。

⑦已知或怀疑鼓膜破裂或其他中耳疾病。

⑧肺气压伤。

（3）操作流程与操作要点

持续正压呼吸治疗仪操作流程及要点如下（表3–8）。

表3–8　持续正压呼吸治疗仪操作流程及要点

操作流程	操作要点
操作前评估	（1）环境适宜、整洁、安静、通风 （2）评估患者病情、意识状态、咳嗽能力、痰液黏稠度、配合能力等 （3）用物准备：痰杯、纸巾、听诊器、振动呼气正压设备等
操作过程	（1）向患者做好解释工作，取得患者的同意和配合 （2）协助患者摆好体位，坐位或半坐卧位 （3）潮式呼吸+主动呼气+调节阻力（配合ACBT）： ①指导患者使用面罩或口件时用胸部和下腹部进行潮式吸气，屏住呼吸2~3秒，然后主动地缓慢呼气，不用力 ②根据压力监测到的呼吸正压水平调节阻力器的阀门 ③呼气正压面罩产生最大的用力肺活量即为合适的阻力。患者通过面罩做6~10次的潮式呼吸，然后吸气到深吸气量，对着呼气正压面罩用力呼气，重复以上操作 ④直到所有的黏液被移动，逐渐降低阻力，直到呼气正压水平达到10~20cmH_2O ⑤患者继续以正常的呼吸频率用面罩或口件呼吸10~15次 ⑥指导患者移开面罩或口件，嘱患者咳出已松动的分泌物 （4）病情观察并评估效果 （5）协助患者摆放舒适体位，整理用物，效果评价，洗手，记录

（4）注意事项

①如果使用口件，应使用鼻夹，因为在呼气末时患者会张嘴，容易造成肺容积的下降。

②选择合适的阻力就会产生所需的1∶3或1∶4的吸气呼气比。选择的阻力过大将造成呼吸频率增加或压力过低，过小则相反。

③治疗过程中可能存在以下风险和并发症：呼吸功增加可能导致通气不足和高碳酸血症；颅内压增高；心肌缺血，静脉回流减少；吞气，增加误吸和呕吐的风险；幽闭恐惧

症；面罩引起的面部皮肤破裂和不适；气胸。应做好预防，避免风险，减少并发症。

④部分乐器也可以做呼气正压治疗，因为它们的演奏方式是吸气、屏气和抗阻呼气，如小号、长笛等。

三、雾化吸入技术

（一）概述

1.定义 雾化吸入技术是指利用雾化装置将药液（或药粉）分散成细小的微粒使其呈气雾状喷出，随患者吸气经鼻或者口进入呼吸道和肺部而产生湿化呼吸道、减轻局部炎症、稀释痰液、解除支气管痉挛等疗效的方法，具有起效快、局部药物浓度高、用药量少、应用方便、无须患者刻意配合及全身不良反应少等优点，已作为呼吸系统相关疾病重要的治疗手段。

2.目的

（1）预防、治疗呼吸道感染，消除炎症和水肿。

（2）解除支气管痉挛，改善通气功能。

（3）稀化痰液，帮助祛痰。

（4）气道湿化。

（5）间歇吸入抗癌药物治疗肺癌。

3.适应证

（1）上呼吸道水肿（冷的气雾剂）、声门下水肿、拔管后水肿和术后上呼吸道的管理。

（2）胸部手术前后、咽喉炎、鼻炎、哮喘、黏稠物阻塞、肺炎、支气管扩张、肺脓肿、肺结核。

（3）人工气道、痰液黏稠、气道不畅。

（4）痰标本采集的需要。

4.禁忌证

（1）呼吸衰竭、支气管狭窄、气道高反应病史或雾化吸入可能导致病情恶化的其他临床情况。

（2）严重的认知缺陷或其他精神类疾病，出现患者依从性差或极度不配合的情况。

5.雾化吸入法常用药物

（1）糖皮质激素　具有局部高效和安全的特点。吸入糖皮质激素（ICS）是治疗支气管哮喘最有效的抗炎药物。当哮喘急性加重或慢性阻塞性肺疾病急性加重期时，最常用的雾化吸入药物是布地奈德（吸入用布地奈德混悬液），常与支气管扩张剂（如可必特）联合使用。不良反应轻微，较常见的是声嘶、咽喉部不适、口腔念珠菌病等，为预防这些不良反应，防止出现口腔咽峡部真菌感染，应谨记每次吸入后应彻底漱口。与抗胆碱能药物及（或）β_2受体激动剂（沙丁胺醇）联合雾化吸入，治疗效果更佳。

（2）支气管扩张剂　这是呼吸科最为常用的药物，常用来雾化吸入的包括沙丁胺醇（吸入用硫酸沙丁胺醇溶液）、特布他林（硫酸特布他林雾化液）、异丙托溴铵（异丙托溴铵吸入溶液），这些雾化吸入支气管扩张剂的不良反应一般较为轻微，目前很多医院都会有其复方制剂，比如可必特液（吸入用复方异丙托溴铵溶液）主要成分包括异丙托溴铵和沙丁胺醇。同时应用β_2受体激动剂和抗胆碱能药物，平喘效果可以叠加，一般是每日3~4次用药。茶碱类药物虽然也有平喘作用，但其对气道上皮有刺激作用，不推荐用于雾化吸入给药。

（3）黏液溶解剂　氨溴索、糜蛋白酶可以促使痰液稀释排出。

（4）抗菌药物　庆大霉素、阿米卡星、万古霉素等，但2019年《雾化吸入疗法合理用药专家共识》指出应尽量避免抗菌药物的局部应用。

（二）常用雾化吸入法

1.超声雾化吸入法　其原理是雾化器底部晶体换能器将电能转换为超声波声能，使药液剧烈振动，破坏其表面张力和惯性，从而形成无数细小气溶胶颗粒，药物变成细微的气雾后由呼吸道吸入，从而改善呼吸道通气功能和防治呼吸道疾病。优点：雾量大、可调节大小、雾滴小而均匀，能产热，对雾化液有轻度增温的作用，增加患者的舒适度。缺点：需交流电源，吸入稀释液多，药液容易变性。（图3–3）

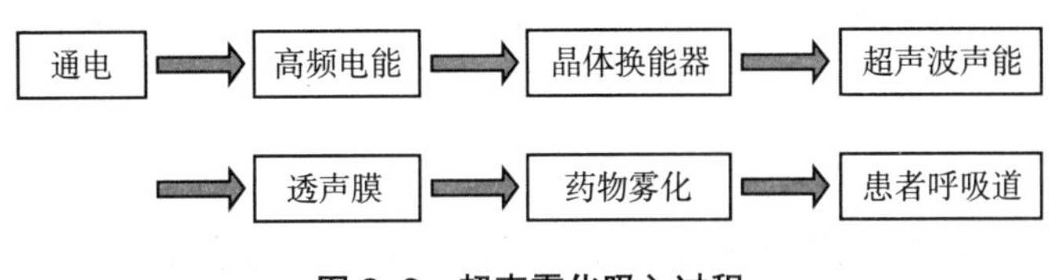

图3–3　超声雾化吸入过程

（1）超声雾化吸入法操作流程　超声雾化吸入法操作流程及要点如下（表3–9）。

表3–9　超声雾化吸入法操作流程及要点

操作流程	操作要点
评估	（1）患者病情、治疗、用药情况；询问患者用药史、过敏史、家族史 （2）患者呼吸道有无感染、是否通畅，有无支气管痉挛、黏膜水肿、痰液等情况 （3）患者面部及口腔黏膜有无感染、溃疡等状况 （4）患者的意识状态、自理能力、配合程度、心理状态及对雾化吸入的认知度 （5）向患者解释雾化吸入的目的，取得患者合作 （6）成人雾化前1小时不进食，婴幼儿和儿童雾化前30分钟不进食

续表

操作流程	操作要点
准备	（1）护士：着装整齐，仪表端庄，洗手、戴口罩，符合操作要求 （2）患者准备：知晓雾化目的，对操作过程有一定的认识，配合操作，并采取或置于半坐卧位、坐位或头高侧卧位 （3）用物准备：用物齐全，摆放合理。物品：超声雾化吸入器1套、雾化吸入器螺纹管及吸嘴、蒸馏水或冷开水、一次性治疗巾（或干燥的毛巾）、50ml注射器、电筒、根据医嘱准备药液、垃圾桶、纸巾、快速手消1瓶、护理记录单 （4）环境准备：整洁、安静、舒适安全、室内温湿度适宜
检查设备	检查超声雾化吸入器功能是否正常
水槽加水	水槽内加入蒸馏水或冷开水；水槽内不可加温水或热水；水槽无水时不可开机，以免损坏机器
核对医嘱、加药	（1）携用物至床旁，严格执行查对制度，防止差错，核对姓名，操作前讲解操作的目的、注意事项及配合要点，嘱咐患者全身放松，消除紧张情绪，介绍使用方法；协助患者取舒适卧位，漱口 （2）超声雾化吸入器插电源；遵医嘱将药液稀释至30~50ml并注入雾化器的雾化罐内，将雾化罐放入水槽，盖好水槽盖，检查无液体漏出
连接装置	（1）将雾化器主机与螺纹管及吸嘴连接并检查各部件是否完好 （2）检查连接有无松动脱漏等情况
开机调节	（1）插电源，打开电源开关，预热3–5分钟 （2）告知患者雾化器声响较大，消除恐惧 （3）打开雾化开关，根据需要调节雾量，设定雾化时间15~20分钟
雾化吸入	（1）再次核对医嘱后，指导患者手持雾化器，将吸嘴放入口中紧闭嘴唇，嘱患者用嘴做深而慢地吸气，用鼻呼气，如此反复，直至药液吸完为止 （2）过程中协助拍背，观察患者雾化效果和痰的量、色、黏稠度等情况
巡视观察	（1）告知患者雾化吸入的时长，勿自行调节雾量及时间，以免影响药物吸收 （2）告知患者会加强巡视，有不适则随时按铃呼叫 （3）观察患者用药情况，有无药物不良反应的发生，密切观察患者有无病情变化，如呼吸困难、口唇甲床紫绀等，如患者感到疲劳，可关闭雾化器，休息片刻再进行雾化吸入，有痰时协助患者排出 （4）雾化装置有无异常：水槽内水温超过50℃、水量不足等应关机更换或加入冷蒸馏水
雾化结束	移开雾化吸嘴，先关雾化开关，再关电源开关，拔掉电源
整理记录	（1）协助清洁口唇面部，并予擦干，取舒适卧位，整理床单元 （2）拆卸一次性螺纹管及吸嘴，丢入医疗垃圾桶内，一人一用，可清洁消毒后下次使用 （3）清理物品，洗手，记录（时间、药物、药量、患者反应及效果、签名）

（2）注意事项

①严格执行查对制度，用药前核对人、药、药单、给药途径、给药时间、药品质量、有效期。

②吸嘴、面罩、螺旋管应专人专用。

③电晶片和透声膜易损坏，使用时动作要轻柔。

④雾化过程中注意检查各连接处有无松动，脱落等异常情况。

⑤正确控制水温，水槽内严禁加入温水或热水。使用中水槽内水温达到50℃时，应关机并更换冷蒸馏水。

⑥水槽内无水，雾化罐内无药液，不能开机，以免损坏机器。

⑦连续使用超声雾化吸入器时，两次之间应间歇30分钟。

⑧吸入过程中观察患者呼吸情况，有无呼吸困难、能否耐受，发现异常立即停止，并

及时报告医生。

2.氧气雾化吸入法 氧气雾化吸入法是利用高速氧气气流，使药液形成雾状悬液，再随呼吸吸入呼吸道，以达到改善通气功能和消除呼吸道炎症反应效果的方法。优点：临床广泛应用，同时提升氧的吸入。缺点：需要氧源，氧气有易燃性，吸入期间严禁烟火和易燃物，需要医务人员进行操作。

（1）氧气雾化吸入法操作流程 氧气雾化吸入法操作流程及步骤（表3-10）。

表3-10 氧气雾化吸入法操作流程及步骤

操作流程	操作步骤
评估	同超声雾化吸入法
准备	（1）护士、患者准备：同超声雾化吸入法 （2）用物准备：用物齐全，合理摆放。氧气雾化吸入器、供氧装置（湿化瓶内勿盛水，以免稀释药液）、按医嘱备药（5ml以内）、弯盘、10ml注射器、四防卡、纸巾、手消、护理记录单等 （3）环境准备：整洁、安静、舒适安全、室内温湿度适宜，氧气装置安全放置，远离火源
检查设备	检查雾化吸入器，氧气装置外观、性能是否完好
核对解释	（1）携用物至床旁，严格执行查对制度，防止差错，核对医嘱、患者姓名并自我介绍，向患者解释雾化吸入目的和配合方法 （2）协助患者取舒适卧位，漱口 （3）教会患者正确使用氧气雾化器
连接氧气	（1）将吸氧导管一端连接至吸氧装置，另一端连接雾化吸入器底部的接口，将口含器或面罩安装到雾化吸入器上 （2）调节氧流量6~8L/min （3）再次核对 （4）挂四防卡
雾化吸入	（1）嘱患者紧含住口含器或将面罩罩住口鼻，缓慢地吸气、呼气，重复此步骤直至药液全部雾化完毕 （2）雾化过程中，如患者自觉乏力，可关闭氧气休息后再继续吸入
巡视观察	（1）操作过程中密切观察患者病情变化（如有痰液堵塞立即给予吸痰及吸氧，患儿烦躁哭闹剧烈时暂停雾化吸入） （2）告知患者及家属等做好“防热、防火、防震、防油”
雾化结束	（1）关闭流量表小开关，撤去雾化吸入器 （2）协助患者用清水漱口并用纱布擦净患者口周的凝结雾液，指导有效咳嗽以利于痰液排出，危重患者及痰液不易咳出者给予叩背或者吸痰 （3）再次检查口腔黏膜情况，听诊呼吸音是否改善
整理记录	（1）交代注意事项，协助患者取舒适体位，整理床单元 （2）将呼叫器放置于患者可及位置 （3）整理用物，温水冲洗雾化器，消毒，确保专人专用；清理物品，洗手，记录（执行时间、药物、药量、患者反应及效果、签名） （4）观察患者病情变化及雾化后效果

（2）注意事项

①严格执行查对制度和消毒原则。

②指导患者用“口吸气、鼻呼吸”的方法。

③正确使用供氧装置，注意用氧安全，室内应避火源；氧气湿化瓶内勿盛水，以免液体进入雾化器内使药液稀释影响疗效。

④观察及协助排痰，注意观察患者痰液排出情况，如痰液仍未咳出，可予以拍背、吸痰等方法协助排痰。

⑤雾化过程中如患者疲乏，可关闭氧气停止雾化，适时再进行。

3.压缩雾化吸入法 利用压缩空气的高速运动，使药液变成细微的气雾随呼吸进入患者呼吸道，起湿化呼吸道、治疗呼吸道感染及改善患者通气功能的一种治疗方法。优点：需压缩气源和电源，药物直接到靶器官，起效快，用药量少，副作用小，无须患者刻意配合；缺点：噪声较大。

（1）压缩雾化吸入法操作流程 压缩雾化吸化吸入法操作流程及步骤（表3-11）。

表3-11 压缩雾化吸入法操作流程及步骤

操作流程	操作步骤
评估	同超声雾化吸入法
准备	（1）护士、患者准备：同超声雾化吸入法 （2）用物准备：用物齐全，合理摆放。压缩雾化吸入器1套、按医嘱在无菌治疗盘内备药液（2~8ml）、一次性治疗巾或患者毛巾、弯盘、10ml注射器、纸巾、手消、护理记录单等 （3）环境准备：整洁、安静、舒适安全、室内温湿度适宜
装置链接	（1）使用前认真检查压缩雾化器的性能 （2）取下喷雾器的上半部分和进气阀门，注入药液后再次安装好 （3）正确连接空气导管
核对解释	（1）携用物至床旁，严格执行查对制度，防止差错 （2）解释雾化的目的，教会患者正确使用压缩雾化器 （3）协助患者取舒适坐位、半坐卧位或头高侧卧位
开始雾化	（1）铺治疗巾，开机，见雾气排出，指导患者手持雾化器，双唇紧含喷嘴，均匀深慢呼吸 （2）如雾气不规则溢出，应马上停止治疗
巡视观察	（1）密切观察患者的病情变化，如患者急剧咳嗽和喘息加重，并查明是由于雾化吸入过快过猛引起的，应减缓雾化吸入的速度 （2）如患者表现为震颤、肌肉痉挛等不适，立即停药，如是SABA类药物，停药即可恢复，并告知医生 （3）如患者突然气促、疲乏或者胸痛，应立即就近快速就医 （4）检查装置连接是否完好，性能是否良好等
结束雾化	当看见或听到指示信号，表示药液雾化结束，取下喷嘴，分离空气导管（一般雾化时间15-20分钟）
操作后处理	（1）协助清洁口腔，尤其是使用激素类药物后，应减少激素在口咽部的停留，降低真菌感染的发生率 （2）及时擦净脸部，或用湿毛巾擦干净口鼻部以下的雾珠，以防残留雾滴刺激面部和口鼻引起皮肤过敏或受损 （3）置于舒适体位，必要时结合翻身拍背，保持呼吸道通畅 （4）所有部件的清洁消毒，避免交叉感染 （5）洗手，记录患者治疗效果、执行时间、结束时间

（2）注意事项

①严格执行查对制度和消毒原则。

②使用前检查电源电压是否与压缩机吻合。

③压缩机放置在平稳处，勿放于地毯或毛织物上等软物上。

④治疗过程中密切观察患者的病情变化，出现不适可适当休息或平静呼吸；如有痰液嘱患者咳出，不可咽下，如患者出现呛咳或气管痉挛，及时报告医生。

⑤定期检查压缩机的空气过滤器内芯，喷雾器要定期清洗，发现喷嘴堵塞，应反复清洗或更换。

⑥雾化附件专用或一人一消毒。

四、机械吸痰技术

机械吸痰技术是临床上常用的护理操作技术，指吸痰机利用负压吸引原理，经由口腔、鼻腔、人工气道置入吸痰管将呼吸道的分泌物吸出，以保持呼吸道通畅，维持有效通气，是预防吸入性肺炎、肺不张、窒息等并发症的一种侵入性技术，是临床一项重要的急救技术。该技术还可以协助诊断和治疗，取痰标本做痰培养和药敏试验。

（一）经口腔或鼻腔吸痰法

经口腔或鼻腔吸痰法是指经口腔、鼻腔将呼吸道分泌物吸出，常见的并发症有低氧血症、肺不张、感染、心律失常、呼吸道黏膜损伤、气管痉挛等。

1.目的　清除呼吸道分泌物，保持呼吸道通畅。

2.评估

（1）患者的神志、呼吸，检查患者是否有呼吸困难，听诊是否有痰鸣音。

（2）患者的病情和治疗情况。

（3）患者的口鼻黏液是否正常，有无鼻中偏曲。

（4）患者的合作程度。

（5）所需用品是否齐全，仪器性能是否良好。

3.经口腔或鼻腔吸痰法操作流程　经口腔或鼻腔吸痰法操作流程及步骤如下（表3-12）。

表3-12　经口腔或鼻腔吸痰法操作流程及步骤

操作流程	操作步骤
操作前	（1）素质要求（衣帽、仪表、态度） （2）洗手、戴口罩、查对治疗单及医嘱 （3）准备用物 备吸痰盘：治疗碗1个（盛放生理盐水或凉开水）镊子（或持物钳）1把，无菌纱布数块、吸痰管数根（一次性无菌）、一次性治疗巾或患者毛巾、注射器1个、听诊器、电筒1个、记录单、负压电动吸引器1台、一次性薄膜手套，必要时备开口器、压舌板 （4）携用物至床旁 ①查对床头牌、核对腕带（患者姓名、年龄、床号等2项以上） ②吸痰器放于适当位置，再次检查电源与吸引器的电压是否吻合

续表

操作流程	操作步骤
操作过程	（5）试吸 ①向患者解释吸痰的方法、目的、配合方法 ②检查各管连接是否正确，物品的完整性及有效期 ③打开开关，检查吸痰装置的性能，调节负压 ④检查患者的口腔情况，取下活动义齿 ⑤协助患者，使患者头转向操作者一侧并略后仰（昏迷的患者可使用开口器、压舌板、舌钳进行配合），铺治疗巾于下颌颈处 ⑥将适量生理盐水倒入治疗碗 ⑦打开吸痰管包装袋，暴露末端，右手握包装袋露出吸痰管尾端，左手握住吸引管接头，将吸痰管与吸引管紧密衔接 ⑧左手持吸引管，右手撤掉包装袋，用持物镊持吸痰管前段，吸取少许生理盐水，湿润吸痰管前端并查看吸力 （6）吸痰 ①经口腔吸痰：吸痰管由口颊部插至咽喉部15cm左右，在无吸力情况下，在患者吸气时，平稳快速将吸痰管插入 ②经鼻腔吸痰：如口腔吸痰困难时，可采用经鼻吸痰法（颅底骨折患者禁用），在患者吸气时，平稳快速将吸痰管沿鼻道插至咽喉部，其深度约20~25cm ③一手将导管末端折叠（连接玻璃接管处），以免负压吸附黏膜，引起损伤 ④另一手持吸痰导管头端插入患者鼻咽部，确保插入过程无负压，放松导管末端，将吸痰管自深部向上提拉，左右旋转，吸净痰液，如患儿咳嗽剧烈，应停止休息片刻 ⑤每次吸痰时间不超过15s，以免患者缺氧 ⑥反复进行至痰液吸净（吸痰管提出后可用生理盐水冲洗管腔） ⑦操作完毕，使用过的吸痰管弃于黄色医用垃圾桶内 ⑧吸痰完毕，关闭吸引开关，将手套反折，包住吸痰管，与吸引器分离，将吸引器管头置干燥清洁的储存瓶内 （7）观察 ①吸痰前可增加氧气吸入 ②观察患者面色、呼吸是否改善 ③观察痰的性质、颜色 ④吸痰器储液瓶内液体不可超过瓶体的2/3 （8）吸痰后 ①擦净患者面部，安置患者于舒适体位 ②听诊呼吸音，评价患者呼吸是否改善
操作后	（9）处置与记录 ①倾倒储液瓶内的容物，终末处置 ②整理用物、洗手、记录痰量及性质

4.注意事项

（1）一次吸引时间不宜超过15秒，连续吸引总时间不超过3分钟。吸引负压不可过大，一般成人为300~400mmHg（0.04~0.05MPa），小儿<300mmHg（<0.04MPa），以免损伤呼吸道黏膜。

（2）插管时不应有负压，以免损伤呼吸道或口腔黏膜。

（3）储液瓶内痰液应及时倾倒，瓶内液体不能超过瓶体的2/3量，以免将液体吸入气泵内损坏机器。

（4）吸引管及储液瓶要定时消毒，痰液消毒后再倾倒。

（5）吸引顺序：经口鼻吸痰法为口咽部→气道；经气管插管吸痰法为气道→口鼻。

（6）吸痰法是一项急救护理技术，操作时动作应准确、轻柔、敏捷，吸痰过程要注意观察呼吸。

（二）人工气道吸痰法

人工气道吸痰法指将导管经口、鼻或气管切开插入气管内，建立气体通道，从而有效地清除气道内分泌物及淤血的方法，可起到开放气道、改善通气功能，纠正缺氧状态，改善呼吸衰竭的作用。人工气道可分为气管插管与气管切开。

1.操作前　备齐用物：有盖缸（试吸缸和冲洗缸，内盛无菌生理盐水）或按无菌技术准备好无菌盘（试吸治疗碗和冲洗治疗碗，内盛生理盐水）或应用一次性吸痰口杯（试吸和冲洗）、一次性无菌吸痰管（含垫巾和手套）、一次性吸痰包，无菌纱布、弯盘、负压吸引装置、听诊器、洗手液，必要时备压舌板、开口器、舌钳、电插板等。

2.人工气道吸痰法操作流程　以气管插管为例人工气道吸痰法操作流程及步骤如下（表3-13）。

表3-13　人工气道吸痰法操作流程及步骤

操作流程	操作步骤
操作前	评估： （1）患者的病情、意识状态、生命体征、合作程度、双肺呼吸音 （2）评估呼吸机参数设置、负压吸引装置、环境及用物准备情况 （3）了解患者口腔、鼻腔状况、有无义齿、气管插管固定情况
操作过程	（1）查对床号、姓名、腕带，肺部听诊。向患者及其家属解释吸痰目的和重要性 （2）帮助患者取合适体位，对清醒患者应安抚其不要紧张，指导其自主咳嗽，给予患者吸入纯氧3分钟 （3）连接吸引器，检查吸引器性能是否良好，调节好负压 （4）打开无菌一次性吸痰管，铺好垫巾，右手戴手套连接吸痰管与负压连接管 （5）试吸少量生理盐水，检查管道是否通畅；断开呼吸机接头断开呼吸机螺纹管接头，置于患者胸前的无菌治疗巾上 （6）无负压迅速将吸痰管插入至适宜深度（一般吸痰管插入应长于人工气道至气管隆凸之上，气管插管时，吸痰管应插入30~35cm以上，气管再套管时，应插入10~15cm以上） （7）接负压边旋转边向上提拉，每次吸痰时间不超过15秒 （8）观察患者生命体征和血氧饱和度变化 （9）吸痰管退出时吸入生理盐水冲洗吸痰管，观察痰液的性质、量及颜色 （10）吸痰后立即连接呼吸机接头，给予纯氧3分钟
操作后	评价：听诊患者肺部情况、血氧饱和度；观察患者面色、呼吸是否改善；协助患者取舒适卧位，整理好用物，洗手，记录

3.注意事项

（1）严格遵循无菌操作原则，治疗盘内吸痰用物每天更换1~2次，吸痰导管每次更换，气管切开吸痰应一次一换管；吸痰时，从深至浅，已抽出的吸痰管不能重复插入吸引。

（2）吸痰时防止内套管脱出，吸痰管其外径不超过人工气道内径的1/2，防止因负压过大出现肺泡萎缩。

（3）呼吸衰竭患者吸痰前，可加大氧浓度，3~5分钟后，再给予吸痰，以防吸痰后出现低氧血症。

（4）吸痰盘及用物每日更换消毒一次。每吸痰一次更换一根痰管，不得反复使用。吸口腔或鼻腔的痰管切忌进入人工气道内进行吸引。

目标检测

参考答案

选择题

1. 右上叶后段痰液体位引流最适宜的体位是（　）

A. 仰卧位　B. 俯卧位　C. 半坐位　D. 左侧卧位　E. 侧卧位

2. 为避免引起呕吐，宜进行痰液体位引流的时间在（　）

A. 饭前1小时　B. 饭后1~2小时　C. 饭前半小时　D. 饭后半小时　E. 饭前1小时或饭后1~2小时

3. 叩击技术，频率和叩击时间为（　）

A. 60~100次/分，5~10分钟　B. 100~120次/分，10~15分钟　C. 120~160次/分，5~15分钟　D. 120~180次/分，5~15分钟　E. 120~180次/分，5~20分钟

4. 叩击技术中叩击顺序（　）

A. 从上至下，由外至内　B. 从上至下，由内至外　C. 从下至上，由外至内　D. 从下至上，由内至外　E. 无特殊要求

5. 叩击应避开下列部位，除了（　）

A. 乳房　B. 脊柱　C. 骨突处　D. 肾脏　E. 肺段

（林　巧）

书网融合……

本章小结

第四章　心肺常见疾病康复

PPT

第一节　高血压康复

学习目标

1.通过本节的学习，重点掌握高血压的定义、高血压患者的评定方法、康复治疗方法。熟悉高血压患者的康复治疗目标。了解高血压康复治疗的机制。

2.学会运用常用康复技术防治心肺疾病，能正确测量血压；具有指导高血压患者康复训练及评估康复疗效的能力。

3.能在康复治疗过程中，表现出良好的沟通能力、团队合作精神、全心全意为患者的服务精神。

情境导入

患者，女性，60岁，头痛伴胸闷3个月。患者3个月前开始出现头痛，同时伴有胸闷。每次头痛时测血压收缩压140~165mmHg、舒张压90~105mmHg，头痛发作时以胀痛为主，头痛时无肢体麻木、无心慌、大量出汗、恶心、视力模糊、四肢抽搐及意识障碍等，双下肢轻度水肿，既往无其他慢性病史，经心内科确诊为患有原发性高血压，给予口服降压药物治疗。

讨论　1.该患者目前处于高血压几级？

2.根据患者目前的病情，请为其制订康复治疗目标及康复治疗方案。

一、概述

1.基本概念　正常人的血压随内、外环境的变化在一定范围内波动，血压波动与心血管和肾脏不良事件相关，临床上高血压的诊断标准是根据临床及流行病学资料界定的。

《中国高血压防治指南（2023年版）》将高血压定义为未使用降压药物情况下，收缩压≥140mmHg和/或舒张压≥90mmHg。

2. 流行病学 高血压可分为原发性高血压和继发性高血压。其中原发性高血压患者约占高血压患者的95%，是指以原发性血压升高为主要临床表现伴或不伴有多种心血管危险因素的综合征，是多种心脑血管疾病的重要病因和危险因素，是心血管疾病死亡的主要原因之一。继发性高血压是指某些确定的疾病或病因引起的高血压，约占所有高血压的5%。

原发性高血压是全球分布的疾病，全球大约有10亿高血压患者。我国近20年来高血压的发病率逐年上升，1959年为5.11%，1979年为7.73%，1991年为11.88%，2002年我国18岁以上成年人高血压患者总数已达1.6亿；《2014年中国心血管病报告》数据显示，我国高血压患者高达2.7亿。我国高血压人群流行有两个比较显著的特点：从南方到北方，高血压患病率递增；不同民族之间高血压患病率存在一些差异。

近年来康复医学的运动治疗、心理调节、教育等对高血压的控制效果已经被肯定。本节重点介绍原发性高血压的康复治疗。

3. 临床特征 高血压是常见的慢性病，起病缓慢，缺乏特殊临床表现，是心脑血管病最主要的危险因素，脑卒中、心肌梗死、心力衰竭及慢性肾脏病是其主要并发症。常见症状有头晕、头痛、胸闷、心悸、乏力等，当累及其他器官时，可伴有水肿、多尿、气短等症状。

二、康复评定

（一）病史

1. 遗传因素 高血压具有明显的家族遗传性，约60%高血压患者有高血压家族史。

2. 环境因素 在高血压发病因素中，其中环境因素占60%。①高钠低钾饮食：高钠、低钾膳食是我国大多数高血压患者最主要的危险因素，人群中钠盐摄入量与血压水平和高血压患病率呈正相关，而钾盐摄入量与血压水平呈负相关。②精神应激：脑力工作者、从事精神紧张度高的职业者、长期生活在噪声环境中高血压患病率高。③吸烟：吸烟可使交感神经末梢释放去甲肾上腺素使血压增高。

3. 其他因素 超重，口服含有麻黄碱的药物、避孕药、非甾体类抗炎药等药物和睡眠呼吸暂停综合征患者易患高血压。

（二）体格检查

高血压病患者体征较少，颈部、背部两侧肋脊角、上腹部、脐两侧、腰部肋脊角处血管杂音较常见，心脏听诊可有主动脉瓣第二心音亢进、收缩期杂音或收缩早期喀喇音。长期高血压患者可出现脑血管病、心力衰竭、冠心病、慢性肾衰竭等。

（三）血压评定

1. 高血压的诊断标准　人群中血压是呈连续性正态分布，同时心脑血管病的危险性也随着血压的升高而逐渐增加。高血压的诊断标准如下。

（1）诊室血压　在未使用降压药的情况下，非同日3次测量，收缩压≥140mmHg和（或）舒张压≥90mmHg，可诊断为高血压；既往有高血压病史，目前在服用降压药，虽血压<140/90mmHg，仍诊断为高血压。

（2）家庭血压　血压≥135/85mmHg。

（3）动态血压　白天血压均值≥135/85mmHg，或24小时平均值≥135/85mmHg，可诊断为高血压。

2. 高血压分类　按照血压升高的水平进一步对高血压进行分级，血压水平的定义与分类如下（表4-1）。

表 4-1　血压水平的定义与分类（WHO/ISH）

类别	收缩压（mmHg）	舒张压（mmHg）
理想血压	<120	<80
正常血压	120~129	80~84
正常高值	130~139	85~89
1级高血压（“轻度”）	140~159	90~99
2级高血压（“中度”）	160~179	100~109
3级高血压（“重度”）	≥180	≥110
亚组：临界收缩期高血压	140~149	<90

注：当收缩压和舒张压分属于不同分级时，以较高的级别作为标准。

3. 高血压的分级　根据血压分级、心血管危险因素、无症状器官损害情况和是否患有糖尿病、有症状的心血管疾病（CVD）或慢性肾病（CKD）等对心血管风险进行分级（表4-2）。

表 4-2　高血压分级

其他危险因素，无症状器官损害或疾病	血压（mmHg）			
	正常高值 SBP130~139或DBP85~89	1级高血压 SBP140~159或DBP90~99	2级高血压 SBP160~179或DBP100~109	3级高血压 SBP≥180或DBP≥110
无其他危险因素		低危	中度危	高危
1~2个危险因素	低危	中危	中~高危	高危
≥3个危险因素	低~中危	中~高危	高危	高危

续表

其他危险因素，无症状器官损害或疾病	血压（mmHg）			
	正常高值 SBP130~139或 DBP85~89	1级高血压 SBP140~159 或DBP90~99	2级高血压 SBP160~179 或DBP100~109	3级高血压 SBP≥180 或DBP≥110
OD，CKD3期或糖尿病	中~高危	高危	高危	高~极危
有症状的CVD，CKD≥4期或糖尿病伴OD/RF	极高危	极高危	极高危	极高危

注：CKD=慢性肾病；CVD=心血管疾病；DB品=舒张压；OD=器官损害；RF=危险因素；SBP=收缩压；DBP=舒张压。

（四）相关脏器功能评定

心电图检查可以发现左心室肥厚、心肌缺血等；超声心动图提示左心室肥厚、舒张期心力衰竭等；血肌酐和尿素氮、肌酐清除率、尿蛋白排泄率均可提示肾脏的损害；眼底镜检查可以发现高血压患者的眼底早期血管改变；头颅MRA或CTA有助于发现腔隙性病灶或脑血管狭窄、钙化等。

（五）全身耐力运动水平的评定

耐力是指持续进行活动的能力，与心肺功能、肌利用氧能力和神经调节能力有关，高血压主要影响患者的心肺耐力。心肺耐力是循环呼吸系统保证长时间肌肉活动时营养和氧的供应以及运走代谢废物的能力，主要影响因素有代谢当量、心率、心输出量、最大摄氧量等。

三、康复治疗

高血压目前尚无根治方法，但大量临床试验证明，当收缩压下降10~20mmHg或舒张压下降5~6mmHg时，3~5年内脑卒中、心血管疾病死亡率与冠心病死亡率事件分别减少38%、20%与16%，心力衰竭发病率减少50%以上。因此，通过降压治疗，最终达到减少高血压患者心脑血管疾病的发生率和死亡率的目的。

（一）适应证与禁忌证

1.适应证 临界性高血压，Ⅰ~Ⅱ级高血压以及部分病情稳定的Ⅲ级高血压。对于血压正常偏高者，也可用于预防高血压的发生，达到一级预防的目的。运动锻炼对以舒张期血压增高为主的患者作用更为显著。

2.禁忌证 任何临床情况不稳均应作为禁忌证，包括急进性高血压、重症高血压、高血压危象、病情不稳定的Ⅲ级高血压、合并其他严重并发症（如伴有严重心律失常、心动过速、脑血管痉挛、心衰、不稳定型心绞痛、降压药副作用明显且未能控制、运动中血压>220/110mmHg等)。

(二)康复治疗机制

1.调整自主神经系统功能 有氧训练能降低交感神经系统兴奋性，放松训练、气功可提高迷走神经张力，缓解小动脉痉挛。运动后血压下降的患者，运动停止60分钟后，其腓总神经中交感神经传导速度仍然明显降低。

2.降低外周阻力并改善血管的顺应性 运动训练时活动肌血管扩张、毛细血管的密度或数量增加、血液循环和代谢改善、总外周阻力降低，从而有利于降低血压，尤其是舒张压。药物治疗对于单纯舒张期高血压的作用不佳，而运动则有良好的作用。

3.降低血容量 运动锻炼能提高尿钠的排泄，相对降低血容量，从而降低血压。

4.调整内分泌紊乱、改善机体糖代谢、降低血脂 运动训练可以调整自主神经功能和内分泌的异常，降低胰岛素抵抗，改善机体糖代谢和降低血脂，帮助调整血压。

5.血管运动中枢适应性改变 运动中的血压增加可作用于大脑皮质和皮质下血管运动中枢，重新设定机体的血压水平，使运动后血压能够平衡在较低水平。

6.纠正高血压危险因素 运动和放松训练均有助于改善患者的情绪，而许多情感因素也是高血压的危险因素，如烦躁易怒、负性情绪、容易紧张和担心的性格。有氧锻炼既可以降低轻度高血压患者的血压，还可以帮助患者有效地控制精神压力，这种作用可能是通过减少心血管对应激的反应性来实现的。此外，运动训练与饮食控制相结合，可以有效地降低血液低密度脂蛋白胆固醇的含量，增加高密度脂蛋白胆固醇的含量，从而减轻动脉粥样硬化症状。

(三)康复治疗目标

康复治疗是原发性高血压治疗的必要组成部分。康复治疗的目标是将原发性高血压患者血压降到最大耐受程度或理想水平，同时，全面降低心血管疾病的其他危险因素和高血压并发症所引起的致残率和病死率。

协助降低血压，减少药物用量及靶器官损害，提高体力活动能力和生活质量。其降压标准为收缩压<150mmHg，如病情允许可降至140/90mmHg以下，但舒张压不宜低于60mmHg；合并糖尿病或肾病时，其降压目标值尽量逐步降至130/80mmHg以下，以提高患者生存质量和延长寿命。

(四)康复治疗方法

对于诊断明确的高血压患者，应采取积极的治疗措施将动脉血压降低至正常或接近正常，以控制并减少与高血压有关的心、脑、肾等重要器官的损害。降压药物治疗效果肯定，但副作用多而且需要终身用药。运动训练不仅可以降低高血压患者的血压，而且还可以降低患者的死亡率和致残率。比如我国的导引，不仅有运动训练的作用，还可以舒缓情绪、调整心理平衡，具有很大的优越性。除此之外，纠正危险因素、改变生活方式，都可以有效地防治高血压。有学者认为高血压的康复治疗是非药物治疗的主体，而运动则是康复治疗的主体。危险因素纠正、运动治疗、行为治疗以及药物治疗等共同构成了高血压的综合治疗。康复治疗对高血压的疗效：对轻、中度高血压有肯定的降压效果，重度高血压可增强降压药的疗效，减少药物用量，改善症状；降低并发症的发生率及高血压的死亡率。

1.纠正危险因素 过量酗酒、吸烟、嗜盐、高血压家族史、性格急躁以及超重均为高血压的主要危险因素。应注意以下几点。

（1）日常起居生活规律，坚持戒烟，避免长期大量饮酒。男性饮酒量每日不超过20~30g乙醇，女性每日不超过10~20g乙醇，总乙醇消耗量男性每周不应超过140g，女性每周不应超过80g。

（2）减少钠盐摄入，建议饮食中氯化钠摄入<6g/d。

（3）降低体重，减少热量摄入，保持规律运动及高纤维素饮食。

（4）减少胆固醇和饱和脂肪酸摄取，每日胆固醇摄取<300mg，脂肪占总热量的30%以下，饱和脂肪酸占总热量的10%以下。运动与饮食相结合在血脂和血压改善方面有很强的作用。

（5）避免使用激素、避孕药等升压药物。

（6）改善行为方式，避免过分情绪激动，逐步学会应激处理技术和养成良好心态。

2.运动疗法 长期、有规律的运动可以有效协助降低血压、改善患者情绪，提高患者体力活动能力和生活质量，是高血压治疗的必要组成部分。运动训练应采用有氧训练，以及各类放松性活动，包括太极拳、放松疗法等。

高血压患者运动量宜小不宜大，适当的运动治疗可以减少药物用量，降低药物副作用，稳定血压。运动强度过大则可使血压波动过大、心率剧增，引起头痛、头晕等症状，也有发生脑血管意外以及心绞痛的可能。继发性高血压应针对其原发原因治疗，一般也不宜采用运动疗法。

（1）有氧训练 运动训练强调采用中、小强度、较长时间的、大肌群的动力性运动。常用方式为步行、踏车、游泳、慢节奏的交谊舞等。强度达50%~70%最大心率或40%~60%最大吸氧量，主观用力计分11~13，停止活动后心率应在3~5分钟内恢复正常。步行速度一般不超过110m/min，一般为50~80m/min，每次训练30~40分钟，其间可穿插休息或医疗体操、太极拳等。50岁以上者运动心率一般不超过120次/分，活动强度越大，越要注重准备活动和结束活动。训练效应的产生至少需要一周，达到较显著降压效果需要

4~6周。轻症患者可以运动疗法为主，Ⅱ级以上的患者则应在用降压药物的基础上进行运动疗法。适当的运动疗法可以减少药物用量，降低药物毒副作用，稳定血压。运动强度过大则作用相反，所以不提倡高强度运动。

①步行：可在清晨、黄昏或临睡前进行，起始速度为70~90步/分，持续10分钟以上，适应后可在坡地上行走或加快速度，速度一般不超过110步/分（50~80m/min），每次锻炼30~40分钟，每天1~2次。

②慢跑、自行车、游泳：有一定锻炼基础的人可采用该方法，但应在运动前进行心电图运动试验以检查心功能和血压对运动的反应性。运动时精神放松，掌握好节奏并与呼吸相配合。以慢跑为例，运动速度为120步/分（约120m/min），运动心率为120次/分，每次30~60分钟，每周3~6次，持续20周。

（2）循环抗阻训练　以前任何形式的抗阻运动均视为高血压患者的禁忌项目，但近年来研究提示，在一定范围内，中小强度的抗阻运动可产生良好的降压作用，且并不引起血压的过分升高。一般采用循环抗阻训练，即采用相当于40%~70%最大一次收缩力作为运动强度，进行大肌群（如肱二头肌、肱三头肌、背阔肌、腘绳肌、股四头肌等）的抗阻收缩，每节10~30秒内重复8~15次，各节运动间休息15~30秒，10~15节为一循环，每次训练1~2个循环，每周3~5次，8~12周为一疗程。逐步适应后可按每周5%的增量逐渐增加运动量。在增强肌肉力量时，宜逐步增加阻力而不是增加重复次数或持续时间。训练中应避免屏气动作，用力时呼气，放松还原时吸气。避免做一些头部低于身体的动作。

（3）拳操　常用的拳操有太极拳、降压操等。要求锻炼时动作柔和、舒展、有节律、意念集中、肌肉放松、思绪宁静。动作与呼吸相结合。头低位时不宜低于心脏水平位置。

①太极拳：太极拳是低强度的持续运动，其特点是动作柔和缓慢，肌肉放松且活动幅度大，意念集中，动中有静，刚柔并济，强调动作的均衡和协调，有利于高血压患者放松和降压，也可改善头晕等症状。一般可选择简化版本或个别动作练习，不宜过分强调高难度和高强度。高血压患者练完一套简化太极拳后，收缩压可下降10~20mmHg，长期练习太极拳的老年人安静时收缩压平均值约比同年龄组老年人低20mmHg左右。

②降压体操：目的在于增强人体的调节功能。四肢大幅度活动和放松的腹式呼吸练习，有助于降低周围血管阻力，降低血压。做体操时应按节次循序进行，不做长时间头低位运动（如过渡体前屈）、不跳跃、不快速旋转、不用力憋气、不紧张，以避免血压波动或增加心脏负担。

③气功：气功包括动功和静功两大类，较多采用的是放松功法，如松静功、站桩等。主要通过意念活动调节机体功能，还可以调节心情，降压效果明显。其基本原则强调放松自然、安静协调、呼吸均匀，意守丹田（脐下）或涌泉（脚心）。宜配合意念采用动作简

单、幅度较大、张弛有序、上下肢都参加的动作，禁忌长时间的等长收缩。呼吸宜用顺呼吸法，不宜采用停闭呼吸法，适当延长呼气。每次30~40分钟，每天至少1次。

（4）注意事项

①如停止锻炼，训练效果2周内可完全消失，因此锻炼要持之以恒。

②运动疗法必须要与药物治疗相结合，过程中不要轻易撤药，特别是Ⅱ级以上患者。

③在运动时应考虑药物对血管反应的影响，如服用β受体阻滞剂可使最大和次最大负荷运动时的心率有所下降，β受体阻滞剂和利尿剂可减弱人体对热和湿环境运动时的温度调节能力等。

3.其他物理治疗 物理治疗适合于早期及轻度高血压患者。常用方法有以下几种。

（1）直流电离子导入疗法 常用药物溶液有5%~10%溴化钠，10%硫酸镁，5%~10%碘化钾，1%烟酸或0.8%~3%川芎碱等。电极置于颈区或颈动脉窦或胸腹交感神经节处。

（2）穴位磁疗 选百会、曲池、足三里、太阳、风池、神门、风府等穴位，开始敷贴时选其中2~3个穴位。以后可根据情况增加，也可应用耳穴降压沟。

4.药物治疗 可使用钙拮抗剂、β受体阻滞剂、利尿剂、肾素血管紧张素转换酶抑制剂、血管扩张剂等。

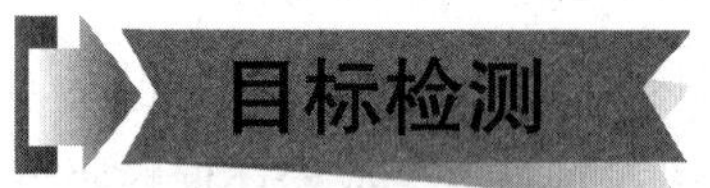

参考答案

选择题

1.高血压的诊断标准是在未使用降压药的情况下，非同日3次测量，收缩压和舒张压分别是（ ）

A.收缩压≥130mmHg和（或）舒张压≥90mmHg

B.收缩压≥140mmHg和（或）舒张压≥90mmHg

C.收缩压≥150mmHg和（或）舒张压≥90mmHg

D.收缩压≥140mmHg和（或）舒张压≥80mmHg

E.收缩压≥150mmHg和（或）舒张压≥80mmHg

2.下列疾病不属于高血压康复治疗的禁忌证是（ ）

A.高血压伴严重心律失常　B.高血压伴心动过速

C.高血压伴脑血管痉挛　D.高血压伴心衰

E.高血压伴头晕

3.高血压康复采用步行训练的强度是（ ）

A.步行速度一般不超过110m/min，一般为50~80m/min

B.步行速度一般不超过120m/min，一般为50~80m/min

C.步行速度一般不超过130m/min，一般为50~80m/min

D.步行速度一般不超过120m/min，一般为60~90m/min

E.步行速度一般不超过130m/min，一般为60~90m/min

4. 1级高血压是指（　）

A.收缩压120~129mmHg和（或）舒张压70~89mmHg

B.收缩压130~149mmHg和（或）舒张压90~99mmHg

C.收缩压140~159mmHg和（或）舒张压80~89mmHg

D.收缩压140~159mmHg和（或）舒张压90~99mmHg

E.收缩压150~159mmHg和（或）舒张压100~109mmHg

5.高血压康复中拳操的锻炼要求不包括（　）

A.动作柔和　　B.闭气呼吸

C.意念集中　　D.舒展、有节律

E.肌肉放松

（徐本磊）

第二节　冠状动脉粥样硬化性心脏病康复

学习目标

1.通过本章的学习，重点掌握冠状动脉粥样硬化性心脏病（冠心病）的定义、冠心病的康复分期及临床应用，冠心病患者的评定方法、康复治疗方法。熟悉冠心病患者的康复治疗目标、主要功能障碍、冠心病康复治疗原理。了解冠心病康复治疗的机制、临床分型。

2.学会运用常用康复技术防治心肺疾病，能阅读正常运动心电图，能熟悉操作心电运动试验，能够正确摆放心电电极，熟悉缺血状态下运动心电图的改变。具有指导冠心病患者康复训练及评估康复疗效的能力。

3.能在康复治疗过程中，表现出良好的沟通能力、团队合作精神、全心全意为患者的服务精神。

情境导入

患者，男性，因“胸骨后憋闷不适1月，加重3天”入院。1月前无明显诱因反复出现胸骨后憋闷不适，范围约$4 \times 4cm^2$，未向上肢放射，伴心悸气短，无恶心、出汗，持续约数分钟，经休息后能自行缓解，未予重视。3天前上述症状加重，伴乏力，查体：体温36.3℃，脉搏86次/分，呼吸18次/分，血压150/90mmHg。双肺呼吸音清，未闻及干湿鸣音。心尖搏动位于第5肋间左锁骨中线外0.5cm，心界左大，心率86次/分，律齐，第二心音亢进，二尖瓣区可闻及收缩期杂音。腹平软，无压痛、反跳痛，肝、脾肋下未触及。双下肢无水肿。辅助检查：心电图示窦性心律、左室高电压、T波改变。入院诊断：冠状动脉粥样硬化性心脏病、缺血性心肌病、心功能Ⅱ级。

讨论 1.如何为患者设定康复治疗目标？

2.如何为患者制订康复治疗方案？

一、概述

（一）基本概念

冠状动脉粥样硬化性心脏病（coronary atherosclerotic heart disease）是指心脏冠状动脉发生粥样硬化引起血管腔狭窄或闭塞，导致心肌缺血缺氧或坏死而引起的心脏病，简称冠心病（CHD），通常被称为冠状动脉疾病或冠状动脉性心脏病。冠心病是现代社会最常见的一种心脏疾病，常表现为胸痛（心绞痛）以及心肌缺血或心肌梗死。近年，提出了急性冠脉综合征（acute coronary syndrome，ACS）的概念。根据发病特点和治疗原则将冠心病分为急性冠脉综合征与慢性冠状动脉疾病两大类。急性冠脉综合征包括不稳定型心绞痛、非ST段抬高型心肌梗死、ST段抬高型心肌梗死，也有将冠心病猝死包括在内的。

（二）流行病学

冠状动脉粥样硬化性心脏病是严重危害人类生命健康的疾病。近年来，随着我国人民生活水平的提高，冠心病（CHD）的发病率呈现逐年上升趋势，因患冠心病而致残和致死的人数也在不断上涨。目前，心血管疾病死亡占城乡居民总死亡原因比例很大，农村为44.7%，城市为45.52%。总体上看，城市冠心病死亡率略高于农村，男性高于女性。冠心病患者出院后6个月内死亡、卒中及再住院率高达26%，4年累计病死率高达23%，而且死亡患者中有差不多50%死于再发心肌梗死。即使存活，将近30%的冠心病患者存在活动受限，30%的患者无法正常工作，45%的患者存在不同程度的焦虑抑郁。心血管疾病负担日渐加重，已成为重大的公共卫生问题。

随着人民生活水平提高，中国人群低血清胆固醇、低体重指数的优势正在逐渐降低，而高血压、糖尿病和血脂异常、肥胖、代谢综合征的患病率持续增高。吸烟、不合理膳食、体力活动不足等冠心病危险因素普遍存在。近20年间全球冠心病死亡人数增加约35%。《中国卫生健康统计年鉴2020》数据显示，2019年中国城市居民冠心病死亡率为121.59/10万，农村为130.14/10万。促使心血管疾病发病率增加的危险因素主要有9个：高血压、血脂异常、糖尿病、吸烟、肥胖、心理社会应激、饮食结构不良、缺乏体力活动和饮酒。但这9个危险因素是可防可控的。由于冠心病是一种受多基因控制及多因素影响的疾病，临床上还没有一种从根本上治疗冠心病的方法；同时随着社会的进步，人们对个人生活质量的要求在不断提高，因此冠心病患者的康复治疗正在受到越来越多的重视。

（三）临床分型

冠心病临床上分为无症状性心肌缺血型、心绞痛型、心肌梗死型、缺血性心肌病型、心脏猝死型等5种类型。

1.无症状性心肌缺血型　又称为无痛性心肌缺血型或隐匿性心肌缺血型，指有心肌缺血的客观证据，但缺乏胸痛或与心肌缺血相关的主观症状。

2.心绞痛型　指由冠状动脉供血不足，心肌急剧、暂时缺血与缺氧所引起的以发作性胸痛或胸部不适为主要表现。分为稳定型心绞痛和不稳定型心绞痛两型。

典型发作表现：突然发生胸骨上段、中段压榨性、闷胀性或窒息性疼痛，可放射至心前区、左肩及左上肢，休息或舌下含服硝酸甘油片可缓解或消失。体力劳动、受寒、饮食、精神刺激等为常见的诱因。

3.心肌梗死型　指冠状动脉出现粥样硬化斑块或者在此基础上形成血栓，导致冠状动脉的血流急剧减少或中断，使相应的心肌出现严重而持久的急性缺血，最终导致心肌缺血性坏死。

疼痛部位和性质与心绞痛类似，但疼痛程度较重，范围较广，持续时间也比较长，休息或含服硝酸甘油也不能缓解。常伴有烦躁不安、出冷汗、面色苍白、恐惧等症状。根据病程可分为急性心肌梗死和陈旧性心肌梗死（发病后3个月）。

4.缺血性心肌病型　指由于长期心肌缺血导致心肌局限性或弥漫性纤维化，从而导致心肌收缩和（或）舒张能力受损，引起心脏扩大或僵硬、充血性心力衰竭、心律失常等一系列临床表现。

5.心脏猝死型　是指在冠状动脉粥样硬化的基础上冠状动脉发生痉挛或微循环出现栓塞导致心肌急性缺血，造成局部电生理紊乱，引起暂时的严重心律失常以致突然发病，造成心脏骤停而突然死亡。

（四）主要功能障碍

冠心病患者除了由于心肌缺血直接导致的心肌功能障碍之外，还有其他继发性躯体和心理障碍，主要包括有以下几方面。

1.心血管功能障碍 冠心病患者通常因减少体力活动，降低了心血管系统的适应性，从而导致循环功能降低。这种心血管功能衰退可以通过适当的运动训练而逐渐恢复。

2.呼吸功能障碍 长期心血管功能障碍可导致肺循环功能障碍，使肺血管和肺泡气体交换的效率降低，吸氧能力下降，诱发或加重缺氧症状。通过呼吸功能训练可以有效改善呼吸功能障碍。

3.运动功能障碍 冠心病患者因缺乏运动而导致机体吸氧能力下降、肌肉萎缩及氧化代谢能力降低，从而限制了全身运动耐力。运动训练的适应性改变是提高运动功能的重要环节。

4.代谢功能障碍 主要指的是脂质代谢和糖代谢障碍，血胆固醇和甘油三酯增高，高密度脂蛋白胆固醇降低。基本原因是脂肪和能量物质摄入过多而缺乏运动。缺乏运动可导致胰岛素抵抗，除了引起糖代谢障碍外，还可促使形成高胰岛素血症和血脂升高。

5.行为障碍 冠心病患者往往伴有不良生活习惯，如吸烟等。这些不良生活习惯也是影响患者日常生活和治疗的重要因素。

6.心理功能障碍 冠心病患者往往存在不同程度的抑郁、焦虑等心理障碍。

（五）康复治疗分期

一般将冠心病康复治疗分为三期。

1.住院期（Ⅰ期） 急性心肌梗死发病后或心脏手术后住院阶段，时间一般为1~2周。

2.恢复期（Ⅱ期） 指患者出院后回家，或在疗养院病情稳定，时间一般是5~6周。

3.持续发展维持期（监护阶段Ⅲ期） 病情处于较长期的稳定状态，或陈旧性心肌梗死、稳定型心绞痛及隐匿性心肌缺血；经皮腔内冠状动脉成形术或冠状动脉搭桥术后的康复也是属于这一期，一般为2~3个月。

（六）适应证和禁忌证

1.适应证

①Ⅰ期患者生命体征稳定，无明显心绞痛，安静的心率小于110次/分，过去8小时内没有新发的或者再发胸痛，无心力衰竭、严重心律失常和心源性休克，过去8小时内没有新发心律失常或心电图改变，血压基本正常，体温正常。

②Ⅱ期患者生命体征稳定，运动能力达到3MET值以上，家庭活动时无明显症状和

体征。

③Ⅲ期临床病情稳定者，包括陈旧性心肌梗死、稳定型劳力性心绞痛、隐匿性冠心病、冠状动脉分流术和腔内成形术后、心脏移植术后、安装起搏器后。

2.禁忌证　主要的禁忌证包括不稳定型心绞痛、血液流变学不稳定、严重并发症、出现新的心肌缺血改变，以及患者对康复治疗不配合等。

二、康复评定

对冠心病患者的康复评定包括功能评定（心功能、疼痛、呼吸功能、心理功能）、结构评定、活动评定和参与评定。在康复治疗之前进行的评定除了必须对心肌梗死的严重程度做出判断，以确定合适的心脏康复方法之外，还可以作为康复治疗时监护水平确定和康复疗效观察的依据。本节仅对有关心脏功能的各种常用评定方法进行介绍。

（一）心功能分级

目前主要使用纽约心脏病学会（NYHA）心功能分级，该分级方法对心脏功能进行初步评定，简便易行，具体分级标准如下（表4-3）。

表4-3　NYHA心功能分级

心功能	临床症状
Ⅰ级	患有心脏病，体力活动受限，一般体力活动不引起疲劳、心悸、呼吸困难及心绞痛
Ⅱ级	患有心脏病，体力活动稍受限，休息时正常，一般体力活动即可引起疲劳、心悸、呼吸困难及心绞痛
Ⅲ级	患有心脏病，体力活动明显受限，休息时正常，但轻体力活动即可引起疲劳、心悸、呼吸困难及心绞痛
Ⅳ级	患有心脏病，体力活动不能，休息时仍有心力衰竭症状或心绞痛，任何体力活动均可使症状加重

（二）6分钟步行试验

如无设备条件完成运动负荷试验，可酌情使用6分钟步行试验作为心肺运动试验的替代方法，该方法被心血管疾病指南所推荐。

（1）场地准备　室内，选择长30m的直顺平坦走廊（如条件限制，至少25m），做好标记（每3米要有标记，折返处应有锥形标志）。

（2）物品准备　①抢救备用药品和物品；②操作应用物品（圈数计数器、血压计、秒表、椅子、脉氧仪、工作量表等）。

（3）患者准备　选择穿适于行走的鞋子，携带日常步行辅助工具（如手杖），平时的治疗方案继续，清晨或午后测试，测试前少许进食，开始前2小时内避免剧烈活动。

（4）操作步骤　为避免日内差异，重复试验应在每日大致相同的时间进行。试验前无须热身。

①患者至少在试验前10分钟到达试验地点，于起点附近放置一张椅子，让患者就坐休息，核实患者是否有试验禁忌证。测量血氧饱和度、脉搏、血压，确认衣服和鞋子是否适于试验。填写记录表的基线部分。

②让患者站立，指导患者使用Borg评分（表4–4）对自己基础状态下的呼吸困难和疲劳情况作出评分。运动后重新评价呼吸困难及疲劳的级别，同时要提醒患者运动前所选的级别。

表 4–4　Borg 自觉运动强度评定量表

Borg分级	自觉运动强度	修订的Borg分级	自觉运动强度
—	—	0.0	不用力
—	—	0.5	非常非常弱
—	—	1.0	非常弱
—	—	1.5	—
—	—	2.0	弱
6	—	2.5	—
7	非常非常轻	3.0	中等程度
8	—	3.5	—
9	很轻	4.0	有点强
10	—	4.5	—
11	较轻	5.0	强
12	—	5.5	—
13	较强	6.0	—
14	—	6.5	—
15	强	7.0	非常强
16	—	7.5	—
17	很强	8.0	—
18	—	8.5	—
19	非常非常强	9.0	—
20	—	9.5	—
—	—	10.0	非常非常强
—	—	>10	达到极限

③按如下方式指导患者“这个试验的目标是在6分钟之内步行尽可能远的距离。您将在这个走廊上来回步行。6分钟的时间比较长，所以您在步行时要尽力去做。您可能会感到气喘吁吁或筋疲力尽，必要时可以放慢速度、停下来和休息。您可以靠着墙休息，但应争取尽快继续试验。您要围绕锥体来回步行，在绕过锥体时不要犹豫停留。现在我给您做示范，请注意我转身时没有犹豫停留。您自己要一圈一圈地走，步行时和绕过锥体时要轻

快。您准备好了吗？我将用计数器来记录您走完的圈数，每次您绕过出发线时都可以听到我按动它发出的嘀嗒声。记住目的是在6分钟内步行尽量远的距离，但不许跑或跳。现在开始，或您准备完毕后开始”。

让患者站在出发线上。试验过程中治疗师也应该站在出发线附近，不要跟着患者步行，患者一开始走就开始计时。步行过程中不要跟任何人交谈，用平缓的语调和声音以及标准用语鼓励患者。要注意观察患者，不要因为走神而忘记计数圈数。每次患者回到出发线就要按动圈数计数器一次（或在工作表上标记圈数），并让患者看到它。计数时身体动作要夸张一点，如同比赛时使用秒表一样。

第一分钟过后，用平缓的语调告诉患者：“您做得很好，还有5分钟。”

当剩余4分钟时，告诉患者：“再接再厉，您还有4分钟。”

当剩余3分钟时，告诉患者：“很好，已经一半了。”

当剩余2分钟时，告诉患者：“加油，您只剩2分钟了。”

当只剩余1分钟时，告诉患者：“您做得很好，再走1分钟就结束了。”

不要使用其他鼓励性的语言（或肢体语言）。

如果患者试验过程中停住需要休息，告诉他：“您可以靠在墙上，觉得没问题了就继续走。”不要停止计时器。如果患者在6分钟之前停下并拒绝再继续（或您判断他们不应该再继续）时，在工作表上记下步行距离、停止时间和过早停止的原因。

当还剩15秒时要对患者说：“过一会儿我说停下时您要立刻停在原地，我会过来。”

时间到了要说：“停！”然后走到患者身边。如果患者看上去很累要考虑给他们拿椅子。并在他们停止的地方做一标识。

6分钟时，通过记录的圈数和最后未完成的一圈的距离算出步行距离，测量运动后即刻心率、血压、血氧饱和度、Borg评分并将所有指标记录到工作表中。将圈数计数器归零，计时器调到6分钟。准备好所有必需的设备（圈数计数器、计时器、剪贴板、Borg量表、工作表）并且放到出发点，为下一次试验做好准备。

（5）终止试验　出现以下情况应终止试验，突发胸痛、不能耐受的呼吸困难、下肢痉挛、步态不稳、大汗淋漓及面色苍白。

（三）心肺运动试验

心肺运动试验的目的包括功能评价、制订运动方案、修改药物治疗方案、判断预后、提供心理上的支持和手术风险评估等。在出院前进行运动试验是非常重要的，通过试验，为患者在家中进行运动提供指导，为患者的体力活动提供保障以及确定其合并症的危险性。出院时可评价患者对运动的反应，做功能力以及确定限制因素。常用的有运动平板试验、功率自行车试验和固定踏阶试验。目前较为常用的是运动平板法和功率自行车法。

1.运动平板试验 因为患者在平台上行走非常接近日常生活中的步行，避免了患者因不会骑自行车导致的配合不良，进而影响测试结果；并且运动平板试验涉及较多的下肢肌肉，有利于减轻腿部的疲劳，可避免由此导致的试验过早终止。缺点是设备昂贵，占地面积大，患者易发生危险，不适合用于有平衡障碍的患者，且由于噪声和患者的运动，难以获得良好的ECG图像和准确的血压值。

2.功率自行车试验 功率自行车试验现在多采用3分钟静息期、3分钟无负荷热身期、6~10分钟转速约为60转/分的斜坡式功率递增期以及5分钟无负荷恢复期的试验方案。

（四）代谢当量测定

代谢当量（metabolic equivalent，MET）是以安静、坐位时的能量消耗为基础，表达各种活动时相对能量代谢水平的常用指标。MET可由最大氧耗量（VO_{2max}）推算而来，1MET相当于VO_{2max}3.5ml/（kg·min），它稍高于基础代谢［约3.3ml/（kg·min）］，是能量代谢的另一种表达方式。MET的最大优点是将人体所消耗的能量标准化，从而使不同年龄、性别、体重的个体间得以进行比较。MET在康复医学中具有极其重要的应用价值，具体表现在以下几个方面。

1.判断体力活动能力和预后 关键的最高MET判断值如下。

<5MET，65岁以下的患者预后不良。

5MET，日常生活受限，相当于急性心肌梗死恢复期的功能储备。

10MET，正常健康水平，药物治疗预后与其他手术或介入治疗效果相当。

13MET，即使运动试验异常，预后仍然是良好。

18MET，达到有氧运动员水平。

22MET，达到高水平运动员的水平。

2.判断心功能及相应的活动水平 由于心功能与运动能力密切相关，因此最高MET与心功能直接相关（表4-5）。

表4-5 各级心功能时的代谢当量及其可进行的体力活动

心功能	MET	可进行的体力活动
Ⅰ级	≥7	携带24磅重物连续上8级台阶，携带80磅重物进行铲雪、滑雪、打篮球、回力球或踢足球，慢跑或走（速度为8.045km/h）
Ⅱ级	≥5，<7	携带24磅以下的重物连续上8级台阶，性生活，养花种草类型的工作，步行（速度为6.436km/h）
Ⅲ级	≥2，<5	徒手走下8级台阶，可以自己淋浴、换床单、拖地、擦窗，步行（速度为4.023km/h），打保龄球、连续穿衣
Ⅳ级	<2	不能进行上述活动

3.表示运动强度，制订运动处方。

4.区分残疾程度 一般将最大MET<5作为残疾标准。

5. 指导日常生活与职业活动。

（五）危险因素评估

通过血压、血糖、血脂、体重指数测定及饮食行为调查，明确冠心病因素。

（六）心理评定

通过抑郁及焦虑量表测定患者情绪及心理情况，可以使用汉密尔顿抑郁量表，汉密尔顿焦虑量表。

三、康复治疗

冠心病康复治疗是指综合采用主动积极的身体、心理、行为和社会活动的训练与再训练，帮助患者缓解症状，改善心血管功能，在生理、心理、社会、职业和娱乐等方面达到理想状态，提高生活质量。同时强调积极干预冠心病的危险因素，阻止或延缓疾病的发展过程，减少残疾和再发作的危险。为此，心脏康复的措施应该是全面的、综合的，同时又是高度个体化的。心脏康复的程序中应包括对患者进行医学评定、指导患者按照运动处方进行运动、患者教育与咨询。

康复治疗近期目标包括患者身体适应性恢复到足以重新进行一般的日常活动；降低心脏病的生理和心理不良影响；降低患者心搏骤停或再发心肌梗死的危险及控制心脏病症状。

康复治疗远期目标包括确定诱发患者心脏病的危险因素并予以处理；稳定甚至逆转患者动脉粥样硬化的过程以及提高患者心理社会能力。

（一）Ⅰ期康复

1. 康复治疗目标

（1）低水平运动试验阴性，可以按正常节奏连续行走100~200m或上下1~2层楼而无症状和体征。

（2）运动能力达到2~3MET，能够适应家庭生活。

（3）使患者理解冠心病的危险因素及注意事项，在心理上适应疾病的发作和处理生活中的相关问题。

2. 康复治疗原理　通过适当的活动，减少或消除绝对卧床休息所带来的不良影响。过分卧床休息可导致：①血容量减少，导致每搏量和心输出量降低，代偿性心率加快；②回心血量增加，心脏前负荷增大，心脏射血阻力相对增高，心肌耗氧量相对增加；③横膈活动降低，通气及换气功能障碍，排痰困难，合并肺炎和肺栓塞的概率增加；④运动耐力降低，最大吸氧量每天降低约0.09%，葡萄糖耐量降低；⑤患者恐惧和焦虑情绪增加，肾上腺皮质激素分泌增加。

3.康复治疗方案及实施 一般患者脱离急性危险期，病情处于稳定状态，即可开始康复。通常康复干预于患者入院24小时内开始，如果病情不稳定，应该延迟3~7天以后进行。康复训练内容包括床上、床边和床下活动，个人生活活动，大小便处理，教育心理治疗及危险因素控制等。

（1）床上运动 活动一般从床上的肢体活动开始，肢体活动一般从远端肢体的小关节活动开始，从不抗地心引力的活动开始，强调活动时呼吸自然、平稳。没有任何憋气和用力的现象。在不抗阻运动没有问题的情况下，可以逐步开始抗阻活动。抗阻活动可以采用捏气球、皮球或拉皮筋等，一般不需要专用器械。徒手体操十分有效。吃饭、洗脸、刷牙、穿衣等日常生活活动可以早期进行。

（2）呼吸训练 主要指腹式呼吸。腹式呼吸的要点是在吸气时腹部浮起，让膈肌尽量下降；呼气时腹部收缩，把肺的气体尽量排出。呼气与吸气之间要均匀连贯，可以比较缓慢，但是不可憋气。

（3）坐位训练 坐位是重要的康复起点，应该从第一天就开始。开始坐时可以有依托，例如把枕头或被子放在背后，或将床头抬高。有依托坐的能量消耗与卧位相同，但是由于上身直立体位使回心血量减少，同时射血阻力降低，心脏负荷实际上低于卧位。在有依托坐适应之后，患者可以逐步过渡到无依托独立坐。

（4）步行训练 步行训练从床边站立开始，以先克服直立性低血压。在站立无问题之后，开始床边步行，以便在疲劳或不适时，能够及时上床休息。此阶段开始时最好进行若干次心电监护活动。此阶段患者的活动范围明显增大，因此监护需要加强。要特别注意避免上肢高于心脏水平的活动，例如患者自己手举输液瓶上厕所。此类活动的心脏负荷增加很大，常是诱发意外的原因。

（5）大便 患者大便务必保持通畅。卧位大便时由于臀部位置提高，回心血量增加，使心脏负荷增加，同时由于排便时必须克服体位所造成的重力，所以需要额外地用力。因此卧位大便对冠心病患者不利。而在床边放置简易的坐便器，让患者坐位大便，其心脏负荷和能量消耗均小于卧床大便，也更容易排便。因此应该尽早让患者坐位大便，但是禁忌蹲位大便或在大便时过分用力。如果出现便秘，应该使用通便剂。患者有腹泻时也需要注意严密观察，因为过分的肠道活动可以诱发迷走神经反射，导致心律失常。

（6）上下楼活动 上下楼的活动是保证患者出院后在家庭活动安全的重要环节。下楼的运动负荷不大，而上楼的运动负荷主要取决于上楼的速度。必须保持非常缓慢的上楼速度。一般每一级要求稍事休息片刻，以保证呼吸平稳，没有任何症状。

（7）心理康复与常识宣教 此阶段心理治疗和冠心病常识的宣教是常规内容。患者在急性发病后往往有显著的焦虑和恐惧感。护士和康复治疗师必须安排患者接受医学常识教育，使其理解冠心病的发病特点、注意事项和预防再次发作的方法。特别强调戒烟、低脂饮食、规律生活、性格修养等。

（二）Ⅱ期康复

1.康复治疗目标

（1）逐步恢复一般日常生活活动能力，包括轻度家务劳动、娱乐活动等。

（2）运动能力达到4~6MET，提高生活质量。对体力活动没有更高要求的患者可停留在此期。

2.康复治疗原理　设立Ⅱ期康复是基于心肌梗死瘢痕形成需要6周左右，而在心肌瘢痕形成之前，患者病情仍然有恶化的可能，进行较大强度运动的危险性较大。因此，患者在此期主要是保持适当的体力活动，逐步适应家庭活动，等待病情完全稳定，为参加Ⅲ期康复锻炼做准备。

3.康复治疗方案及实施　一般在出院后1~6个月进行。经皮冠脉介入术、冠状动脉搭桥术术后常规2~5周进行。主要进行室内外散步、医疗体操（如降压舒心操、太极拳等）、气功（以静功为主）、家庭卫生、厨房卫生、厨房活动、园艺活动或在邻近区域购物、作业治疗。

每周运动总量以700~2000kcal为宜，实际运用时以MET来表达，热量=代谢当量（MET）×3.5×体重（kg）/200；主观上以患者运动时稍出汗、轻度气促、但不影响对话，早晨起床时感觉舒适，无持续不适感。运动强度（靶强度）：①最大心率的70%~85%；②最大MET或VO_{2max}的40%~85%（最准确）；③无氧阈水平相当于VO_{2max}的60%左右；④靶心率=（最大运动心率－静息状态心率）×运动强度+静息状态心率；⑤主观劳累计分13分。运动时间：靶强度15~20分钟，准备活动与结束活动各5~10分钟。训练频率：每周3~5次。

出院后的家庭活动可以分为以下6个阶段。

（1）第一阶段

①一般活动：可以缓慢上下楼，但要避免任何疲劳。

②个人卫生：可以自己洗澡，但要避免洗澡水过热，也要避免过冷、过热的环境。

③家务活动：可以洗碗筷、蔬菜、铺床，提2kg左右的重物，短时间园艺工作。

④娱乐活动：可以打扑克、下棋、看电视、阅读、针织、缝纫、短时间乘车。

⑤需要避免的活动：提举超过2kg的重物，过度弯腰、情绪沮丧、过度兴奋、应激。

（2）第二阶段

①个人卫生：可以外出理发。

②家务活动：可以洗小件衣服或使用洗衣机（但不可洗大件衣物），晾衣服、坐位熨小件衣物、使用缝纫机、掸尘、擦桌子、梳头、简单烹饪、提4kg左右的重物。

③娱乐活动：可以进行有轻微的体力活动的娱乐项目。

④性生活：在患者可以上下两层楼或可以步行1km而无任何不适时，可以恢复性生活。但是要注意采取相对比较放松的方式。性生活之前可以服用或备用硝酸甘油类药物，必要时可以先向有关医生咨询。适当的性生活对恢复患者的心理状态有重要作用。

⑤需要避免的活动：长时间活动，烫发之类的高温环境，提举超过4kg的重物，参与涉及经济或法律问题的活动。

（3）第三阶段

①家务活动：可以长时间熨烫衣物、铺床、提4.5kg左右的重物。

②娱乐活动：轻度园艺工作，在家练习打高尔夫球、桌球、室内游泳（放松性），短距离公共交通，短距离开车，探亲访友。

③步行活动：连续步行1km，每次10~15分钟，每天1~2次。

④需要避免的活动：提举过重的物体，活动时间过长。

（4）第四阶段

①家务活动：可以与他人一起外出购物、正常烹饪、提5kg左右的重物。

②娱乐活动：小型油画制作或木工制作、家庭小修理、室外打扫。

③步行活动：连续步行每次20~25分钟，每天2次。

④需要避免的活动：提举过重的物体，使用电动工具，如电钻、电锯等。

（5）第五阶段

①家务活动：可以独立外出购物，短时间吸尘或拖地，提5.5kg左右的重物。

②娱乐活动：家庭修理性活动、钓鱼、保龄球类活动。

③步行活动：连续步行每次25~30分钟，每天2次。

④需要避免的活动：提举过重的物体，过强的等长收缩运动。

（6）第六阶段

①家务活动：清洗浴缸、窗户、可以提9kg左右的重物（如果没有任何不适）。

②娱乐活动：慢节奏跳舞；外出野餐，去影院和剧场。

③步行活动：可列为日常生活活动，每次30分钟，每天2次。

④需要避免的活动：剧烈运动，如举重、锯木、开大卡车、攀高、挖掘等，以及竞技性活动，如各种比赛。

（三）Ⅲ期康复

1.康复治疗目标

（1）巩固Ⅱ期康复成果，控制危险因素。

（2）改善或提高体力活动能力和心血管功能，恢复发病前的生活和工作。

2.康复治疗原理

（1）外周作用机制　指心脏之外的组织和器官发生的适应性改变，是公认的冠心病和各类心血管疾病康复治疗机制。外周效应需要数周时间才能形成，停止训练则丧失，因此训练必须持之以恒。运动训练使外周组织产生的适应性的改变。

（2）中心作用机制　运动训练使心脏本身产生的适应性改变。主要为心脏侧支循环形成（冠状动脉旁路移植），冠状动脉供血量提高，心肌内在收缩性相应性提高。

（3）降低冠心病的易患因素　主要包括①改善高血糖状态及糖耐量异常；②控制血压；③改善脂质代谢异常；④改善血液高凝状态；⑤帮助戒烟。

3.康复治疗方案及实施　Ⅲ期康复为发生主要心血管事件1年后，在维持已形成的健康生活方式和运动习惯的基础上，继续进行运动康复、纠正危险因素和完成社会心理状态的恢复。此期以家庭康复为主。

（1）基本原则

①循序渐进原则　遵循学习适应和训练适应机制。学习适应是指在掌握某一运动技能时，由兴奋、扩散、泛化，至抑制、集中、分化的过程，是任何技能的学习和掌握都必须经历的规律。训练适应是指人体效应提高由小到大，由不明显到明显，由低级到高级的积累发展过程。

②持之以恒原则　训练效应是量变到质变的过程，训练效果的维持同样需要长期锻炼。一般认为，额定训练时间产生的训练效应将在停止训练后消失。运动训练没有一劳永逸的效果。

③兴趣性原则　兴趣可以提高患者参与并坚持康复治疗的主动性和顺应性。可采取群体竞赛的形式，穿插一些活动性游戏。如果康复运动治疗方法单一，又不注意定时定期改变方法，则患者常感到参加运动治疗枯燥无味。当长期治疗成为负担，会导致不少患者中途退出。

④全面性原则　冠心病患者往往合并有其他的脏器疾病和功能障得，同时患者也常有心理障碍和工作、娱乐、家庭、社会等诸方面的问题，因此冠心病的康复绝不仅是对心血管系统的康复。要从整体出发，进行全面康复。

（2）训练方法

①运动方式：包括有氧训练、力量训练、柔韧性训练、作业训练、医疗体操、气功等。运动形式可分为间断性运动和连续性运动。

②运动量：运动量要达到一定的阈值才能产生训练效应。每次的总运动量为步行或慢跑10~32km。运动量的基本要素为：强度、时间和频率。

运动强度是指运动训练所规定达到的强度，称之为靶强度，靶强度越高，产生心脏中心训练效应的可能性就越大。靶强度运动一般持续10~60分钟。训练频率指每周训练的次数。多采用每周3~5天的频率。

（3）康复训练与药物治疗的关系　康复训练和临床药物治疗是心脏病康复中相辅相成的两个主要方面。适当的药物治疗可以相对增强患者的运动能力，提高训练水平和效果。同时运动训练的有益效应有助于减少用药量，有的患者甚至可以基本停止用药。药物可对患者运动时的心血管反应产生影响，因此在制订运动处方的时候，必须要慎重考虑药物的作用。

①硝酸甘油：代表药品为硝酸甘油和硝酸异山梨酯。这一类药物有较强的扩张血管的作用，通过降低心脏的前后负荷，降低心肌耗氧量，从而提高患者的运动能力。

②β受体阻滞剂：β受体阻滞剂包括普萘洛尔、美托洛尔、阿替洛尔等，其药理作用主要是通过减慢心率和降低心肌收缩力，降低心肌耗氧量，从而提高运动能力。在运动训练时，患者的心率增加可明显减小，因而所能达到的靶心率可能低于不用药时。在制订运动处方时，可以参考患者在用药状态下心电运动试验的结果，或以RPE作为尺度。在调整药物剂量，如必须停止用药或降低药物剂量时，应相应地改变靶心率或运动强度。在必须停止用药或降低药物剂量时，应注意防止撤药综合征。一般应在两周左右的时间逐渐减少并停止用药。

③钙离子拮抗剂：钙离子拮抗剂包括硝苯地平、维拉帕米和地尔硫卓。其主要作用为降低外周血管阻力和心肌的收缩性，从而降低心肌耗氧量，增强运动能力。使用地尔硫卓可轻度减慢心率，而在使用硝苯地平期间，心率可有所加快，因此训练时应注意患者的心率反应。这类药物的典型不良反应与血管扩张有关，包括头痛、颜面潮红以及头晕。踝部水肿和心悸也是常见的不良反应，应与心源性症状鉴别。

④肾素血管紧张素转换酶抑制剂：肾素血管紧张素转换酶抑制剂目前在高血压、心衰和冠心病患者的应用中日趋广泛。其主要的不良反应是直立性低血压。在运动时要密切注意患者血压反应，特别是在合并使用血管扩张剂或β受体阻滞剂时，要有适当和充分的准备和结束活动。该药的另一不良反应是干咳，原因目前尚不明确。

总之，冠心病的康复治疗在冠心病防治中占有重要的位置，是提高患者个人生活质量的重要手段，应加以重视。

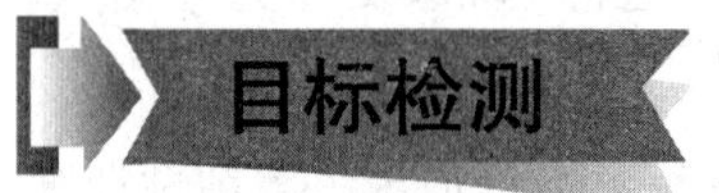

参考答案

选择题

1.患有心脏病，体力活动受限，一般体力活动不引起疲劳、心悸、呼吸困难及心绞痛，属于心功能（　）

A.Ⅰ级　　B.Ⅱ级

C.Ⅲ级　　D.Ⅳ级

E. Ⅴ级

2. 下列不属于冠心病临床临床分型的是（ ）

A. 无症状性心肌缺血型
B. 心绞痛型
C. 心肌梗死型
D. 缺血性心肌病型
E. 陈旧性冠心病

3. Ⅱ期冠心病的康复治疗目标运动能力达到（ ）MET。

A. 4~6
B. 5~7
C. 7~8
D. 1~2
E. 3~4

4. 根据冠心病康复治疗措施的特征，国际上一般将冠心病康复治疗分为三期，除了住院期、恢复期，还有（ ）

A. 上升期
B. 急性期
C. 平台期
D. 持续发展维持期
E. 下降期

5. Ⅱ期冠心病患者出院后的家庭活动，不属于第一阶段的康复治疗方案是（ ）

A. 可以外出理发
B. 提举超过4kg的重物
C. 可以自己洗澡
D. 连续步行1km
E. 举重

（吴焕转）

第三节　慢性心力衰竭康复

学习目标

1. 通过本节的学习，重点掌握慢性心力衰竭患者常用康复技术的定义、操作方法、适应证、禁忌证以及注意事项。熟悉慢性心力衰竭患者的分期和分级。了解慢性心力衰竭患者的康复治疗目标。

2. 学会运用常用康复技术防治慢性心力衰竭。

3. 能在康复治疗过程中，表现出良好的沟通能力、团队合作精神、全心全意为患者的服务精神。

情境导入

患者，男性，55岁，胸闷、憋气，心前区疼痛，向左肩、左上肢放射，伴有出汗，无恶心、呕吐、发热、咳嗽等，不能平卧、大汗淋漓、喘憋明显。体征：神志清楚，端坐呼吸。呼吸急促，口唇轻度发绀，颈静脉无怒张，双肺满布湿啰音。心界略向左扩大，心律齐，各瓣膜区未闻及杂音。腹软，肝脾肋下未触及。双下肢无凹陷性水肿。检查显示：心肌梗死，肺淤血水肿，左心室肥大。入院诊断：冠状动脉粥样硬化性心脏病、陈旧性左下壁心肌梗死、左室前壁梗死、心力衰竭。

讨论 1.根据患者情况，目前患者心功能属于几级？

2.根据患者目前情况，请为其制订一份运动治疗方案。

一、概述

（一）基本概念

慢性心力衰竭（chronic heart failure，CHF）又称慢性充血性心力衰竭，是指因各种心脏结构或功能性疾病导致心室充盈及（或）射血能力受损而引起的一组综合征，是大多数心血管疾病的归宿。患者常有代偿性心脏扩大或肥厚。心力衰竭时，由于心室收缩能力下降射血功能受损，心排血量不能满足机体代谢的需要，器官、组织血液灌注不足，同时出现肺循环和（或）体循环淤血，临床表现主要为呼吸困难、乏力、体力活动受限和水肿。

心力衰竭严重影响居民健康和生存质量。运动康复治疗一直被认为是心力衰竭的治疗禁忌，直到1979年，Lee等报道了运动康复治疗对心力衰竭患者是安全的，且可以提高心衰患者的运动耐力。有氧运动是慢性心力衰竭患者有效的二级预防措施，对改善心力衰竭患者的运动耐力和心力储备、改善血管内皮功能、调节神经激素水平及功能、改善生活质量均有一定作用。运动锻炼应作为心脏康复的一部分而应用于所有的稳定心力衰竭患者。

（二）病因

1.基本病因 几乎所有的心脏、大血管疾病都可引起心力衰竭，大致可以分为原发性心肌损害（如缺血性心肌损害、心肌炎和心肌病等）和长时间心脏负荷过重（如高血压、心脏瓣膜关闭不全等）两大类。我国过去以风湿性心脏病为主要引起心力衰竭的病因，近年来其所占比例已趋下降，而高血压、冠心病引起心力衰竭的比例明显上升，截至2000年，冠心病、高血压已成为引起CHF的主要病因。

2.诱因 在基本病因的基础上，心力衰竭患者的发病往往有一些加重心脏负担的诱因，常见的有：①感染；②心律失常；③血容量增加（如静脉输液过多、过快，摄入过多的钠盐等）；④劳累或情绪激动；⑤治疗不当（如不恰当地使用降压药或利尿药物等）；⑥原有心脏病加重或并发其他疾病（如冠心病发生心肌梗死）。

（三）分期与分级

1.分期　2010年美国心脏病学院/美国心脏学会（ACC/AHA）的成人慢性心力衰竭指南上提出心力衰竭的分期，具体如下。

A期：心力衰竭高危期，尚无器质性心脏（心肌）病或心力衰竭症状，可发展为心脏病的高危因素。

B期：已有器质性心脏病变，但无心力衰竭症状。

C期：器质性心脏病，既往或目前有心力衰竭症状。

D期：需要特殊干预治疗的难治性心力衰竭。

心脏病患者只能停留在某一期或向前进展而不可能逆转。因此，只有在A期对各种高危因素进行有效治疗，在B期进行有效干预，才能有效减少或延缓临床心力衰竭进程。

2.分级　1928年美国纽约心脏病学会（NYHA）提出的分级，沿用至今。

Ⅰ级：患者患有心脏病，但日常活动量不受限制，一般活动不引起疲乏、心悸、呼吸困难或心绞痛。

Ⅱ级：心脏病患者的体力活动受到轻度的限制，休息时无自觉症状，但平时一般活动下可出现疲乏、心悸、呼吸困难或心绞痛。

Ⅲ级：心脏病患者体力活动明显受限，小于平时一般活动即引起上述的症状。

Ⅳ级：心脏病患者不能从事任何体力活动，休息状态下也出现心力衰竭的症状，体力活动后加重。

（四）临床表现及诊断标准

1.症状　在原有心脏病症状的基础上出现程度不同的呼吸困难或喘息，咳嗽（特别是夜间）、咳痰、咯血，体力活动能力显著下降，易疲劳、心慌、心悸，有时头晕、胸闷，肾脏功能损害时出现少尿、夜尿增加。

2.体征　在原有心脏病体征的基础上出现口唇发绀、颈静脉怒张，下肢凹陷性水肿，肺底部啰音，心界扩大，心率加快，第三心音奔马律，肝脾肿大，肝颈静脉回流征阳性。部分患者有胸腔积液、腹腔积液。

3.诊断标准　慢性心力衰竭（CHF）的诊断标准有多种，目前国际公认的Framingham的标准（表4-6），符合两项主要标准或一项主要标准加两项次要标准可确诊。主要和次要标准均包括治疗5天以上体重减轻≥4.5kg。

表 4-6　CHF 诊断标准

主要标准	次要标准
1．阵发性夜间呼吸困难 2．颈静脉怒张 3．肺部啰音 4．心脏扩大 5．急性肺水肿 6．第三心音呈奔马律 7．静脉压增高（>16cmH_2O） 8．循环时间>25秒 9．肝颈静脉回流征阳性	1．踝部水肿 2．夜间咳嗽 3．活动后呼吸困难 4．肝肿大 5．胸腔积液 6．肺活量降低至最大肺活量的1/3 7．心动过速（≥120次/分）

二、康复评定

（一）心电运动试验

心电运动试验是指通过逐步增加运动负荷，以心电图为主要检测手段，并通过试验前、中、后心电图和症状、体征的反应来判断心肺功能的试验方法，是评价心脏储备功能和运动耐力的首选方法，也是制订运动处方及判断疗效的根据。常采用Bruce、Naughton方案。不稳定心衰是心电运动试验的绝对禁忌证，病情稳定的患者可谨慎应用。

（二）呼吸气体分析

呼吸气体分析的方法是通过检测通气量及呼出气体中氧和二氧化碳的含量，并以此推断吸氧量、二氧化碳排出量等各项代谢的参数。具有无创、无痛苦的特点，可以在各种活动中进行反复、长时间的动态观察。

1.最大摄氧量（VO_{2max}）　VO_{2max}指机体在运动时所能摄取的最大氧量，即运动量虽继续增加，耗氧量已达峰值不再增加时的值，是综合反映心肺功能状态和体力活动能力的最好生理指标。心功能正常时，此值应>20ml/（kg·min），轻至中度心功能受损时为16~20ml/（kg·min），中至重度损害时为10~15ml/（kg·min），极重度损害时则<10ml/（kg·min）。

2.无氧阈（AT）　无氧阈（AT）是指运动负荷增加，组织对氧的需求超过循环所能提供的供氧量，机体通过无氧代谢供氧，由氧代谢到无氧代谢的临界点称为无氧阈。正常值应大于VO_{2max}的40%，此值越低说明心功能越差。无氧阈更能反映肌肉线粒体利用氧的能力，因此临床将AT和VO_{2max}结合一起判断慢性心力衰竭患者的运动耐力。

3.代谢当量　NYHA心功能分级与代谢当量对应，可以指导日常活动与运动（表4-7）。

表 4-7　心功能和活动时代谢当量水平的关系

心功能分级	活动时代谢当量水平
Ⅰ级	≥7
Ⅱ级	5~7
Ⅲ级	2~5
Ⅳ级	<2

（三）生存质量评定

生存质量（QOL）评定包括身体功能、心理状况、独立能力、社会关系、生活环境、宗教信仰与精神寄托等方面，可采取访谈、观察和量表法进行评定，CHF患者因心功能不全致身体功能下降、日常活动能力受限，生存质量评分下降。常用的评价量表有SF-36、WHO QOL100、SWLS等。

三、康复治疗

（一）目的

CHF患者的康复治疗应该是包括运动、心理、饮食、教育以及针对原发疾病治疗等在内的全面康复。在临床治疗基础上，通过安全、有效的康复治疗可以降低安静心率和亚极量运动心率、改善通气功能和运动肌肉的血流量，提高最大吸氧量、运动耐力和无氧阈，改善与运动有关的症状、体力活动能力，从而达到减轻症状、延长寿命、提高生活质量、保持一定社交和工作能力的目的。

（二）康复治疗方法

1.物理治疗　CHF患者的康复治疗以运动治疗为主，尤其是有氧运动。已经成为CHF患者有效的二级预防措施。ACC/AHA公布的成人CHF诊疗指南将CHF患者运动治疗作为一级推荐——无论是高强度或低强度的运动，都可使心力衰竭患者获益，且这种获益短至3周即可显现。因此，NYHA心功能分级Ⅱ~Ⅲ级的稳定性心力衰竭患者，若无严重心律失常或其他运动禁忌证，应接受运动康复治疗。

CHF患者的运动治疗应在专科医生的指导下，根据心功能分级、危险分层，选择合适的运动方式、运动强度，制订个体化的运动方案。

（1）运动危险分层　为确保稳定性CHF患者康复治疗的稳定性，美国心脏协会（AHA）对符合康复治疗标准的患者进行危险分层（表4-8）。

表 4-8 美国心脏协会（AHA）的危险分层标准

危险级别	NYHA	运动能力	临床特征	监管及EKG监测
A	Ⅰ级	>6MET	无症状	无须监管及心电图、血压监护
B	Ⅰ级或Ⅱ级	>6MET	无心力衰竭表现，静息状态或运动试验≤6MET时无心肌缺血或心绞痛，运动时收缩压适度升高，静息或运动时出现阵发性或持续性室性心动过速，具有自我调节运动强度能力	只需在运动初期监管及心电图、血压监护
C	Ⅲ或Ⅳ级	≤6MET	运动负荷≤6MET时有心绞痛或缺血性ST段压低，收缩运动时低于静息状态，运动时非持续性室性心动过速，有心脏骤停史，有可能危及生命	整个运动过程需要医疗监管指导和心电图血压监护直至确立安全性
D	Ⅲ或Ⅳ级	≤6MET	失代偿心衰，未控制的心律失常，可因运动而加剧病情	不推荐以增强适应为目的的活动，应重点恢复到C级或更高级，日常活动需根据患者评估情况由医师决定

（2）适应证与禁忌证　CHF患者运动康复存在一定风险，必须严格把握适应证与禁忌证。根据ACC/AHA成人CHF诊断和治疗指南慢性心力衰竭的分级标准，被列为B级和C级的稳定性心力衰竭患者均应考虑进行运动康复。不稳定性CHF则作为运动康复的禁忌证，为确保安全，一些稳定性CHF也被列为禁忌证（表4-9）。

表 4-9 运动康复禁忌证

相对禁忌证	绝对禁忌证
1.在过去的1~3天内体重增加≥1.8kg 2.正在接受间断或持续的多巴酚丁胺治疗 3.运动时收缩压下降 4.NYHA心功能Ⅳ级 5.休息或劳力时出现复杂的室性心律失常 6.仰卧位休息时心率≥100次/分 7.先前存在合并症	1.在过去的3~5天休息或劳力时运动耐量或呼吸困难进行性恶化 2.低功率（<2MET）时出现明显缺血 3.未控制的糖尿病 4.急性全身性疾病或发热 5.近期栓塞 6.血栓性静脉炎 7.活动性心包炎或心肌炎 8.中重度的主动脉狭窄 9.需要手术的反流性瓣膜性心脏病 10.过去3周内的心肌梗死 11.新发生的心房颤动

（3）运动处方的制订　运动处方的主要因素包括：运动强度、运动方式、训练节奏。

①运动强度：对CHF患者而言，运动强度是运动处方中最重要的内容，直接关系到运动的效果和安全性。运动强度可参照心率、VO_{2max}、AT等制订。传统的运动强度是按心率来确定的，即运动靶强度是最大心率（HRmax）=220-年龄（岁），但以此作为CHF患者运动靶强度存在较大风险，且随着β受体阻滞剂作为CHF患者的预防用药，以HRmax作为靶强度存在更大隐患。因此以VO_{2max}作为靶强度则相对安全，一般70%~75% VO_{2max}最为常用，在训练的起始阶段运动强度为一般为60%~65%VO_{2max}，以防止过度疲劳和合并症。如果不能直接测定气体代谢，应采取较低强度的运动方案，以尽可能防止高估运动能力而造

成训练过度。另外，主观用力程度（RPE）是衡量运动强度十分有效的指标，通常RPE分值在15~16时，是达到通气阈和发生呼吸困难的强度，CHF患者一般可耐受RPE 11~13的强度。心功能水平与运动强度的关系如下（表4-10）。

表4-10 心功能水平与运动强度的关系

心功能分级	运动强度
Ⅰ级	最大持续活动水平为5.0kcal，间断活动时为6.6kcal，最大代谢当量为6.5MET，主观用力程度计分在13~15。活动强度可以较大
Ⅱ级	最大持续活动水平为2.5kcal，间歇活动时为4.0kcal，最大代谢当量为4.5MET，主观用力程度计分9~11。活动强度明显减小，活动时间不宜过长，活动时心率增加不超过20次/分
Ⅲ级	最大持续活动水平为2.0kcal，间歇活动时为2.7kcal，最大代谢当量为3.0MET，主观用力程度计分为7。以腹式呼吸、放松训练为宜，可做不抗阻的简单四肢活动，活动时间一般数分钟。活动时心率增加不超过10~15次/分。每次运动时间可达到30分钟
Ⅳ级	最大持续活动水平为1.5kcal，间歇活动时为2.0kcal，最大代谢当量为1.5MET。只做腹式呼吸和放松训练等不增加心脏负荷的活动。可作四肢被动活动。活动时心率和血压一般无明显增加，甚至有所下降。WHO提出可以进行缓慢的步行，每次10~15分钟，1~2次/天，但必须无症状

②运动方式：运动方式的选择可按运动方式对应的代谢当量（MET）选择相应运动强度的有氧运动类型，常用有氧运动的代谢当量如下（表4-11）。

表4-11 常用有氧运动的代谢当量

活动	MET	活动	MET
坐床	1.2	步行1.6km/h	1.5~2.0
坐床边	2.0	步行2.4km/h	2.0~0.5
坐椅	1.2	步行4.0km/h	3.0
上楼	9.0	步行5.0km/h	3.4
下楼	5.2	步行6.5km/h	5.6
骑车（慢速）	3.5	步行8.0km/h	6.7
骑车（中速）	5.7	游泳（慢）	4.5

③训练节奏：运动训练开始时，为避免长时间训练引起疲劳，一般应控制5~10分钟，且运动2~4分钟休息1分钟；此后运动时间可以按1~2分钟的节奏增加，直到30~40分钟。完整的运动处方包括热身运动、整理运动，针对CHF患者体力衰弱的情况，可以适当延长热身运动时间至10~15分钟，运动时间为20~30分钟，每周3~5次。

（4）运动处方的实施 建议分三阶段实施。第一阶段在心电图、血压等监护下进行，多在医院完成。第二阶段须在医务人员指导下，包括对运动康复知识的培训、营养指导、疾病知识的培训，可以在医院进行。第三阶段为家庭运动计划，如果成功完成前两阶段运动训练，未出现任何不良事件，可制订家庭运动计划，定期随访。HF-ACTION研究的连续有氧运动方案如下（表4-12）。

表 4-12 HF-ACTION 研究的连续有氧运动方案

训练地点	周	每周次数	有氧运动时间（分钟）	运动强度HRR%（心率储备百分数）	运动方式
最初医院监测阶段	1~2	3	15~30	60	走路或踏车
医院监测阶段	3~6	3	30~35	70	走路或踏车
医院/家庭	7~12	3或2	30~35	70	走路或踏车
家庭	13周至治疗结束	5	40	60~70	走路或踏车

（5）修改或终止运动训练的标准　在运动治疗过程中，如出现以下情况，则需要修改运动处方或终止运动计划：明显呼吸困难或乏力、运动中呼吸频率>40次/分，出现第三心音或者肺内啰音、肺内啰音增加、第二心音亢进、脉压<10mmHg、运动时血压过高（SBP 200mmHg，DBP 100mmHg）或降低（运动加量时血压下降>10mmHg）、运动中室上性或室性早搏增多、大汗、苍白或者意识不清。

2. 心理治疗　心理治疗具有改善或消除CHF患者焦虑、抑郁和绝望心理的作用。一般采用心理安慰、支持和疏导的治疗方法，鼓励患者正确认识疾病，树立战胜疾病的信心，引导患者积极配合治疗，使CHF患者从支持系统中得到帮助、消除心理障碍。

3. 其他

（1）呼吸肌训练　呼吸肌衰竭是CHF患者呼吸困难的因素之一，选择性地进行呼吸肌训练，有助于改善患者的呼吸能力，进而提高患者的运动能力。机制：①抗阻呼吸训练可提高膈肌耐力，增加氧化酶和脂肪分解酶的活性；②通过呼吸肌训练，最大持续通气能力提高，肺活量增加，亚极量、极量运动能力明显提升，呼吸功能得到改善。常用的呼吸训练方法包括主动过度呼吸、吸气阻力负荷和吸气阈负荷，其中吸气阻力负荷最为常用，即采用小口径呼吸管或可调式活瓣的方式增加呼吸阻力。

（2）饮食　CHF患者血容量增加，体内水钠潴留，应给予低盐低脂饮食。食盐的摄入量：轻度心衰患者每日5g左右，中度2.5g，重度1g。选择富含必需氨基酸的优质蛋白，如牛奶、瘦肉、鱼类等，多食新鲜蔬菜、水果及豆制品。少食多餐、不暴饮暴食；食物粗细搭配。限制水分摄入，一般患者液体摄入量为每日1000~1500ml（夏季可增加至2000~3000ml）。

（3）药物治疗　根据心力衰竭诊断与治疗指南进行治疗，强调阻断神经内分泌系统过度激活和阻断心肌重构治疗，推荐将β受体阻滞剂、血管紧张素转化酶抑制剂（ACEI）或血管紧张素Ⅱ受体阻滞剂（ARB）和醛固酮受体拮抗剂作为CHF的基本治疗，并可应用利尿剂及洋地黄类药物。

（4）康复工程　对严重心力衰竭、行走困难的患者使用轮椅代替其步行功能，增强社会交往能力。

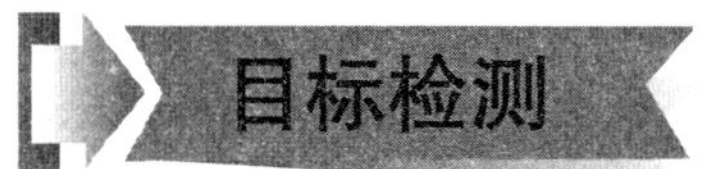

参考答案

选择题

1. 2010年美国心脏病学院/美国心脏学会（ACC/AHA）的成人慢性心力衰竭指南上提出心力衰竭的分期，A期的表现是（　）

A. 心力衰竭高危期，尚无器质性心脏（心肌）病或心力衰竭症状，可发展为心脏病的高危因素

B. 已有器质性心脏病变，但无心力衰竭症状

C. 器质性心脏病，既往或目前有心力衰竭症状

D. 需要特殊干预治疗的难治性心力衰竭

E. 以上都不是

2. 1928年美国纽约心脏病学会（NYHA）提出的分级，心功能Ⅱ级的表现是（　）

A. 患者患有心脏病，但日常活动量不受限制，一般活动不引起疲乏、心悸、呼吸困难或心绞痛

B. 心脏病患者的体力活动受到轻度的限制，休息时无自觉症状，但平时一般活动下可出现疲乏、心悸、呼吸困难或心绞痛

C. 心脏病患者体力活动明显受限，小于平时一般活动即引起上述的症状

D. 心脏病患者不能从事任何体力活动，休息状态下也出现心衰的症状，体力活动后加重

E. 以上都不是

3. 以下不属于CHF诊断标准中主要标准的是（　）

A. 夜间阵发性呼吸困难　　B. 颈静脉怒张

C. 肺啰音　　D. 心脏扩大

E. 踝部水肿

4. 以下不属于稳定CHF患者运动训练的绝对禁忌证的是（　）

A. 近期栓塞　　B. 血栓性静脉炎

C. 活动性心包炎或心肌炎　　D. 运动时收缩压下降

E. 中重度的主动脉狭窄

5. CHF患者血容量增加，体内水钠潴留，应给予低盐低脂饮食。食盐的摄入量轻度心

衰患者每日（　）左右

A. 1g　　B. 2g

C. 3g　　D. 4g

E. 5g

（吴焕转）

第四节　慢性支气管炎康复

学习目标

1.通过本节的学习，重点掌握慢性支气管炎的定义，常用康复技术的操作方法、适应证、禁忌证、临床病程分期。熟悉慢性支气管炎患者的康复治疗目标、肺功能检查、症状评估、慢性支气管炎康复治疗原理。了解慢性支气管炎康复治疗的机制及主要危险因素。

2.学会运用常用康复技术防治慢性支气管炎。

3.能在康复治疗过程中，表现出良好的沟通能力、团队合作精神、全心全意为患者的服务精神。

情境导入

患者，女性，65岁，因“反复咳嗽，气促5年，加重10天”入院。于1年前受凉后出现咳嗽、咳痰，咳嗽多为间断性，较剧烈，痰为白色黏液痰，量多，不易咳出，治疗后症状消失，此后每年发作，持续时间3个月以上，治疗后症状消失。近10天来上述症状加重，无恶心呕吐，无头晕头痛，无视物模糊，无心悸胸闷、胸痛等症状。入院查体：胸廓对称无畸形，无桶状胸，两侧呼吸运动对称，节律规则。未触及胸膜摩擦感，叩诊清音。两肺呼吸音较弱，呼气音延长，两肺上部可闻及干性啰音，两肩胛下区可闻细湿啰音，未闻及哮鸣音。

讨论　1.患者的诊断是什么？诊断依据是什么？

2.如何进行呼吸功能评定？

3.如何为患者制订康复治疗计划？

一、概述

（一）基本概念

慢性支气管炎指气管、支气管黏膜及其周围组织的慢性非特异性疾病。临床上凡慢性咳嗽、咳痰或伴有喘息，每年发病持续3个月，连续2年或2年以上，并排除其他心肺疾病患者；如每年发病不足3个月但有客观的检查依据者，诊断皆可成立。

慢性支气管炎、肺气肿病程长、治疗难度大，最终容易导致呼吸功能丧失。每年全世界死于该病的人数远超过肺部肿瘤，因此患者应重视康复治疗。这是改善呼吸功能和活动能力，提高生活质量重要的一环。

（二）病因及发病机制

本病的病因尚不完全清楚，可能是多种因素共同作用的结果。

1.外因

（1）理化因素　如香烟、烟雾、粉尘、刺激性气体。这些理化因素可损伤气道上皮细胞，导致气道净化功能下降。同时刺激黏膜下感受器，导致副交感神经功能亢进，使气管平滑肌收缩，腺体分泌亢进，气道阻力增加。

（2）感染因素　病毒、细菌、支原体等感染是慢性支气管炎发生发展的重要原因之一。感染因素可造成气道黏膜损伤和慢性炎症。细菌感染常继发于病毒感染，常见病原体为肺炎链球菌、流感嗜血杆菌、卡他莫拉菌和葡萄球菌。病毒感染以流感病毒、腺病毒和呼吸道合胞病毒为多见。目前认为感染是慢性支气管炎的继发感染和加剧病变发展的重要因素。

（3）气候　寒冷常为慢性支气管炎急性发作的重要诱因。

（4）过敏因素　据调查，喘息性支气管炎患者常有过敏史。尘螨、尘埃、花粉、真菌、细菌、寄生虫以及化学气体等，都可以成为过敏因素而致病。

2.内因

（1）呼吸道局部防御及免疫功能减低　正常人呼吸道具有完善的防御功能，能对吸入的空气进行过滤、加温和湿润；咳嗽反射能净化或排除异物和过多的分泌物等。呼吸道防御功能下降，喉头反射减弱，单核吞噬细胞系统功能减弱，慢性支气管炎发病率增加。

（2）自主神经功能失调　当呼吸道副交感神经反应增高时，对正常人不起作用的微弱刺激，可引起患者的支气管收缩痉挛，分泌物增多，从而产生咳嗽、咳痰、气喘等症状。

（三）临床表现

1.主要症状　慢性支气管炎的主要临床表现为咳嗽、咳痰，气喘及反复呼吸道感染。

（1）咳嗽　长期、反复、逐渐加重的咳嗽是本病的突出表现。轻者仅在冬春季节发病，尤以清晨起床前后最明显，白天咳嗽较少。夏秋季节，咳嗽减轻或消失。重症患者则四季均咳嗽，冬春加剧，日夜咳嗽，早晚尤为剧烈。

（2）咳痰　一般痰呈白色黏液，泡沫状，晨起较多，常因黏稠而不易咯出。在感染或受寒后症状迅速加剧，痰量增多，黏度增加，或呈黄色脓性痰或伴有喘息。偶尔因剧咳而痰中带血。

（3）气喘　当合并呼吸道感染时，由于细支气管黏膜充血水肿，痰液阻塞及支气管管腔狭窄，可以产生气喘（喘息）症状。患者咽喉部在呼吸时发出喘鸣声，肺部听诊时有哮鸣音。这种以喘息为突出表现的类型，临床上称之为喘息性支气管炎，但其发作状况又不像典型的支气管哮喘。

（4）反复呼吸道感染　寒冷季节或气温骤变时，容易发生反复的呼吸道感染。此时患者气喘加重，痰量明显增多且呈脓性，伴有全身乏力，畏寒、发热等。肺部出现湿啰音，查血常规中白细胞计数增加等。反复的呼吸道感染尤其易使老年患者的病情恶化，必须予以充分重视。

2.体征　本病早期多无特殊体征，咳、痰、喘为慢性支气管炎的主要症状，并按其类型、分期及有无并发症，临床可有不同表现。在多数患者的肺底部可以听到少许湿性或干性啰音。有时在咳嗽或咯痰后可暂时消失。喘息性支气管炎发作时，可听到广泛的哮鸣音，喘息缓解后又消失。长期发作的患者可发现有肺气肿的征象。

（四）临床分型及分期

1.分型　单纯型和喘息型两型。

2.分期　按病情进展可分三期。

（1）急性发作期　指在一周内出现脓性或黏液性痰，痰量明显增加，或伴有发热等炎症表现，或“咳”“痰”“喘”等症状任何一项明显加剧。

（2）慢性迁延期　指有不同程度的“咳”“痰”“喘”症状迁延一个月以上。

（3）临床缓解期　经治疗或临床缓解，症状基本消失或偶有轻微咳嗽、少量痰液，保持2个月以上。

（五）常见并发症

1.阻塞性肺气肿　是慢性支气管炎最常见的并发症。

2.支气管肺炎　慢性支气管炎的炎症蔓延至支气管周围肺组织中，患者伴有寒战、发热，咳嗽增剧，痰量增多，呈脓性。

3.支气管扩张　慢性支气管炎反复发作，支气管黏膜充血、水肿，形成溃疡，管壁纤维组织增生，管腔或多或少变形，导致支气管扩张。

（六）诊断

（1）咳嗽、咳痰或伴喘息，每年发病3个月，连续2年或以上者。

（2）每年发病不足3个月，而有明确的客观检查依据（如X线、呼吸功能测定等）者亦可诊断。

（3）能排除其他心肺疾病（如哮喘、支气管扩张、肺结核、肺癌、心脏病等）。

（4）痰液检查：急性发作期可培养出致病菌。

二、康复评定

（一）病史

1.现病史

（1）症状　慢性支气管炎的主要临床表现为咳嗽、咳痰，气喘及反复呼吸道感染。本病早期多无特殊体征，咳、痰、喘为慢性支气管炎的主要症状。

（2）咳嗽、咳痰或伴喘息，每年发病3个月，连续2年或以上者。

（3）共患疾病情况　如心脏病、肌肉骨骼疾病、恶性肿瘤等。

（4）对患者生活的影响　包括活动受限程度、误工、对经济的影响，对日常家庭生活、情绪、健康的影响。

2.既往史　包括哮喘、过敏、鼻窦炎或鼻息肉；其他慢性呼吸系统和非呼吸系统疾病。

3.家族史　包括慢性支气管炎及其他慢性呼吸系统疾病。

4.个人史　如吸烟史、职业或环境有害物质接触史（危险因素）。

（二）体格检查

检查项目包括肺部呼吸方式；肺部啰音的分布、性质、强弱；心脏的大小、心音和杂音的性质、响度；肝脏的大小，有无肝颈静脉回流征；下肢有无水肿等与心肺功能相关的症状。

（三）肺功能检查

肺功能检查：肺功能检查是判断气流受限的客观指标，对慢性支气管炎的诊断、严重程度、进展情况、预后、治疗效果均有极重要的意义。气流受限主要由FEV_1、FEV_1/FVC下降确定的。FEV_1/FVC是一项敏感指标，可检出轻度的气流受限，$FEV_1/FVC\%$是评定气流受限程度的指标。吸入支气管扩张剂后（一般多用沙丁胺醇）FEV_1/FVC用于评估气流受限是否可逆，如$FEV_1/FVC\%$仍<70%，则可认为气流受限不可逆。肺过度充气使肺总量（TLC）、功能残气量（FRC）和残气容积（RV）增高，而气流受限使肺活量（VC）降低，

由于肺总量（TLC）增加不及RV增加得多，故RV/TLC增高。上述肺功能改变客观反映肺同期功能降低的事实。

（四）其他辅助检查

1. X线 早期无异常。反复发作后，可表现为肺纹理增粗、紊乱，呈网格或条索状、斑点状阴影，以双下肺明显。

2. 呼吸功能检测 早期无异常。病情进展可出现小气道阻塞，最大呼气流速-容积曲线在75%和50%肺容量时，流量明显降低。

3. 血液检查 合并细菌感染时偶可出现白细胞总数和（或）中性粒细胞总数增高。

三、康复治疗

针对慢性支气管炎的病因、分期和反复发作的特点，采取防治结合的综合措施。在急性发作期和慢性迁延期应以控制感染和祛痰、镇咳药物为主，同时配合适当的排痰训练、呼吸训练。伴发喘息时，应予解痉平喘的治疗。对临床缓解期宜加强锻炼，增强体质，提高机体抵抗力，预防复发为主。

（一）药物治疗

1. 急性发作期治疗

（1）控制感染 视感染的主要致病菌和严重程度或根据病原菌药敏结果选用抗生素。轻者可口服，较重患者用肌注或静脉滴注抗生素。常用的有青霉素G，红霉素，氨基糖苷类，喹诺酮类，头孢菌素类抗生素等。能单独用窄谱抗生素时应尽量避免使用广谱抗生素，以免二重感染或产生耐药菌株。

（2）祛痰、镇咳 对急性发作期患者在抗感染治疗的同时，应用祛痰药及镇咳药物，以改善症状。迁延期患者尤应坚持用药，以消除症状。常用药物有氯化铵合剂、溴己新等。对年老体弱无力咳痰的患者或痰量较多的患者，应以祛痰为主，不宜选用强烈镇咳药，以免抑制中枢神经加重呼吸道炎症，导致病情恶化。痰液黏稠不宜咳出者，可用雾化吸入器，加入的药物可有庆大霉素、糜蛋白酶等，雾化时要注意雾量适中，雾化的药液量不宜多，一般雾化时间以10~20分钟为宜。对于神志清醒能咳嗽的患者，应指导患者深呼吸和有效咳嗽、咳痰，并注意经常变换体位，有利于痰液的排出。若胸部有伤口时应嘱患者轻轻按压或扶住伤口部位，也可用枕头按住伤口，在咳嗽时加压以抵消或抵抗咳嗽引起的伤口局部的牵拉和疼痛，减轻疼痛。

（3）解痉、平喘 使用解痉平喘药物可解除支气管痉挛，改善通气功能，也有利于痰液排出。常选用氨茶碱、特布他林等口服，或用沙丁胺醇等吸入剂。若气道舒张剂使用后气道仍有持续阻塞，可使用皮质激素，泼尼松20~40mg/d。

（4）气雾疗法　气雾湿化吸入或加复方安息香酊，可稀释气管内的分泌物，有利排痰。如痰液黏稠不易咳出，目前超声雾化吸入有一定帮助，亦可加入抗生素及痰液稀释剂。

2.缓解期治疗　继续药物治疗：一部分慢性发作期的患者，经过一个较短时期的药物治疗，可转入缓解期。这时，咳、痰、喘、炎等四种症状基本消失，但这不等于气管内的病理改变已经完全恢复正常，还应连续服药一段时期。

（二）康复治疗方法

1.呼吸训练

（1）目的　呼吸训练的目的在于改善换气；改善肺部、胸部弹性；维持和增大胸廓活动度；强化有效咳嗽；强化呼吸肌及改善呼吸协调性；缓解胸部紧张程度；增强患者体质。

（2）一般原则

①尽可能在安静的环境中进行训练。

②充分向患者说明呼吸训练的目的和合理性。

③指导患者穿着轻便的衣服，尽可能地保持全身放松的体位：开始采取膝屈曲的仰卧位，使腹肌放松。适时可选择坐位、立位等其他体位进行治疗。

④对患者的日常呼吸方式进行观察评定。

⑤对患者进行放松技术的指导，主要是针对胸廓上部、肩胛带肌的放松。

（3）注意事项

①对有呼吸困难的患者，首先考虑辅助呼吸法和氧气吸入，维持呼吸通畅。

②不要让患者努力地呼吸，呼气时必须有意识地放松，若努力呼气，易引起气管内的气流紊乱，增加气道阻塞，易诱发支气管痉挛。

③训练开始时不要让患者长呼气，这是导致呼吸急促的原因。

④吸气初期不要让呼吸辅助肌收缩。

⑤为了避免过度的换气，做3~4次深呼吸练习即可。

（4）效果　增加每分通气量；减少呼吸次数；减少每分钟换气量；增加呼吸功率；增加动脉血氧分压；降低动脉血二氧化碳分压。

（5）主要训练方法

①缩唇呼吸：缩唇呼吸指在呼气时缩紧嘴唇，如同吹笛时一样，使气体缓慢均匀地从两唇之间缓缓吹出。这种方法可以增加呼气时支气管内的阻力，防止小气道过早塌陷，有利于肺泡内气体的排出。每次10~20分钟，每日3~4次。

②腹式呼吸：腹式呼吸可分为仰卧位腹式呼吸、坐位腹式呼吸和立位腹式呼吸，根据

患者具体情况选择和运用。每次10~20分钟，每日3~4次。

2. 排痰训练

（1）目的　是保持呼吸道通畅，避免痰液淤积，提高药效，促进病情恢复，预防感染，减少并发症。包括体位引流排痰、手法排痰、咳嗽排痰、主动呼吸循环技术及物理因子治疗等。

（2）手法拍痰　治疗者通过手法促进患者气道内的分泌物移动，有助于黏稠的痰液脱离支气管壁排出。具体方法包括叩击法、震颤法和挤压法。

①叩击法：治疗者手指并拢，掌心成杯状，运用腕部力量在引流部位胸壁上双手轮流叩击拍打30~45秒，患者可自由呼吸。

②震颤法：叩击拍打后用手按在病变部位，嘱患者做深呼吸，在深呼气时作胸壁颤摩振动；连续3~5次；再作叩击，如此重复2~3次，再嘱患者咳嗽以排痰。

③挤压法：是治疗者在呼气时挤压患者胸部、促进排痰。在体位引流过程中进行叩击与震颤等方法，可加强排痰效果。

3. 家庭氧疗　家庭氧疗能有效地提高有并发症的慢性支气管炎患者缓解期生存率的治疗手段。因大部分患者不了解氧疗的重要性及氧疗的意义，因此，患者病情进入缓解期后须做好关于家庭氧疗方面的健康教育，家庭氧疗要求患者持续低流量（1~2L/min）吸氧，每天维持大于15小时的长期氧疗。同时教会患者及家属吸氧的操作方法及注意事项，做好四防：防火、防油、防热、防震。做到卫生用氧：鼻导管和面罩每天清洗1次，通常先使用家庭用的清洁剂洗涤，再用清水洗干净后晾干。湿化瓶每日用清水清洗，湿化瓶及湿化瓶内纯净水每天更换1次。鼻导管每周更换1~2次。

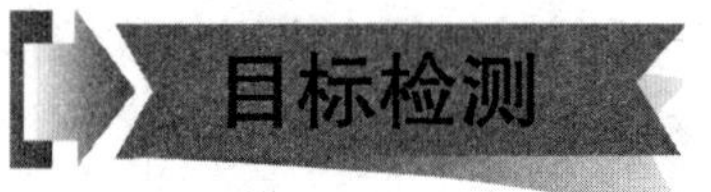

参考答案

选择题

1. 慢性支气管炎的主要突出表现为是（　）

A. 长期、反复、逐渐加重的咳嗽　　B. 慢性进行性加重的呼吸困难

C. 胸闷　　D. 喘息

E. 慢性咳嗽咳痰

2. 慢性支气管炎的临床分型是（　）

A. 复杂型和喘息型　　B. 单纯型和喘息型

C. 咳嗽型和喘息型　　D. 单纯型和咳嗽型

E. 复杂型和咳嗽型

3.慢性支气管炎的临床缓解期，是指经治疗或临床缓解，症状基本消失或偶有轻微咳嗽、少量痰液，保持（　）以上者

A.1个月　　B.2个月

C.3个月　　D.4个月

E.5个月

4.下列不属于呼吸训练的目的是（　）

A.缓解胸部的紧张　　B.改善肺部、胸部的弹性

C.强化呼吸肌、改善呼吸的协调性　　D.减少换气，改善气流

E.强化有效的咳嗽

5.慢性支气管炎的主要体征的是（　）

A.呼吸困难　　B.胸闷

C.咳、痰、喘　　D.水肿

E.感染

（吴焕转）

第五节　慢性阻塞性肺疾病康复

学习目标

1.通过本节的学习，重点掌握慢性阻塞性肺疾病的定义、评估以及治疗方法。

2.学会运用康复技术防治慢性阻塞性肺疾病。

3.能在康复治疗过程中，表现出良好的沟通能力、团队合作精神、全心全意为患者的服务精神。

情境导入

患者，男性，59岁，退休工人，患有慢性阻塞性肺疾病及高血压15年余。患者家住6楼，需步行上下楼梯。目前患者主要症状是上下楼梯时呼吸气促，胸闷，家务劳动及活动稍多则症状明显加重。体重65kg，身高165cm。肺功能检测结果示：$FEV_1/FVC\%$为57%（0.89/1.55），FEV_1预计值是45%。静止心率是80次/分，静止血氧饱和度是95%。在两次6分钟步行测试中，最远步行距离是400m。步行后，血氧

饱和度是91%，同时有着非常严重的气促（气促指数7分）。

讨论 1.患者需要做哪些功能评定？

2.可以设计哪些针对性康复治疗方法？

一、概述

慢性阻塞性肺疾病（COPD）是一种具有气流阻塞特征的慢性支气管炎和（或）肺气肿，可进一步发展为肺心病和呼吸衰竭的常见慢性疾病。与有害气体及有害颗粒的异常炎症反应有关，致残率和病死率很高，全球40岁以上发病率已高达9%~10%。通常是由于明显暴露于有毒颗粒或气体引起气道和（或）肺泡异常。新定义强调了致病因素和呼吸道症状，而炎症仍是COPD的重要致病机制，累及肺的病理性变化并引起全身反应。

在全球范围内，COPD居当前死亡原因的第四位。在我国，COPD是导致患病和死亡的第二大疾病，2012年的40岁及以上人群COPD患病率为9.9%。COPD因其患病人数众多，死亡率高，社会经济负担重，已成为一个重要的公共卫生问题。

二、康复评定

（一）呼吸功能评定

1.病史 包括职业史、个人生活史、吸烟史、营养状况、生活习惯、活动及工作能力、家族史、既往的用药治疗情况、现病史等。

2.症状评估 呼吸系统最常见症状即呼吸困难、咳嗽、咳痰、喘息和胸痛。其他症状：晚期患者常有体重下降、食欲减退、精神抑郁和（或）焦虑等；合并感染时可咳血痰或咯血；病变累及胸膜时常出现疼痛，胸痛也是心脏疾病常见发病症状，应通过疼痛性质、与呼吸活动的相关性以及结合其他证据，加以鉴别。

3.肺功能检查 肺功能检查是判断气流受限最客观的指标，且重复性好，对COPD的诊断、严重度评价、疾病进展、预后及治疗反应等均有重要意义，是COPD诊断的金标准。主要通过第1秒用力呼气量（FEV_1）、用力肺活量（FVC）以及一秒率（FEV_1/FVC）来判断。吸入支气管扩张剂后FEV_1/FVC的固定比率<0.70，可确定为不完全可逆的气流受限。呼气流量峰值（PEF）及最大呼气流量-容积曲线（MEFV）也可作为气流受限的参考指标，但在COPD中PEF与FEV_1相关性不够强，PEF有可能低估气流阻塞的程度。气流受限可导致肺过度充气，使肺总量（TLC）、功能残气量（FRC）和残气量（RV）增高，肺活量（VC）减低。TLC增加不及RV增加的程度大，故残总比（RV/TLC）增高。肺泡隔破坏及肺毛细血管床丧失可使弥散功能受损，一氧化碳弥散量降低，一氧化碳弥散量与肺泡通气

量之比比单纯一氧化碳弥散量更敏感。

4.呼吸困难评定 呼吸困难是COPD患者呼吸功能障碍最主要的表现，也是影响患者工作、生活质量的最重要因素。因此，对呼吸困难程度评定是评价患者呼吸功能的基本方法。常用改良的英国医学研究委员会呼吸困难量表评分（modified medical research council dyspnea scale，mMRC），该评分用以评价呼吸困难对患者整体生活状态的影响程度。当我们需要评价患者从事某一项具体活动时的呼吸困难程度，可使用改良的伯格指数（改良Borg指数）。

（二）运动功能评定

运动功能障碍主要表现为肌力、肌耐力减退，肢体运动功能下降、运动减少，而运动减少又使心肺功能适应性下降，进一步加重运动障碍，形成恶性循环。同时，COPD患者常继发骨质疏松和骨关节退行性改变，这也是引起运动障碍的原因之一。运动是呼吸康复的重要组成部分，通过运动功能的评估，准确了解患者身体状况，有利于为COPD患者制订安全、适量、个体化的运动治疗方案。

1.平板或功率自行车运动试验 使用运动平板或功率自行车进行极量或症状限制性运动试验，同时测量运动气体代谢数据，获取最大摄氧量（VO_{2max}）、最大心率（HRmax）、最大MET值、运动时间等相关量化指标评价患者运动能力。也可用运动平板或功率自行车运动试验中的患者主观劳累程度分级等半定量指标来评价患者运动能力。

2. 6分钟步行试验（6minute walk test，6MWT） 对无法耐受平板运动试验等极量或症状限制性运动试验但可步行的患者，可进行6分钟步行试验。

试验需要在平坦的地面标出一段30米的直线距离，每1米做标记。测试前告知患者6分钟内尽可能远地走。测试者每分钟末用标准语言指引患者，观察并记录患者可能发生的气促、胸痛等不适情况以及血氧饱和度（SpO_2）、心率（HR）、Borg指数、距离等。测试过程允许患者休息，继续计时直至6分钟结束，记录患者受限原因。更简单的操作与更大的适用范围使6MWT在临床上的使用更为广泛。6MWT的距离预计值可参考公式218+[5.14×身高（cm）−5.32×年龄]−[1.8×体重（kg）]+[51.31×性别（男=1，女=0）]，测试总距离更适用于患者自身对比。若测试中$SpO_2<90\%$，推荐后续康复治疗的运动训练中使用氧疗。

3.平衡与协调功能评定 COPD患者中老年人占绝大多数，WHO提出老年群体需常规进行平衡与协调功能评定，可根据患者情况或治疗需求选择Berg平衡量表、功能性伸展测试或起立步行测试等。

4.关节活动度与肌耐力评定 可使用传统的关节活动的与肌耐力评定方法，因患者多为老年人，评估也更强调功能性评估，所以临床上很少以每个关节或每块肌肉进行评定，更多地结合日常生活活动，常用的大肌群，以及综合性的体能评估方式。

（三）心理功能评定

不少COPD患者因呼吸困难等症状的困扰，对疾病产生恐惧、焦虑、抑郁，精神负担加重。患者因心理因素惧怕出现劳力性气短，不愿意参与体能活动。由于长期处于供氧不足状态，出现精神紧张、烦躁不安，咯血、胸闷、气短、气促等症状，严重干扰患者的休息、睡眠，反过来又增加了患者体能消耗，造成一种恶性循环，给患者带来极大的心理压力和精神负担。甚至由于长期患病，反复入院，导致抑郁、绝望等不良心理。因此，尽早对COPD患者进行心理功能的评定是非常必要的，例如简易老年抑郁量表（geriatric depression scale，GDS-15），使用该量表可将受试者分为正常、轻度抑郁及重度抑郁。

（四）结构评定

气道狭窄、阻塞，肺泡膨胀、失去弹性，肺血管增生、纤维化是COPD结构异常的基本表现。胸部前后径增大、剑突下胸骨下角（腹上角）增宽等；长期慢性缺氧者可见杵状指；伴右心衰者可见下肢水肿、肝脏增大。胸部X线可查见肺纹理增加、肺透亮度增加、肋间隙增宽、膈肌低平等，高分辨率CT及薄层高分辨率CT能查见气管壁增厚、管腔狭窄。

（五）活动评定

由于呼吸困难和体能下降，多数患者日常生活都受到程度不同的限制。表现为日常生活活动能力减退。同时，患者因心理因素惧怕出现劳力性气短，限制了患者的活动能力，迫使一些患者长期卧床，丧失了日常生活能力。评估日常生活活动可选用常见的改良的Barthel指数、功能独立性量表等。也可以根据患者行走、穿衣及家庭劳动等日常生活活动，将呼吸功能障碍患者的日常生活活动能力分为六级。

三、康复治疗

（一）物理治疗

物理治疗具有缓解患者临床症状、改善呼吸功能、提高机体运动能力及减轻心肺系统负担的作用。主要技术包括气道廓清技术、咳嗽及辅助咳嗽技术、呼吸训练等。

1.气道廓清技术 具有促进分泌物排出、减少反复感染、缓解呼吸困难和支气管痉挛及维持呼吸道通畅的作用。

（1）体位引流 指通过适当的体位摆放，使患者受累肺段内的支气管尽可能地垂直于地面，利用重力的作用使支气管内的分泌物流向气管，然后通过咳嗽技术排出体外的方法。合理的体位引流可以控制感染，减轻呼吸道阻塞，保持呼吸道通畅。其原则是病变的部位放在高处，引流支气管开口于低处。体位引流的适应证：痰量每天大于30ml，或痰量中等但其他方法不能排出痰液者。禁忌证：心肌梗死、心功能不全、肺水肿、肺栓塞、胸膜渗出，急性胸部外伤、出血性疾病。体位引流不是适用于所有的患者，在决定采用体位引流治疗之前一定要注意相关的禁忌证。尤其是病情不稳定的患者，一定要慎重。我们可以适当地改良体位，避免头部过多地朝下而引起危险。

体位引流的时间选择：不允许饭后立即进行体位引流；大量临床经验显示雾化吸入之后进行体位引流是非常合适的，并且能够带来最大的治疗效果；选择在患者休息之前进行体位引流是合适的，因为其可以帮助患者休息和为患者带来良好的睡眠。

治疗的频率：治疗的频率完全根据患者的病理情况和临床症状。如果患者有大量的稠痰，1天2~4次都是可以的，直到肺部保持清洁。如果患者的情况得到改善，那么相应的就应该减少次数。

不需要继续做体位引流的标准：胸部X线显示相对清晰；患者24~48小时内不再发热；听诊时呼吸音正常或者接近正常。

除了用体位引流、深呼吸，或者有效的咳嗽能够促进气道的清洁，在体位引流时联合用不同的徒手操作技术能更有效地清洁气道。包括叩击、振动与摇动。

（2）叩击　治疗师手呈杯状，置于患者胸部，交替地有节律地叩击患者的胸壁。治疗师应该保持肩、肘和腕部松弛和灵活。叩击应持续一段时间或者直到患者需要改变位置想要咳嗽。这种操作不应该引起疼痛或者不舒适。应该防止刺激敏感的皮肤，可以让患者穿着一件薄的柔软舒适的衣服，或者在裸露的身体上放一条舒适轻薄的毛巾。应该避免在女士的乳房或者是骨突部位做叩击。

叩击禁忌证：治疗部位局部皮肤破损；骨折，脊椎融合，严重的骨质疏松；肿瘤区域；肺栓塞；明显的出血倾向；不稳定型心绞痛；严重的胸壁疼痛。叩击可能出现支气管痉挛等并发症，在操作前后及过程中均应严密监测患者的生命体征。

（3）振动　将两只手直接放在患者胸壁的皮肤上，当患者在呼气的时候给予轻微的压力快速振动。良好的振动操作的获得来自于治疗师从肩到手等长收缩上肢的肌肉。

（4）摇动　是在患者呼气时比振动更有力地断断续续地摇动的操作，是治疗师的手成对的大幅度地活动。治疗师拇指扣在一起，将其余手指打开直接放在患者的皮肤上面，手指缠住胸壁。治疗师同时给予适度的压迫和振动。

（5）主动循环呼吸技术　可以有效地帮助清除支气管分泌物，包括呼吸控制、胸廓扩张技术、用力哈气技术三部分。可根据具体需求随意排列循环。

2.咳嗽及辅助咳嗽技术　咳嗽是一种防御性反射，当呼吸道黏膜上的感受器受到微生物、物理、化学刺激时，可引起咳嗽反射。COPD患者咳嗽机制受到损害，最大呼气流速下降，纤毛活动受损，痰液本身比较黏稠。因此更应该教会患者正确的咳嗽方法。但无效的咳嗽只会增加患者痛苦和体力消耗，加重呼吸困难和支气管痉挛。并不能真正地维持呼吸道通畅。

（1）标准程序　评估患者自主和反射性咳嗽的能力；将患者安置于舒适和放松的位置，然后深吸气和咳嗽。坐位身体向前倾是最佳的咳嗽位置。患者轻微地弯曲颈部更容易咳嗽；教会患者控制性地膈式呼吸，建立深吸气；示范急剧的、深的、连续的两声咳嗽；示范运用适当的肌肉产生咳嗽（腹肌收缩）。使患者将手放在腹部然后连续呵气3次，感觉腹肌收缩。使患者连续发音，绷紧声带，关闭声门，并且收紧腹肌；当患者联合做这些动作的时候，指导患者深吸气，但是放松，然后发出急剧的两声咳嗽；假如吸气和腹部肌肉很弱的话，可以使用腹带或者进行舌咽反射训练。

（2）辅助咳嗽技术　主要适用于腹部肌肉无力，不能引起有效咳嗽的患者。操作程序：让患者仰卧于硬板床上或坐在有靠背的轮椅上，面对治疗师，治疗师的手置于患者的肋骨下角处，嘱患者深吸气，并尽量屏住呼吸，当其准备咳嗽时，治疗师的手向上向里用力推，帮助患者快速呼气，引起咳嗽。如痰液过多可配合吸痰器吸引。

（3）哈咳技术　深吸气，快速强力收缩腹肌并使劲将气呼出，呼气时配合发出“哈”“哈”的声音。此技术可以减轻疲劳，减少诱发支气管痉挛，提高咳嗽、咳痰的有效性。

3.呼吸训练　具有促进膈肌呼吸、减少呼吸频率、提高呼吸效率、协调呼吸肌运动、减少呼吸肌及辅助呼吸肌耗氧量、改善气促症状的作用。进行呼吸训练的目的是使患者建立生理性呼吸模式，恢复有效的腹式呼吸。全身性的有氧训练无疑可改善呼吸肌的力量和耐力，但针对性的专项训练更为有效。呼吸肌的训练原理与其他骨骼肌相似，主要通过施加一定的负荷来使其收缩力增强。

（1）体位的摆放　很多COPD的患者都曾经或者正在遭遇呼吸困难（气短或气促）的困扰，尤其是在患者运动之后或者精神紧张的情况下尤其明显。当患者正常的呼吸模式受到干扰，那么气短也就随之发生。教会患者进行自我呼吸控制和体位的摆放将有利于改善患者这一症状。可以在患者坐、走、上下楼梯或者完成工作的时候进行。大部分患者能够清楚地意识到在活动中发生呼吸困难的前期症状。在出现轻微呼吸困难的时候就要告诉患者立即停止目前正在执行的动作，并且使用呼吸控制和缩唇呼吸来防止呼吸困难的进一步加重。使患者处于轻松的位置，通常是将身体前倾。如果有必要，应该使用支气管扩张剂。使患者使用呼吸控制技术来降低呼吸频率，并使用缩唇呼吸来避免呼气时候的过度用力。在使用缩唇呼吸之后，应该建立有效的腹式呼吸模式，避免使用辅助呼吸肌。然后使患者继续保持在这个姿势继续放松和控制呼吸，恢复良好的呼吸模式。

（2）膈肌呼吸训练　又称为腹式呼吸训练，是正常的也是最有效的呼吸方式。腹式呼吸训练，就是通过增加膈肌活动范围以提高肺的伸缩性来增加通气量，膈肌活动每增加1cm，可增加肺通气量250~300ml，同时使浅快呼吸逐渐变为深慢呼吸。膈肌较薄，活动时耗氧不多，又减少了辅助呼吸肌不必要的使用，使呼吸效率提高，呼吸困难缓解。COPD患者由于其病理变化，横膈被明显压低，活动受到严重限制。此时患者代偿性地使用胸式呼吸来代替，甚至动用辅助呼吸肌进行呼吸，形成浅而快的异常的呼吸模式。因此应教会患者自觉地使用膈肌呼吸这种更为有效的呼吸方式。提高其呼吸效率，降低耗氧量。

（3）缩唇呼吸训练　缩唇呼吸是指在呼气时缩紧嘴唇，如同吹笛时一样，使气体缓慢均匀地从两唇之间缓缓吹出。这种方法可增加呼气时支气管内压，防止小气道过早塌陷，有利于肺泡内气体的排出，改善肺部换气功能。减慢呼吸速率，增加潮气量。缩唇呼吸应在自然呼气时而非用力呼吸的情况使用。该方法可延缓或防止气道的塌陷。其方法是将患者安置于舒适放松的位置。向患者解释在呼吸的时候应该放松，不要引起腹部肌肉的收缩。将治疗师的手放在患者的腹部上面，感觉患者的腹部肌肉是否收缩。要求患者深而慢地吸气，然后嘱患者缩唇将气体缓慢地呼出。用鼻吸气，用口呼气。

（4）深慢呼吸训练　这一呼吸有助于减少解剖无效腔的影响而提高肺泡的通气量，因此对COPD患者康复是有利的。每次训练前，先设置呼吸节律，可借助节拍器。随着训练次数增加，所设置的节律逐渐减慢，适当延长呼气过程，使呼气更加完善，减少肺泡内的残气量。

4.心理治疗　COPD患者普遍存在焦虑、沮丧和其他心理健康障碍。流行病学的报道有接近45%COPD患者存在心理障碍。从临床现状看，老年COPD患者的心理治疗普遍不被重视。同时，因为害怕副作用、上瘾及出于花费的考虑或者服用太多药物的挫折感，许多年老患者拒绝服用抗焦虑药或抗抑郁药物。实践表明，通过积极的心理干预能够有效地缩短物理治疗的疗程和提高物理治疗的效果，帮助患者减少不良的情绪和促进患者适应社会环境。物理治疗师应该给患者提供一些压力症状的认知和解决压力的方法，必要时心理医生介入。

（二）其他治疗

COPD的药物治疗是康复治疗的基础，稳定期用药主要有β_2受体激动剂、抗胆碱能药物、吸入性糖皮质激素，应该根据患者病情的严重程度、急性加重的风险、共病情况、副作用、经济能力与药物装置使用情况来确定药物使用策略。外科手术治疗方面，COPD中较为局限性的肺气肿可考虑行肺减容术，终末期COPD患者可考虑肺移植手术，其中美国胸外科协会和国际心肺移植协会联合制定的肺移植受体选择标准：合适年龄；临床和生理功能上的严重疾病；药物治疗无效或者缺乏；预期寿命有限；理想的营养状态；社会心理状态和控制情绪能力满意。入选标准还是较为严格，再者手术技术难度大、术后并发症风险高、供体有限、手术费用高，导致目前接受肺移植手术的患者是极少数的。

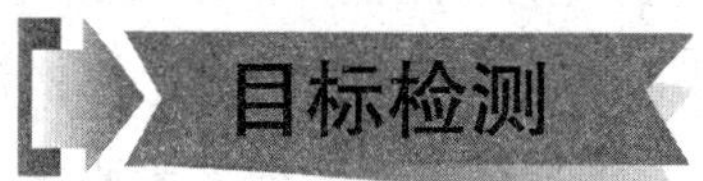

参考答案

选择题

1. 慢性阻塞性肺疾病患者的教育和宣教，说法错误的是（　）

A. 教育和宣传是COPD康复的重要组成部分

B. 教育内容不包括呼吸道的解剖、生理、病理生理知识

C. 教育内容包括药物的作用、不良反应、剂量及正确使用

D. 教育内容包括正确及安全使用氧气

E. 教育内容包括预防感冒和戒烟

2. 下列措施对预防COPD错误的是（　）

A. 戒烟　B. 预防性使用抗生素

C. 控制大气污染　D. 减少职业性粉尘接触

E. 戒高糖高盐的食物

3. 以下不是胸部叩击的禁忌证的是（　）

A. 咯血　B. 未引流的气胸

C. 痰液黏稠不易咳出者　D. 胸部外伤

E. 开胸手术

4. 以下不属于COPD的高危人群的是（　）。

A. 经常饮酒者　B. 有长期吸烟者

C. 慢性咳嗽、咳痰者　D. 儿时反复下呼吸道感染

E. 经常接触刺激性工业粉尘

5. 对COPD诊断、疾病进展、预后及治疗有重要意义的检查是（　）

A. 胸部X线　B. 动脉血气分析

C. 肺功能检查　D. 血常规

E. MRI

（梁洁红）

第六节　支气管哮喘康复

学习目标

1.通过本节的学习，重点掌握支气管哮喘的定义、康复评估方法，以及康复治疗方法。

2.学会运用物理因子疗法、运动疗法以及药物治疗和脱敏方法来治疗和预防支气管哮喘。

3.能在康复治疗过程中，表现出良好的沟通能力、团队合作精神、全心全意为患者的服务精神。

情境导入

患者，女性，24岁。发作性干咳3月，无发热、咯血、胸痛、胸闷，多次拍胸片未发现异常，反复用过“阿莫西林、阿奇霉素及止咳药”未见效。去年春季曾有同样症状发作，曾服用过“氨茶碱”后完全缓解。查体：体温37.2℃，脉搏100次/分，呼吸18次/分，血压120/75mmHg，双肺未闻及哮鸣音及湿啰音，诊断为支气管哮喘。

讨论　1.如何进行呼吸功能评定？

2.可以运用哪些康复治疗方法进行功能改善和康复？

一、概述

支气管哮喘（bronchial asthma）是由嗜酸性粒细胞、肥大细胞和T淋巴细胞等多种炎症细胞参与的气道慢性炎症。这种炎症导致易感者对各种激发因子具有气道高反应性，引起患者气道缩窄。临床表现：反复发作性的喘息、呼气性呼吸困难、咳嗽、胸闷等，常在夜间和（或）清晨发作、加剧，常出现广泛多变的可逆性气流受限，多数患者可自行或经治疗后缓解。

支气管哮喘的流行病学：全球约有1.6亿支气管哮喘患者，各国患病率1%~13%不等，我国的患病率为1%~4%。本病可发生于任何年龄，但半数以上在12岁前起病。在哮喘患儿中，约有70%起病于3岁前。一般认为儿童发病率高于成人，成人男女患病率大致相同，约40%的患者有家族史，城市患病率高于农村。哮喘是一种对患者及其家庭和社会都有明显影响的慢性疾病。

二、康复评定

（一）呼吸功能评定

1.肺活量（vital capacity，VC） 在深吸气后，缓慢而完全地呼出的最大空气量。可利用肺活量计测定。其正常变异较大（可超过±20%），但由于简便易行，且其数值随限制性呼吸系统疾病严重程度而下降，所以仍是最有价值的测定方法之一。

2.用力肺活量（forced vital capacity，FVC） 用力肺活量是在深吸气后利用最快速度强力呼气的一种试验。通常用肺活量计测定呼气流量。对于气道阻塞患者VC会明显高于FVC。

（二）运动功能评定

运动试验可评估支气管哮喘患者的心肺功能和运动能力，为患者制订安全、适量、个体化的运动治疗方案。

1.恒定运动负荷法 指在恒定代谢状态下测定受试者的心肺功能。在6分钟或12分钟步行时间内监测心率、摄氧量，这是呼吸疾病康复中最常用的评定运动功能的方法。

2.运动负荷递增法 按一定的运动方案，每间隔一定时间增加一定负荷量，根据终止条件结束运动。终止条件有极限运动试验和次极限运动试验，监测心率、呼吸率、血压、ECG、VO_2、呼吸商等，从肺功能数据中评估最大运动时耐受能力。

3.耐力运动试验 分别于训练计划开始前和完成时，用运动耐力的标准测量进行评估，如在步行器或固定自行车上用次最大负荷（由开始的运动负荷递增法测得）测定耐力。常选用最大负荷的75%~80%作为固定负荷，并记录其速度与时间。

运动功能评定测试中，停止试验的指征如下。

①重度气短。

②血氧分压下降超过2.67kPa或血氧分压小于7.33kPa。

③二氧化碳分压上升超过1.33kPa或二氧化碳分压大于8.66kPa。

④出现心肌缺血或心律失常的症状与体征。

⑤疲劳。

⑥收缩压上升超过2.67kPa或收缩压大于33.3kPa，或在增加负荷时血压反而下降。

⑦达到最大通气量。

（三）呼吸肌力测定

呼吸肌力测定包括最大呼气压（MEP），最大吸气压（MIP）以及跨膈压的测量。跨膈压反映呼气与吸气期间可产生的最大能力，代表全部吸气肌和呼气肌的最大功能，也可作为咳嗽与排痰能力的一个指标。

（四）心理功能评定

哮喘可影响儿童的心理发育，包括自尊心。对成人而言，由于哮喘影响他们的工作、生活、学习，也会产生心理问题。对哮喘患者进行心理功能评定，了解其心理状态，有利于哮喘患者的康复治疗。常用汉密尔顿抑郁量表。

（五）结构评定

1.影像学检查　胸部X线检查在缓解期多无明显异常。早期在哮喘发作时可见两肺透亮度增加，呈过度充气状态。如并发呼吸道感染，可见肺纹理增加及炎症性浸润阴影。同时要注意肺不张、气胸或纵隔气肿等并发症的存在。

2.特异性变应原的检测　可用放射变应原吸附试验（RAST）测定特异性IgE，过敏性哮喘患者血清IgE可较正常人高2~6倍。在缓解期检查可判断变应原，但应防止发生过敏反应。

（六）日常生活活动评定

日常生活活动能力反映了人们在家庭和社区的最基本的能力，哮喘的患者往往有日常生活活动方面的障碍。评定的范围包括运动、自理、交流、家务活动等方面。评估日常生活活动可选用常见的改良的Barthel指数、功能独立性量表等。

三、康复治疗

（一）物理治疗

哮喘的治疗应以综合治疗为基础，药物治疗为主，积极实施康复治疗。除采取药物、康复治疗外，应积极寻找引起哮喘发作的过敏原或其他非特异刺激因素。康复治疗以改善心肺功能，提高其对运动和活动的耐力，增加日常生活活动能力，提高劳动力，提高生活质量为目标。康复治疗方法主要包括物理治疗、作业治疗、心理治疗、健康教育等。

1.急性发作期的物理治疗

（1）穴位感应电疗法　患者取舒适体位，使用感应电疗仪，手柄电极，取穴大椎、肺俞、膈俞，配穴天突、太渊、丰隆或足三里，中等强度刺激，以引起向下传导感为宜，治疗时间每穴2~10分钟，但一次总治疗时间不宜超过15~20分钟。

（2）气管部位直流电离子导入疗法　用直流电疗仪，患者取卧位，选取2个300cm^{2}的电极，一极置于颈部导入10%氯化钙；另一极置于胸前部，电量15~20mA，时间10~20分钟，15~20次为1个疗程。

2.非急性发作期的物理治疗

（1）超声雾化吸入疗法　用超声雾化吸入治疗仪，吸入支气管扩张剂药液，每次吸入15~30分钟，每日1~2次。痰液黏稠，不易咳出者，可加用糜蛋白酶。

（2）超短波疗法　肾上腺部位治疗用双肾区并置，无热量，15~20分钟，每天一次，10~15次为1个疗程。气管部位治疗用前后对置，无热量或微热量，15~20分钟，每天一次，10~15次为1个疗程。

（3）超声波疗法　颈动脉窦疗法：用超声波治疗仪，频率800~1000kHz，声头面积约10cm^2，作用于颈动脉窦表面投影区，采用羊毛脂为基质的普鲁卡因药膏做接触剂，连续输出，声强0.2~0.5W/cm^2，每侧3分钟，每日治疗一次，10~12次为1个疗程。也可采用适于穴位治疗的超声波治疗仪，声头面积约5cm^2，涂抹液体石蜡接触剂，取穴大椎、肺俞、中府、天突、膻中、合谷，分两组交替治疗，声强0.5~0.75W/cm^2，治疗时间每穴5分钟，每日1次，10~15次为1个疗程。

3.运动疗法

（1）呼吸训练　呼吸训练是通过各种呼吸运动和治疗技术来重建正常的呼吸模式，增强呼吸肌功能，改善肺通气，减轻呼吸困难，提高肺功能的训练方式。

①腹式呼吸训练：以训练腹式呼吸、增强膈肌运动为主的训练方法。以改善异常呼吸模式，有效减少辅助呼吸肌的使用，达到改善呼吸效率，降低呼吸能耗为目的。

②抗阻呼气训练：在呼气时施加阻力的呼吸训练方法。以适当增加气道阻力，减轻或防止病变部位小气道在呼气时过早闭合，从而达到改善通气和换气，减少肺内残气量的目的。

③深呼吸训练：胸式深呼吸训练，目的是增加肺容量，使胸腔充分扩张。

④排痰训练：通过体位引流，胸部叩击、震颤及咳嗽训练促进患者肺部痰液排出的方法。

⑤呼吸肌训练：为改善呼吸肌力量和耐力，缓解呼吸困难而进行的呼吸训练方法。可进行增强吸气机训练和（或）增强腹肌肌力训练。

（2）全身锻炼　适当的运动训练可增强体质，改善呼吸困难，增强呼吸困难的耐受力。锻炼方法有户外步行、慢跑、游泳、踏车、爬山、上下楼梯、做呼吸操、太极拳、气功等。运动试验可提供运动强度的指导。一般采用中等强度即50%~80%最大运动能力（最大摄氧量）或60%~90%最大心率，每次运动持续15~60分钟左右，每周训练3次以上，运动方式多为四肢肌群（上、下肢大肌群）、周期性（即肢体往返式运动，如走、跑等）的动力性运动。

（二）其他治疗

1.脱离变应原　部分患者能找到引起哮喘发作的变应原或其他非特异刺激因素。立即使患者脱离变应原的接触是治疗哮喘最有效的方法。

2.药物治疗

（1）支气管扩张剂　①肾上腺素受体激动剂（简称β_2受体激动剂）：可分为短效β_2受体激动剂，包括沙丁胺醇、特布他林、非诺特罗，以及长效β_2受体激动剂，包括丙卡特罗、沙美特罗、班布特罗。②茶碱类：氨茶碱可分为口服及静脉用药两种。③抗胆碱能药：吸入抗胆碱能药有异丙托溴铵。

（2）抗炎药　包括糖皮质激素、色甘酸钠。①糖皮质激素可分为吸入、口服、静脉用药。吸入剂有倍氯米松、氟替卡松、布地奈德。口服剂有泼尼松（强的松）、泼尼松龙（强的松龙）。静脉用药有琥珀酸氢化可的松、地塞米松、甲泼尼龙（甲基强的松龙）。②色甘酸钠。

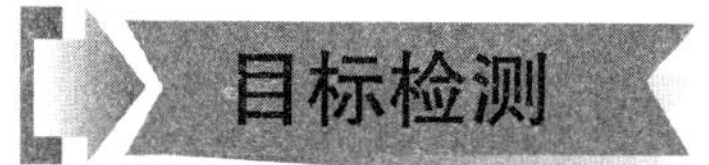

参考答案

选择题

1.患者，男性，31岁，咳喘气急6年，查体：两肺以呼气性哮鸣音为主，伴两肺少量湿啰音，X线胸片及喉镜检查未见异常，其最可能的诊断是（　）

A.支气管哮喘　　B.喘息性支气管炎

C.心源性哮喘　　D.气管内肿物

E.慢性喉炎

2.下列措施对预防支气管哮喘错误的是（　）

A.远离引起哮喘的过敏原　　B.预防性使用抗生素

C.控制大气污染　　D.减少职业性粉尘接触

E.戒高糖高盐的食物

3.外源性支气管哮喘，浆细胞产生使人体致敏的抗体是（　）

A. IgA　　B. IgG

C. IgE　　D. IgM

E. IgD

4. 在进行支气管哮喘评估中耐力运动试验终止的指标不包括（　）

A. 重度气短

B. 出现心肌缺血或心律失常的症状与体征

C. 二氧化碳分压上升超过1.33kPa或二氧化碳分压分压大于8.66kPa

D. 收缩压上升超过2.67kPa或收缩压大于33.3kPa，或在增加负荷时血压反而下降

E. 流汗

5. 哮喘发作期可进行的康复内容是（　）

A. 不能运动

B. 极速上下楼梯

C. 竞技类运动

D. 跑步、跳绳等剧烈运动

E. 呼吸训练

（梁洁红）

第七节　肺癌康复

学习目标

1. 通过本节的学习，重点掌握肺癌术后康复治疗。

2. 学会运用康复评定方法对肺癌术后患者进行评估，制订康复计划并对其进行康复治疗。

3. 能在康复治疗过程中，表现出良好的沟通能力、团队合作精神、全心全意为患者的服务精神。

情境导入

患者，女性，70岁，因“左肺癌术后1年，腰痛1个月”入院。查体第4、5腰椎压痛。查全身骨扫描结果为左肺癌术后，腰椎多发转移。现患者疼痛较剧烈，曾于当地医院就诊，口服布洛芬以及曲马多止痛治疗，效果欠佳。入院后予以口服硫酸吗啡控释片（美施康定）治疗，疼痛控制理想。

讨论　1. 如何设定该患者康复目标？

2. 如何制订康复治疗方案？

一、概述

肺癌是起源于肺部支气管黏膜或腺体的恶性肿瘤。肺癌是发病率和死亡率增长最快，对人群健康和生命威胁最大的恶性肿瘤之一。近50年来肺癌的发病率和死亡率均明显增高，男性和女性的肺癌发病率和死亡率均分别占所有恶性肿瘤的第一位和第二位。大量资料表明，长期大量吸烟与肺癌的发生有非常密切的关系。长期大量吸烟者患肺癌的概率是不吸烟者的10~20倍，开始吸烟的年龄越小，患肺癌的概率越高。此外，吸烟不仅直接影响本人的身体健康，还会影响周围人群的健康，导致被动吸烟者肺癌患病率明显增加。城市居民肺癌的发病率比农村高，这可能与城市大气污染和烟尘中含有致癌物质有关。因此应该提倡不吸烟，并加强城市环境卫生工作。

肺癌的临床表现比较复杂，症状和体征的有无、轻重以及出现的早晚，取决于肿瘤发生部位、病理类型、有无转移及有无并发症，以及患者的反应程度和耐受性。肺癌早期症状常较轻微，甚至可无任何不适。中央型肺癌症状出现早且重，周围型肺癌症状出现晚且较轻，甚至无症状，常在体检时被发现。肺癌的症状大致分为局部症状、全身症状、肺外症状、浸润和转移症状。

二、康复评定

（一）功能评定

1.疼痛评定　癌症疼痛的原因常见于肿瘤侵犯所致的疼痛，约占癌症疼痛的70%~80%，恶性肿瘤的生长、浸润或转移，可引起严重的癌症疼痛；抗肿瘤治疗所致的疼痛如手术后瘢痕痛、化疗、放疗后引起的局部损害、周围神经损伤等；与肿瘤相关的疼痛，如压疮、肌痉挛等引起的疼痛；肿瘤患者的合并症带来的疼痛，如关节炎、痛风等。

评定多采用视觉模拟评分法（VAS）、简化的McGill疼痛问卷、癌痛五级评定标准。

2.躯体功能评定　目前最广为使用的是Kanofsky功能状态量表（表4–13），实行百分制，将患者的身体状况评为不同等级。这种方法简便可靠，不仅可对肿瘤患者全身状况进行评估，也可作为肿瘤治疗效果客观评价的定量指标。

表4–13　Kanofsky功能状态量表

患者表现	评分	患者表现	评分
正常生活及工作，无症状和体征	100	生活不能自理，需要特殊照顾与协助	40
能进行正常活动，有轻微症状及体征	90	生活不能自理，应住院治疗和护理	30
勉强可进行正常活动、有一些症状及体征	80	病重，需住院和积极性地支持诊疗	20
生活可自理，但不能维持正常活动或工作	70	病危，濒临死亡	10

续表

患者表现	评分	患者表现	评分
有时需人协助，但有完成大部分活动的自理能力	60	死亡	0
需要他人较多照顾，需要一些医疗护理	50		

3.心肺功能评定 肺癌因自身生长或治疗后产生的疼痛、呼吸困难、厌食、疲劳等，使心肺功能下降。因此，应根据临床表现对患者进行肺通气功能、换气功能、呼吸肌力量测定、运动负荷试验等方面评定。通过评定，可以明确呼吸功能减退程度，预测耐受呼吸康复训练的能力，制订康复治疗方案，评价康复治疗效果等。

4.结构功能异常 肿瘤细胞生长及治疗损伤，导致胸内、外功能及结构异常，肿瘤细胞浸润生长。肿瘤生长压迫导致气管阻塞、肺不张、肺炎、胸腔积液；上腔静脉受压，导致上腔静脉阻塞综合征；喉返神经受压引起声音嘶哑；手术肺叶切除，可导致脊柱畸形。肺外体征有杵状指、关节肿胀和男性乳腺增生等；胸部X线摄片、肺CT检查、MRI和PET检查可显示肺内外占位病变、肺不张、纵隔淋巴结肿大等；纤维支气管镜见支气管内膜癌灶及管腔狭窄等；活组织或痰等细胞病理学检查，可检到癌细胞。

（二）心理评定

癌症患者在患病初期到生命终结的全程都会有不同程度的心理障碍。当得知自己患癌时，往往会感到震惊，甚至思维麻木即所谓“休克期”，此期常比较短暂。接着怀疑诊断结果，当患者确认诊断后，会产生恐慌，患者精神和躯体上承受巨大痛苦，悲观失望、心情烦躁，甚至过分敏感、害怕和恐惧、对生活失去信心。复发阶段心理反应为恐惧，担心被遗弃，怕失去躯体功能和尊严，放心不下未完成的事业等。

临床上心理评定应用较多的量表有：焦虑自评量表（SAS）、汉密尔顿焦虑量表（HAMA）、抑郁自评量表（SDS）、情绪状态问卷（POMS）、汉密尔顿抑郁量表（HAMD）等。

（三）日常生活能力评定

恶性肿瘤侵害和治疗后副损伤给患者的日常生活活动和生活质量带来影响，评定患者日常生活能力常采用Barthel指数、功能独立性量表（FIM）等。

（四）生存质量评定

癌症患者传统评定仅考虑生存时间、生存率。随着健康新概念的提出和医学模式的转变，在治疗中对患者的生存质量及主观感受更加注重。影响癌症患者生存质量的因素很多，评定的内容除了生理功能、躯体结构、症状体征、治疗导致的损害外，还包括环境因素、体质状况、婚姻状况、年龄、性别、文化素质、宗教信仰、伦理道德、经济状况，以及家庭、单位和社会支持与照顾等情况。

在晚期肺癌患者中，生活质量主要包括四个方面：功能状态、自觉症状、心理状况和社会状况。

1.功能状态　指每天日常的生活行为，如洗澡、穿衣、购物、工作等。其影响因素主要包括化疗、合并症、体重减轻，手术治疗等。

2.自觉症状　指疾病本身或相关的治疗所引起的症状。影响因素包括化疗、非外科治疗、患病的阶段，伴随疾病、性别、年龄、吸烟、体重的减轻等。

3.心理状况　包括正面影响及负面影响，例如情感抑郁、焦虑不安。影响因素主要有年龄、夫妻间的支持、患病时间等。

4.社会状况　指与家人、朋友关系的维系程度。影响因素包括年龄、职位、工作、物质状态、家庭支持等。

评定癌症患者生存质量的量表有FLIC（the functional living index cancer）、CARES（cancer rehabilitation evalution system）、EORTC QLQ-C30（european organization for research and treatment）、KPS（Kanofsky performance score）等。

三、康复治疗

（一）呼吸功能康复

呼吸功能障碍是肺癌患者最常见的症状之一，也是康复治疗的核心。呼吸功能训练贯穿治疗的全程，从术前到出院后居家康复。

术前的肺康复锻炼能够有效改善术后肺功能，减少术后住院时间和医疗费用，提高术后近期的生存率。对有高危手术风险的患者，肺康复锻炼可以改善肺功能，使更多的患者能够耐受手术。

手术前后进行肺呼吸功能锻炼的优点如下。①提高手术耐受力：术前进行呼吸功能锻炼提高呼吸肌肌力，促进肺通气和肺换气功能的增加。术后能够主动管理呼吸和克服因伤口疼痛而减少或抑制呼吸运动。②降低术后并发症发生率：由于胸部手术时间长和创伤大，改变患者术后呼吸模式。患者可能因伤口疼痛，出现呼吸运动减弱，严重影响肺通气和肺换气功能。③提高生活质量：术后尽早进行呼吸功能锻炼，有助于增加患侧胸壁的活动度，改善壁层胸膜血液和淋巴循环，促进引流和吸收，从而减少胸腔积液的形成。同时也有利于早日拔除引流管，缩短胸腔导管引流时间，早日改善肺呼吸功能，促使患者尽早下床运动。

1.呼吸功能训练　术前即练习，术后早期开始。

（1）腹式呼吸训练　又称为膈肌呼吸训练，肺癌肺切除术后肺和胸廓损伤、局域淋巴结切除等引起疼痛，呼吸时加重，呼吸活动受到限制，此时患者腹式呼吸可减轻疼痛。腹式呼吸训练是通过增加膈肌活动范围，以提高肺的伸缩性来增加通气量，膈肌活动范围每增加1cm，肺通气量增加约250ml。方法是治疗师将手放在患者的胸骨下角的腹直肌上，要求患者用鼻缓慢地深吸气，保持肩部的放松和上胸部的平静，允许腹抬高，然后告诉患者通过控制性的缓慢呼气排尽气体，患者练习3~4次上述动作后休息。

通过腹式呼吸锻炼能有效的增强和锻炼膈肌、腹肌和下胸部肌肉的活动，改善其收缩功能，提高气道内压力，提高呼吸效率，使肺换气更完全，肺活量增加，从而改善全身缺氧的状态。

（2）阻力呼吸运动训练　恢复期过渡到吹瓶子、吹气球等有阻力的呼吸训练，以使肺部充分扩张，吹气球时嘱患者深吸一口气，然后慢慢吹出，间歇性反复练习，注意不宜过度用力和疲劳。

（3）增强局部通气　为加强肺上部通气，两手叉腰，充分放松肩带肌群并深呼吸；为加强肺下部通气和膈肌运动，做深呼吸，吸气期尽量高举双手，使双手尽量高于头部，呼气期手还原；为加强一侧肺下部通气和膈肌运动，身体向对侧屈，做深呼吸，吸气期尽量高举同侧上肢，呼气期手还原。

2.咳嗽训练　术后要鼓励患者咳嗽，咳嗽可使肺叶扩张，排出残腔内气体及液体，帮助建立胸膜腔负压。

（1）减轻咳嗽疼痛训练　用手按压术侧胸壁，吸气时两手放松，咳出时再紧按胸部，以减少术侧胸部的震动使疼痛减轻；术后采取有利于分泌物排出的体位，如有引流管，咳前要夹住引流管。

（2）有效咳嗽训练　第一步先进行深吸气，第二步吸气后要有短暂闭气，第三步关闭声门，第四步通过增加腹内压来增加胸内压，使呼气时产生高速气流，第五步声门开放，当肺泡内压力明显增高时，突然将声门打开，即可形成由肺内冲出的高速气流，促使分泌物移动，随咳嗽排出体外。

（3）促进分泌物的排出　叩击、振动及摇动患者背部促呼吸道内分泌物的排出。

（二）运动治疗

1.床上运动锻炼　术前适当安排活动量，术后早期开始床上活动。麻醉清醒后开始协助患者翻身及活动四肢，治疗师主要为患者按摩术侧手及上肢，并把手伸到患者背下，摩擦背部肌肉，以改善血液循环和恢复肌肉张力。当生命体征平稳时，固定好胸腔引流管，即可鼓励患者做床上活动。

2.早期离床活动　早期活动能减少患者卧床对生理功能的影响，预防并发症和废用综合征的发生，可以加大肺通气量，有助于痰液排出，改善全身状态。早期离床活动有预防下肢静脉血栓、促进胃肠蠕动等作用。拔除引流管后，每隔3~4小时可搀扶患者下床，在室内行走3~5分钟。随着患者体能逐渐恢复，可以循序渐进地自行下床活动，进行室内走动或室内如厕等活动。

（三）心理治疗

随着对癌症认识的进展，对癌症的认识由传统观念的“不治之症”转变为一种慢性病状态的认知，所以需正确引导患者接受。除给予患者精神安慰，表达对患者的关爱体贴外，还应为患者宣传相关医学知识，包括介绍癌症痊愈的实例，增加患者战胜疾病的信心和自我应对能力，使患者积极配合康复治疗。

1.心理支持　康复指导和心理辅导应及时介入，缓解心理负担。癌症作为心身疾病，心理和社会因素在其发生、转归中具有重要作用。

2.音乐疗法　通过聆听和欣赏乐曲，尤其音乐疗法加放松疗法，可调节癌症患者情绪和心身状态，调动体内积极因素，提高机体的自我调节力，提高癌症患者的生活质量。

（四）其他治疗

恶性肿瘤临床治疗多采用综合疗法，即根据患者的机体状况，肿瘤病理学类型，病变范围，采用相应的治疗策略。癌症晚期患者的体质差，应积极给予姑息治疗和全身营养支持疗法。

1.手术治疗　早期周围型肺癌术后生存率较高，多行局限性切除、肺段切除、楔形切除或肺叶切除术式。

2.放射治疗　肺癌放疗包括根治性放疗、同步放化疗、姑息性放疗、术前和术后放疗等。

3.化学药物治疗　应用化学药物治疗需要根据病理分型选择化疗药物全身治疗，小细胞肺癌病情发展快，全身播散倾向突出，对化疗高度敏感，因此化疗已经成为小细胞肺癌的一种主要治疗手段。

4.免疫疗法　是应用白介素、干扰素、转移因子、肿瘤坏死因子及抗肿瘤核糖核酸等生物制剂的免疫疗法。免疫疗法可进一步巩固和提高微创手术和化疗的治疗效果，并提高患者机体免疫功能。

5.靶向治疗　肺癌分子靶向治疗是指在肺癌分子生物学的基础上，将与肺癌细胞发生和发展密切相关的特异分子作为靶点，利用靶分子特异制剂或药物进行治疗的方法。作用是抑制肺癌细胞增长和繁殖，如：以癌细胞表皮生长因子为靶点的信号传导抑制药物。

6.营养支持　增加营养。饮食应多样和富有营养，如肉粥、鱼粥、蛋粥、薏米粥、百合粥、枸杞等各种粥类。多吃新鲜蔬菜和水果，多吃富含维生素A及维生素C的食物及清肺润肺食物。

目标检测

参考答案

选择题

1.晚期肺癌患者姑息治疗的主要目的是（　）

A.延长患者的生存时间

B.尽可能缓解肿瘤

C.减轻症状，维持或改善患者生活质量

D.放弃抗癌治疗

E.节省经费

2.肺癌患者康复治疗不包括（　）

A.作业治疗　　B.运动疗法

C.物理因子治疗　　D.药物疗法

E.行为疗法

3.患者，女性，68岁，因右乳腺癌术后3年，腰痛1个月入院。查体第4、5腰椎压痛。查全身骨扫描以及腰椎MRI提示为腰椎转移。患者疼痛较为剧烈，并且活动受限。以下哪项康复措施不对（　）

A.对骨转移灶行放射治疗以止痛，同时控制肿瘤

B.按照世界卫生组织推荐的癌症疼痛三阶梯治疗方案给予药物止痛治疗

C.该患者已达癌症终末期，针对其癌痛情况，应给予心理疗法，包括对患者关怀备至，给予充分的精神支持，以减轻其痛苦

D.对患者进行康复护理，将其安排在安静、光线柔和、室温和湿度适宜、无刺激性气体的环境

E.对患者的活动功能康复时，患部应禁忌运动

（梁洁红）

书网融合……

本章小结

第五章　心肺常见疾病健康教育

PPT

第一节　心肺疾病治疗原则及常用治疗药物

学习目标

1.通过本节的学习，重点掌握常见心肺疾病药物治疗原则，以及常用药物的作用和特点。

2.学会运用相关药物治疗知识对患者进行健康宣教。

3.能在健康宣教治疗过程中，表现出良好的沟通能力、团队合作精神、全心全意为患者的服务精神。

情境导入

患者，女性，61岁，咳嗽、咳痰、喘息8余年，活动后气促1余年，下肢水肿2周。查体：体温37.3℃，呼吸28次/分，双侧颈静脉怒张，呈桶状胸，双肺叩诊过清音，双肺呼吸音弱，呼气延长，双肺散在哮鸣音，肺底部可闻及少许湿啰音，心界缩小，剑突下可见心尖搏动。肝肋下1cm，肝区触诊呈疼痛阳性，肝颈静脉回流征阳性。双下肢水肿（+）。

讨论　1.患者患有何种疾病？

2.健康宣教的主要内容有哪些？

一、高血压

（一）药物治疗原则

1.小剂量开始　初始治疗时通常应采用较小的有效治疗量，并根据需要，逐步增加剂量，达到血压控制目标水平，然后尽可能选用小而有效的维持量。

2.优先选择长效制剂 尽可能使用具有24小时持续降压作用、一日只需给药1次的长效制剂，以有效控制夜间血压与晨峰血压，有效预防猝死、脑卒中和心肌梗死等心脑血管并发症。

3.联合用药 约有70%的患者需要联合应用2种或2种以上作用机制不同的降压药才能降压达标。降压药物小剂量联合，具有降压机制互补，降压疗效叠加、互相抵消或减轻不良反应的优点。

4.个体化治疗 患者体质各有差别，高血压发病原因不同。因此，应根据患者的具体情况制订适宜的个体化降压方案。

（二）常用降压药物的分类、作用及特点

1.利尿药 常用药物有氢氯噻嗪、吲达帕胺。氢氯噻嗪通过排钠，减少细胞外液容量，降低外周血管阻力。起效平稳、缓慢、作用持久。吲达帕胺具有利尿作用和钙阻滞作用。

2.血管紧张素转化酶抑制药（ACEI） 通过抑制中枢和周围的肾素–血管紧张素–醛固酮系统（RAAS），以及血流动力学自动调节机制而发挥降压作用。起效迅速、强大，持续时间各药有差异。常用药物有卡托普利、依那普利、贝那普利、赖诺普利、西拉普利、雷米普利、福辛普利、培哚普利。

3.血管紧张素Ⅱ受体阻滞药（ARB） 能充分地抑制血管紧张素Ⅱ引起的水钠潴留、血管收缩与重构作用。起效缓慢，但持久而平稳。常用药物有氯沙坦、缬沙坦、厄贝沙坦、替米沙坦、奥美沙坦、坎地沙坦。

4.钙通道阻滞药 阻滞细胞外钙离子进入血管平滑肌细胞内，降低阻力血管的收缩反应性。减轻血管紧张素Ⅱ和α_1受体的缩血管效应；降压作用起效迅速，降压幅度和降压疗效相对较强；疗效个体差异较小。常用药物有硝苯地平、尼群地平、非洛地平、氨氯地平、拉西地平、维拉帕米、地尔硫䓬。

5.β受体拮抗药 降压作用起效缓慢，作用逐渐增强，3~4周时达最大作用，限制钠盐摄入或联合使用利尿药可使起效迅速、作用增强。常用药物有普萘洛尔、美托洛尔、阿替洛尔、倍他洛尔、比索洛尔、卡维地洛、拉贝洛尔。

6.α_1受体拮抗药 通过拮抗血管平滑肌α_1受体而扩张血管、降低血压。常用药物有哌唑嗪、特拉唑嗪。

7.交感神经抑制药 利血平降压作用缓慢、温和、持久；可乐定作用较快。

8.血管扩张药 双肼屈嗪作用快而强。

二、冠状动脉粥样硬化性心脏病

（一）药物治疗原则

通过减轻心脏前、后负荷，减慢心率，减轻心肌收缩力，以降低心肌耗氧量。扩张冠状血管，增加冠脉供血，从而增加血氧供应。

调节血脂，及时给予抗血小板聚集及抗凝药物，稳定斑块，减轻炎症，防止血栓形成。

积极控制冠心病危险因素，防止动脉粥样硬化进展。冠心病药物治疗的最终目的有两个：一是预防心肌梗死和猝死的发生，改善预后，延长患者的生存期；二是减少缺血发作，缓解症状，提高生活质量。

（二）常用药物的分类、作用及特点

1.治疗心绞痛和心肌缺血药物　对心绞痛急性发作患者通常使用作用较快的硝酸酯类药物，对稳定型心绞痛患者的维持治疗可选择长效硝酸酯类、β 受体拮抗药和钙通道阻滞药，可单用、交替应用或联合应用。

（1）硝酸酯类　可扩张冠状动脉，增加冠脉血流量；扩张全身血管，减轻心脏前后负荷，降低心脏的耗氧量，从而缓解心绞痛。常用药物有硝酸甘油，硝酸异山梨酯、单硝酸异山梨酯。

（2）β 受体拮抗药　可拮抗或干扰肾上腺素和去甲肾上腺素对心脏的作用。能降低静息时的心率，能限制运动时心率增加，从而可降低心肌耗氧量。常用药物有美托洛尔、普萘洛尔、阿替洛尔。

（3）钙通道阻滞药　抑制钙离子进入细胞内，减慢心率、降低心肌收缩力、降低心肌耗氧量；扩张冠状动脉，解除冠脉痉挛，增加冠脉血流；扩张外周血管，降低血压，减轻心脏负荷，降低心肌耗氧量。常用药物有维拉帕米、硝苯地平、尼卡地平、非洛地平、氨氯地平、地尔硫䓬。

（4）代谢类药物　曲美他嗪通过抑制脂肪酸氧化、增加葡萄糖代谢而增加缺氧状态下ATP的合成，治疗心肌缺血，无血流动力学影响。

（5）其他药物　窦房结抑制药伊伐布雷定、钾通道开放药尼可地尔等可作为补充治疗。

2.预防心肌梗死药物

（1）抗血小板药及其他抗血栓药物　阿司匹林可与血小板不可逆结合，阻止血小管在动脉壁上积聚形成血栓。因此，阿司匹林能够降低冠状动脉疾病的死亡危险。对阿司匹林过敏者，可选用其他替代品如噻氯匹定、氯吡格雷、替格瑞诺等。链激酶和尿激酶等纤维

蛋白溶解药，能促进纤溶酶原转变成纤溶酶，溶解血栓，可使急性心肌梗死面积缩小，恢复梗死区血液供应。肝素、华法林等抗凝血药，能降低血液凝固性，可防止血栓形成和阻止梗死范围的扩大。

（2）他汀类药物　胆固醇尤其是低密度脂蛋白胆固醇（LDL-C）的降低与冠心病病死率和总病死率的降低有明显关系。他汀类药物可以降低LDL-C，改善内皮细胞功能，抑制炎症、稳定斑块、使部分动脉粥样硬化斑块消退，显著延缓病变进展。常用的他汀类药物有辛伐他汀、阿托伐他汀、瑞舒伐他汀等。

（3）血管紧张素转化酶抑制药（ACEI）　通过抑制肾素-血管紧张素-醛固酮系统，扩张血管，改善心室重构及心功能，减少心绞痛的发作。常用药物有卡托普利，依那普利等。

三、心力衰竭

（一）药物治疗原则

心力衰竭的治疗目的是缓解症状，防止或逆转心肌肥厚，提高生活质量，延长寿命，降低病死率，包括一般治疗和药物治疗。一般治疗原则主要是合理休息、控制水钠摄入量、积极防治心力衰竭的诱因和改善营养。药物治疗原则主要有两个：一是改善血流动力学的治疗，以改善心力衰竭症状，包括利尿药、血管扩张药、强心药等；二是延缓心室重构的治疗，以改善远期预后，包括ACEI类药物、β受体拮抗药、醛固酮受体拮抗药、ARB类药物、窦房结抑制剂等。有些患者还需要抗凝和抗血小板治疗。ACEI是治疗心力衰竭的基石和首选药物，其次为β受体拮抗药、醛固酮受体拮抗药、ARB类药物，将窦房结抑制剂伊伐布雷定单独列为心力衰竭推荐用药，上述5类药物均可改善心力衰竭预后，而强心药和利尿剂作为能够改善心力衰竭症状的药物，其推荐强度整体较前下降。同时应对引起心力衰竭的基础病因进行药物治疗。

（二）常用药物的分类、作用及特点

1. 利尿药　可使体内潴留过多的液体排出，减轻全身各组织和器官的水肿，使过多的血容量减少，减轻心脏的前负荷。

（1）中效利尿药　常用噻嗪类如氢氯噻嗪，也可用非噻嗪类如氯噻酮。

（2）高效利尿药　常用药物有呋塞米、依他尼酸、布美他尼。

（3）保钾利尿药　常用药物有螺内酯、氨苯蝶啶、阿米洛利。

2. 血管扩张药　根据其主要作用机制可分为以下几类。

（1）静脉扩张药　如硝酸甘油、硝酸异山梨酯等硝酸酯类，能直接作用于血管平滑

肌，扩张外周静脉、肺小动脉及冠状动脉，对外周小动脉的扩张作用较弱。

（2）小动脉扩张药　如硝苯地平等钙通道阻滞药、肼屈嗪等。

（3）小动脉和静脉扩张药　如硝普钠、酚妥拉明、哌唑嗪、卡托普利、贝那普利、氯沙坦、坎地沙坦、缬沙坦等；ACEI和ARB均可同时抑制肾素-血管紧张素-醛固酮系统（RAAS）和交感-肾上腺素系统、抑制醛固酮生成，促进水钠排出，减轻心脏负荷；逆转心室肥厚，防止和延缓心室重构。

3.强心药　通过正性肌力作用，增加心排血量。

（1）强心苷　常用药物有地高辛、洋地黄毒苷、去乙酰毛花苷、毒毛花苷K等。

（2）非苷类正性肌力药　常用药物有β受体激动剂多巴胺、多巴酚丁胺，磷酸二酯酶抑制药氨力农、米力农，钙离子增敏剂左西孟旦等。

4.β受体拮抗药　可减轻儿茶酚胺对心肌的毒性作用，使β受体上调，增加心肌收缩反应性，改善舒张功能；减少心肌细胞Ca^{2+}内流，减少心肌耗氧量：减慢心率和控制心律失常；防止和减缓心肌细胞重塑和内源性心肌细胞收缩功能的异常。常用药物有美托洛尔、比索洛尔、卡维地洛等。

5.醛固酮受体拮抗药　醛固酮受体拮抗药通过拮抗醛固酮的多种生物效应，减轻ACE抑制药/AT_1受体拮抗药所致醛固酮“逃逸”现象，有助CHF的治疗。临床研究证明，在常规治疗的基础上，加用醛固酮拮抗药可明显降低CHF病死率，防止左室肥厚时心肌间质纤维化，改善血流动力学和临床症状。

6.窦房结抑制剂　临床试验证实单纯减慢心率也可以改善心力衰竭预后效果，如伊伐布雷定。

四、心律失常

（一）药物治疗原则

1.明确用药目的　预防和逆转心律失常引起的不良后果。在选用抗心律失常药时，要注意这类药物本身也可能引起心律失常和其他不良反应，所以应该严格把握心律失常的药物治疗适应证。只有出现不能耐受的症状或可能存在危险的心律失常时，才给予适当的抗心律失常药治疗。

2.针对心律失常性质选药　要先分清心律失常的类型，根据其发生机制选择针对性较强的药物治疗。

3.重视消除病因和诱因　在使用抗心律失常药物前，应首先除去心律失常的诱因和病因。

4.正确掌握用药的剂量　由于该类药具有二重性，既能抗心律失常，又可诱发心律失常，如强心苷过量会引发心律失常，普萘洛尔过量也可引起心动过缓。因此，要充分考虑每位患者的具体情况，给予适当的治疗药物量。

5. 联合用药须谨慎 联合用药时应考虑药物间的协同与拮抗作用，以便增强疗效，避免毒副作用的加剧。

（二）常用药物的分类、作用及特点

1. 钠通道阻滞药Ⅰa类 适度阻滞钠通道，降低动作电位0相上升速率，不同程度抑制心肌细胞膜K^+、Ca^{2+}的通透性，延长复极过程，且以延长有效不应期更为显著。常用药物有硫酸奎尼丁、普鲁卡因胺、丙吡胺。

2. 钠通道阻滞药Ⅰb类 轻度阻滞钠通道，轻度降低动作电位0相上升速率，降低自律性，促进K^+外流，缩短或不影响动作电位时程，相对延长有效不应期。常用药物有利多卡因、美西律。

3. 钠通道阻滞药Ⅰc类 明显阻滞钠通道，显著降低动作电位0相上升速率和幅度，减慢传导性的作用最为明显。常用药物有普罗帕酮、氟卡尼。

4. β受体拮抗药 拮抗去甲肾上腺素能神经对心肌β受体的效应，表现为减慢4相舒张期除极速率而降低自律性，降低动作电位0相上升速率而减慢传导性。常用药物有普萘洛尔、美托洛尔、阿替洛尔。

5. 钾通道阻滞药 抑制多种钾电流，延长动作电位时程和有效不应期，对动作电位幅度和去极化速率影响较小。常用药物有胺碘酮、索他洛尔。

6. 钙通道阻滞药 阻滞钙通道，降低窦房结自律性，减慢房室结传导性。常用药物有维拉帕米、地尔硫䓬。

五、慢性阻塞性肺疾病

（一）药物治疗原则

慢性阻塞性肺疾病（简称慢阻肺）的治疗首先是对症状控制的治疗，常用的治疗手段有药物治疗、吸氧治疗和康复治疗，以及消除引起慢阻肺的危险因素等。患者应避免接触粉尘，禁止吸烟，加强体育锻炼。

药物治疗主要的目的有平喘、祛痰、预防和控制感染。与口服药物相比，吸入剂不良反应小，因此多首选吸入治疗。稳定期可使用支气管扩张剂；不同作用机制与作用时间的药物联合可增强支气管舒张作用、减少不良反应。β_2受体激动剂、抗胆碱能药和（或）茶碱类药物联合应用，可进一步改善肺功能与健康状况。急性加重期时患者应积极就诊，酌情使用抗生素、去痰药等。抗生素的应用是治疗COPD急性加重期的主要措施，根据患者

所在地常见病原菌类型及药物敏感情况合理选用抗生素，可选用第二代、第三代头孢菌素、喹诺酮类和氨基糖苷类抗生素。

（二）常用药物的分类、作用及特点

1.支气管扩张剂　支气管扩张剂可松弛支气管平滑肌、扩张支气管，缓解气流受限，是控制COPD症状的主要治疗措施。短期按需应用可缓解症状，长期规则应用可预防和减轻症状，增加运动耐力，但不能使所有患者的FEV_1（最大深吸气后，第一秒用力呼气量）都得到改善。主要的支气管扩张剂有β_2受体激动剂、抗胆碱能药及甲基黄嘌呤类药物。

（1）β_2受体激动剂　通过激动支气管平滑肌细胞膜上β_2受体，激活腺苷酸环化酶，增加cAMP（环磷酸腺苷）的合成，提高细胞内cAMP的浓度而解除支气管平滑肌痉挛。常用的短效制剂（SABA）为沙丁胺醇和特布他林，该类药物在吸入后数分钟即可起效，迅速缓解症状，改善气喘，减轻呼吸困难，疗效持续约4个小时；主要用于缓解症状，按需使用；常需要反复多次用药来缓解症状。随着用药剂量的增加，不良反应也随之增多；副作用包括心律失常和低血钾，不良反应会限制其用药剂量。常用的长效制剂（LABA）有福莫特罗和沙美特罗，作用持续12小时以上，与短效β_2受体激动剂相比，维持作用时间更长。

（2）抗胆碱能药　常用药物有异丙托溴铵和噻托溴铵。两者均为通过吸入方式给药。异丙托溴铵吸入后15~30分钟起效，疗效可维持6个小时。噻托溴铵是一种新型的长效抗胆碱能药物，是目前作用时间最长的支气管扩张剂，疗效可维持24小时，只需每天用药1次，较为方便。该类药物能明显减轻气促，提高深吸气能力和运动耐量，同时也有减少痰液分泌的作用。心悸、口干是该类药物的主要副作用，有青光眼、尿潴留等疾病的患者应慎用。

（3）茶碱类药物　可解除气道平滑肌痉挛，还有改善心搏出血量、舒张全身和肺血管，增加水盐排出，兴奋中枢神经系统、改善呼吸肌功能。在一般治疗量下，茶碱的其他多方面作用并不突出。缓释型或控释型茶碱每天1次或2次口服可达稳定的血浆浓度，对COPD有一定效果。常用药品有氨茶碱、多索茶碱等。茶碱的副作用较多，如恶心、呕吐、失眠、多尿等；用药过量可产生较为严重的副作用，如严重的心血管紊乱。茶碱类药物与其他药物的相互作用也较多。

2.支气管扩张剂的联合使用　支气管扩张剂的联合应用可通过药物的不同作用方式、不同作用位点、不同作用途径等，达到多种治疗目的或使临床疗效得到加强，进而可考虑减少单一药物使用所需要的用药剂量，减少单一药物用量过大所致的不良反应。上述的支气管扩张剂可单独或联合应用。常用的联合治疗方案如下。

（1）β_2受体激动剂和抗胆碱能药的联合应用　异丙托溴铵和沙丁胺醇通过吸入给药，可快速舒张支气管，并且作用时间延长，是较为理想的支气管扩张剂联合治疗方案。也可

采用两种药物分别吸入治疗。

（2）长效 $β_2$受体激动剂和糖皮质激素联合吸入治疗　糖皮质激素的主要作用是抑制气道的炎症反应，而 $β_2$受体激动剂主要作用是缓解支气管平滑肌的痉挛，两者的作用点和作用机制各不相同，联合使用可发挥强力的协同作用。这一方案特别适用于肺功能损害比较严重，有明显的喘息症状的患者。常用的吸入激素有丙酸氟替卡松、二丙酸氯地米松、布地奈德等，国外推荐的药物有沙美特罗替卡松气雾剂等。吸入后要认真漱口，减少口咽部的并发症（咽痛、鹅口疮、声音嘶哑）。

3. 其他药物（辅助用药）

（1）祛痰药（黏液溶解剂）　COPD气道内可产生大量黏液分泌物，可促使继发感染，并影响气道通畅，应用祛痰药有利于气道引流通畅，改善通气，但除少数有黏痰患者获效外，总的来说效果并不十分确切。常用药物有盐酸氨溴索、乙酰半胱氨酸等。

（2）抗氧化剂　COPD气道炎症使氧化负荷加重，加重COPD的病理、生理变化。应用抗氧化剂如N-乙酰半胱氨酸可降低疾病反复加重的频率。

六、肺炎

（一）药物治疗原则

肺炎治疗包括药物治疗、对症处理、支持疗法和并发症治疗，除卧家休息、大量饮水、吸氧、积极排痰外，抗感染是最主要的治疗环节。肺炎是由多种病原体感染所致，故药物治疗以抗感染为主。通常抗感染药物疗程至少5日，多数患者需要7~10日或更长疗程，应持续用至体温正常、症状消退后48~72小时。抗感染药的治疗原则有以下几个方面。

1. 首选药物对致病菌敏感原则　这是选用抗感染药的基本原则，要及早确立病原学诊断。这是合理选用抗感染药的先决条件。

2. 非细菌感染引起的疾病不用抗菌药物原则　临床上有许多疾病并非细菌感染所致，非细菌感染性疾病一般不应使用抗感染药。

3. 用药剂量和疗程适当原则　给药时间、给药方法应合理，及时调整药物剂量，疗程不宜过长。

4. 延缓耐药性产生原则　尽量缩小可诱导产生耐药菌株的血药浓度范围，限制菌株的耐药突变，如药物浓度仅仅大于最低抑菌浓度（MIC），容易产生耐药菌株。

5. 联合用药原则　首先，必须有明确指征，合理用药；其次，一般宜限2种抗感染药，最多也不应超过3种。一般而言，同类抗感染药由于作用部位相近，不一定产生协同作用，且可使不良反应相加。

6. 个体化用药原则　根据患者体质及病史选择药物，并密切注意药物不良反应。

（二）常用药物的分类、作用及特点

治疗肺炎的抗感染药依据化学结构、抗菌谱、抗菌活性等有不同分类，临床上主要按化学结构分类。

1.按化学结构分类

（1）β－内酰胺类抗生素　通过与细菌细胞壁上的青霉素结合蛋白（PBP）结合，抑制肽聚糖合成，从而造成细菌细胞壁的缺损，导致菌体破裂死亡，包括青霉素类、头孢菌素类和β－内酰胺酶抑制剂。

（2）大环内酯类抗生素　通过抑制tRNA肽酰转移酶，阻止肽链的延伸，从而影响细菌蛋白质的合成，代表药有阿奇霉素等。

（3）氨基糖苷类抗生素　通过抑制tRNA肽酰转移酶和移位酶，影响始动复合物的生成，阻止肽链的延伸，从而影响细菌蛋白质的合成，代表药有阿米卡星、西索米星等。

（4）喹诺酮类抗感染药　抑制细菌DNA回旋酶（Ⅱ型DNA拓扑异构酶），拮抗DNA的复制，代表药有左氧氟沙星等。

（5）磺胺类抗感染药　通过干扰叶酸代谢，拮抗目的蛋白质的合成，代表药有磺胺甲噁唑等。

2.按抗菌谱分类

（1）主要作用于革兰阳性菌的药物　包括青霉素类、头孢菌素类、大环内酯类、万古霉素类抗生素和部分喹诺酮类、磺胺类抗感染药等。

（2）主要作用于革兰阴性菌的药物　包括氨基糖苷类抗生素和喹诺酮类、磺胺类抗感染药等。

（3）主要作用于支原体的药物　包括大环内酯类抗生素和喹诺酮类、磺胺类抗菌药等。

3.按抗菌活性分类

（1）第一类　繁殖期杀菌药，包括青霉素类、头孢菌素类等。

（2）第二类　静止期杀菌药，如氨基糖苷类等。

（3）第三类　速效抑菌药，如四环素类、大环内酯类等。

（4）第四类　慢效抑菌药，如磺胺类抗菌药等。

第一类和第二类合用、第三类和第四类合用可得到协同作用。

七、支气管哮喘

（一）药物治疗原则

支气管哮喘的药物治疗主要体现在平喘抗炎、对症处理等综合治疗。

1.药物选择原则 根据支气管哮喘类型、药物作用特点、药物不良反应、患者个体特征等选用茶碱类、β_2受体激动剂、肥大细胞膜稳定药等。

2.单一药物和合并用药的原则 一般主张采用单一药物治疗，如不明原因哮喘可以直接选用氨茶碱，不必合用其他平喘药，若病情严重也可考虑合并用药。

3.急症处理原则 对于支气管哮喘急性发作或哮喘持续状态患者，应该立即静脉给药，迅速控制症状。

4.预防治疗原则 积极寻找、避免接触变应原和预防性用药，可以预防支气管哮喘的发作。

（二）常用药物的分类、作用及特点

支气管哮喘的治疗包括平喘抗炎和对症处理，其中以平喘为主。平喘药按作用机制分为以下几类。

1.β_2受体激动剂 通过激动支气管平滑肌细胞膜上β_2受体，激活腺苷酸环化酶，增加cAMP（环磷酸腺苷）的合成，提高细胞内cAMP的浓度而解除支气管平滑肌痉挛，代表药有沙丁胺醇、特布他林、丙卡特罗等。

2.茶碱类 通过抑制磷酸二酯酶（PDE）水解cAMP而松弛支气管平滑肌，代表药有氨茶碱。

3.抗胆碱能药 通过拮抗支气管平滑肌细胞膜上M受体，抑制鸟苷酸环化酶，降低细胞内环磷酸鸟苷（cGMP）的浓度而发挥平喘作用，代表药有异丙托溴铵等。

4.肥大细胞膜稳定药 通过稳定肥大细胞膜减少过敏介质的释放，代表药有色甘酸钠、酮替芬。

5.抗白三烯药物 减少哮喘发病的重要炎症介质白三烯，代表药有扎鲁司特、孟鲁司特。

6.肾上腺糖皮质激素类药 肾上腺糖皮质激素类药是目前最有效的药物，可以预防和抑制炎症反应，降低气道反应性，代表药有氢化可的松、倍氯米松、地塞米松等。

八、肺结核

（一）药物治疗原则

肺结核的治疗以药物治疗为主。应依据肺结核的分型、病情等选择适宜的抗结核病药物。抗结核病药物的治疗原则如下。

1.早期 一旦确诊应立即用药，此时结核菌生长旺盛，对药物敏感。患者抵抗力强且

病灶部位血供丰富，使药物易于渗入而达到高浓度，从而获得良好疗效。

2.联合　根据疾病严重程度、以往用药情况以及结核杆菌对药物的敏感性，选取两种以上药物联合应用。可提高疗效降低毒性、延缓耐药，并可交叉消灭耐药菌株，使耐药菌株不致成为优势菌造成治疗失败或复发。

3.全程　由于结核杆菌可以长期处于静止状态，故需要长期用药；一般分为两个阶段，开始治疗为3~6个月，第二阶段为巩固治疗期，约1~1.5年。

4.规律　结核病是一种极易复发的慢性传染病。不规则治疗、随意改变药量或过早停药会使已被抑制的结核杆菌再度繁殖和产生耐药菌，是导致治疗失败的主要原因。故不过早停药、不随意改变药物和药量、全程规律使用对结核杆菌敏感的药物是治疗成功的关键。

5.适量　根据不同病情及不同个体规定不同给药剂量，注意用药个体化。

（二）常用药物的分类、作用和特点

抗结核病药物按疗效、毒性及临床应用可分为两大类。

1.一线抗结核病药　常用药物有异烟肼、利福平、乙胺丁醇、链霉素、吡嗪酰胺等，其疗效高、毒性较小，是常规应用的首选药。

2.二线抗结核病药　常用药物有对氨基水杨酸、卡那霉素、乙硫异烟胺、卷曲霉素等，主要用于对一线抗结核病药产生耐药性或不能耐受的患者。抗结核病药物的作用机制主要是通过抑制结核分枝杆菌细胞壁分枝菌酸的生物合成，使其丧失细胞壁的完整性和抗酸性，或特异性抑制结核分枝杆菌DNA依赖性的RNA聚合酶，阻碍mRNA合成。

素质提升

青霉素的发现

1928年弗莱明在研究金黄色葡萄球菌的菌落形态时，一个培养平板偶然污染了青霉菌。他发现青霉菌落周围的金黄色葡萄球菌菌落被明显溶解，有一圈无菌区。他有意识地在金黄色葡萄球菌和其他细菌平板上接种这种特异青霉菌。研究发现，不仅这种青霉菌具有杀菌作用，而且过滤除菌后的特异青霉菌培养液也有较好的杀菌能力。于是，弗莱明推论真正的杀菌物质是这种特异青霉菌生长过程产生的代谢物并将它命名为青霉素（pencilli，盘尼西林）。

此后，在长达四年的时间里，弗莱明对这种特异青霉菌进行了专门研究。结果表明青霉素对许多能引起严重疾病的传染病菌有显著的抑制和破坏作用，而且杀菌作用极强。随后，科学家弗洛里教授和钱恩医生继续弗莱明的工作，将青霉素提纯并用于临床。

目标检测

参考答案

选择题

1. 对于心绞痛急性发作的患者，选用下列哪种药物最恰当（　）

A. 硝普钠静脉滴注　　B. 美托洛尔口服

C. 硝酸甘油舌下含化　　D. 维拉帕米口服

2. 下列哪一项不是治疗高血压时选择药物的基本原则（　）

A. 长效制剂　　B. 短效制剂

C. 高效平稳降压　　D. 个体化给药方案

3. 支气管扩张剂不包括（　）

A. β_1受体激动剂　　B. β_2受体激动剂

C. 抗胆碱能药　　D. 甲基黄嘌呤类

4. 治疗肺炎的抗感染药物疗程一般为（　）

A. 3~5日　　B. 7~10日

C. 15~18日　　D. 25~30日

（陈玉霞）

第二节　戒　烟

学习目标

1. 通过本节的学习，重点掌握戒烟措施和戒烟药物的使用。

2. 学会运用戒烟相关知识进行防治常见心肺疾病的健康宣教。

3. 能在健康宣教的过程中，表现出良好的沟通能力、团队合作精神、全心全意为患者的服务精神。

情境导入

患者，男性，56岁，咳嗽、咳痰5年余，3周前出现活动后气促。查体：体温37.4℃，呼吸27次/分，双侧颈静脉怒张，呈桶状胸，双肺叩诊过清音，双肺呼吸音弱，呼气延长，双肺散在哮鸣音，肺底部可闻及少许湿啰音，心界缩小，剑突下可扪及心尖搏动。

讨论　1.患者可能患有何种疾病？

2.针对患者的病情如何开展健康宣教？

一、概述

烟瘾，又命名为烟草依赖，国际疾病分类（ICD-10）代码为F17.2，是一种高复发性的慢性疾病。烟瘾主要是因为烟草中的尼古丁能促进大脑释放多巴胺，带来短暂的平静与快感，使人吸烟上瘾。由于多巴胺影响人类情感活动，若缺乏容易出现抑郁、情绪低落等情况，因此在戒烟时，人会因为多巴胺产生减少引起情绪的改变。

二、吸烟的危害

吸烟危害健康。吸烟可损伤人体呼吸系统、心血管系统、消化系统、泌尿系统等。吸烟最早累及呼吸系统，导致多种呼吸系统疾病发生。吸烟会刺激呼吸道，使呼吸道黏膜充血水肿，并引起呼吸道黏膜上的纤毛受损，导致呼吸道黏膜失去排出异物的能力；另外吸烟会抑制肺内巨噬细胞的吞噬能力，诱发呼吸道感染；还可引起支气管黏液腺肥大，使黏液分泌增加，形成黏液栓，导致气管巨噬细胞与白细胞聚集，破坏肺泡结构，使气道、肺泡与毛细血管结构与功能发生改变，引起各种呼吸系统疾病。如呼吸性细支气管炎、呼吸性细支气管炎相关间质性肺疾病、支气管哮喘、支气管扩张、慢性阻塞性肺疾病等。最后，随着各种的致癌物质在肺内沉积，使气管黏膜上皮组织发生改变，诱发原发性支气管肺癌。

三、戒烟措施

由于吸烟造成的健康损害具有长期性、滞后性的特点，症状表现前期不明显，吸烟者意识不到吸烟的危害，而感觉到症状明显时已是疾病的后期。因此，可根据吸烟者的吸烟状况，以吸烟相关的疾病作为切入点，评估吸烟者的戒烟意愿，提供恰当的戒烟方法。

（一）劝诫戒烟方法

目前，在临床上常用“5R”法增强吸烟者的戒烟动机，用“5A”法帮助吸烟者戒烟。

1.“5R”法　针对尚不愿意戒烟者，须反复刺激增加他们的戒烟动机，鼓励其尽早戒烟。具体如下。

（1）相关（relevance）　要根据每位吸烟者所关心的问题，使吸烟者明白戒烟是与个人和家人都密切相关的事。

（2）危害（risk） 切中要害谈危害十分重要。结合吸烟者的病史和症状，进行针对性分析。如对于已有症状的吸烟者，指出下列症状可能与他吸烟有关，如咳嗽、咳痰、呼吸短促等。

（3）益处（reward） 帮助吸烟者充分认识戒烟能带来的切身益处。如症状改善、节省开销、延缓衰老、减少被动吸烟危害、保护孩子和家人等。

（4）障碍（roadblock） 使吸烟者知晓和预估戒烟过程可能遇到的问题与困扰。如信心不足、缺乏支持、体重增加、戒断症状等。让他们知道现有的戒烟方法可帮助他们克服障碍。

（5）重复（repetition） 利用每次与吸烟者沟通的机会进行反复干预。对吸烟者进行引导，强调吸烟的危害，戒烟的目的和意义，使其产生强烈的戒烟意愿。

2. "5A"法 对于愿意戒烟的吸烟者采取"5A"法戒烟干预方案，帮助他成功戒烟。具体如下。

（1）询问（ask） 询问并记录患者吸烟情况。利用每次就诊的机会尽可能了解每位吸烟者，应询问吸烟年限、吸烟量和有无戒烟意愿等情况，以增加戒烟干预率，选择适当的干预措施，给患者恰当的建议。

（2）建议（advice） 在充分地了解患者吸烟状况后，结合吸烟者的年龄、身份、病史、健康状况、吸烟行为特点等强调戒烟的重要性，强烈地、有针对性地、反复提出个体化的戒烟建议。

（3）评估（assess） 询问吸烟者的戒烟意愿。需评估每一位吸烟者的戒烟动机、意愿和决心，只有在吸烟者确实想戒烟的前提下才能够成功戒烟。对有意愿戒烟者，应提供心理或药物治疗，帮助其成功戒烟。

（4）帮助（assist） 向吸烟者提供戒烟帮助。重点帮助戒烟者制订戒烟计划、处理戒烟期间可出现的戒断症状、指导使用辅助戒烟药物等。

（5）安排随访（arrange follow-up） 吸烟者开始戒烟后，应安排随访至少6个月，6个月内随访次数不少于6次。随访的形式包括戒烟门诊复诊、电话联系等，以了解其戒烟情况。

（6）防止戒烟后复吸 复吸是指戒烟者在经过戒烟治疗后，又开始重新吸烟的行为。多发生在戒烟后较短的时间内，戒烟数月甚至数年后仍有可能发生复吸。因此，应持续关注戒烟者的戒烟进程，告诫戒烟者可能会遇到诱导其复吸的因素，若出现复吸倾向应主动寻求帮助，以获得及时干预。

（二）戒烟药物的使用

戒断症状可以通过药物来减轻或预防，帮助有戒烟意愿的吸烟者提高戒烟成功率。临床中最常用的是尼古丁替代疗法（NRT）。目前我国批准使用的戒烟药物有尼古丁贴片、尼古丁咀嚼胶（非处方药）；盐酸安非他酮缓释片（处方药）与伐尼克兰（处方药）等。关于药物的选择应遵循以下原则。

1.客观评价药物作用　各种药物尼古丁释放速度不同，如尼古丁贴剂为长效制剂；咀嚼胶、含片、鼻喷雾液、吸入剂，起效略快，维持时间短。

2.用药方案应个体化　根据患者的过敏反应、睡眠情况、牙齿状况、胃肠道病史和药物副作用合理选择相应的药物。如使用咀嚼胶时应考虑患者的牙齿状况，皮肤易过敏者可避免使用贴片，盐酸安非他酮缓释片和伐尼克兰存在某些禁忌证和需要慎用等情况。

3.可遵从患者意见　根据患者的喜好选择合适的药物及使用方法能较好地提高患者使用药物的依从性。

4.药物使用监测　应对使用戒烟药物者的情况进行监测。监测患者是否发生不良反应、规律服用情况以及戒烟效果等。对于存在药物禁忌或使用戒烟药物后疗效尚不明确的人群（如加热不燃烧烟草制品使用者、每日吸烟少于10支者、孕妇、哺乳期妇女以及未成年人等），目前尚不推荐使用戒烟药物。

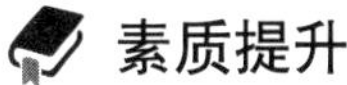

吸烟的危害

2021年5月26日，在第34个世界无烟日到来之际，为提高人民群众对烟草危害的认知水平，引导公众自觉控烟，提升全民健康素养水平，国家卫生健康委牵头，邀请控烟、慢性呼吸系统疾病、恶性肿瘤、心血管疾病、糖尿病、公共卫生等领域的权威专家组成专家委员会，修订并发布《中国吸烟危害健康报告2020》，报告了吸烟和二手烟暴露的流行情况，为吸烟危害健康提供了有力的证据。报告指出吸烟易诱发“四大慢病”（呼吸系统疾病、恶性肿瘤、心脑血管疾病、糖尿病），同时新增电子烟对健康的危害内容。

根据报告最新数据，我国吸烟人数超过3亿，且15岁以上人群吸烟率高达26.6%，我国每年都有100多万人死于烟草相关疾病，若不采取有效行动，预计在2030年相关死亡人数将增长至每年200万人，到2050年增至每年300万人。

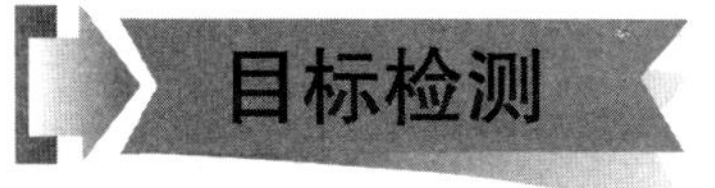

参考答案

选择题

1.吸烟可导致的恶性肿瘤包括（　　）

A.肺癌　　　　B.食管癌

C.肝癌　　　　D.胃癌

E.以上都是

2. 下列选项中关于吸烟与心脑血管疾病描述错误的是（　）

A. 年轻人吸烟不会对心脑血管系统造成损害

B. 吸烟会损伤血管内皮

C. 吸烟可以导致多种心脑血管疾病

D. 吸烟会导致血压升高

E. 吸烟可以导致动脉粥样硬化的发生

3. 下列选项中关于戒烟药物使用原则错误的是（　）

A. 客观评价药物作用　　B. 用药方案应个体化

C. 可遵从患者意见　　D. 药物使用监测

E. 可按本人意愿随时停药

（黄伟坚）

第三节　营养管理

学习目标

1. 通过本节的学习，重点掌握常见心肺疾病的营养管理措施。

2. 学会运用营养学相关知识对常见心肺疾病进行营养管理。

3. 能在健康宣教的过程中，表现出良好的沟通能力、团队合作精神、全心全意为患者的服务精神。

情境导入

患者，男性，60岁，患有慢性阻塞性肺疾病10年余，近半年来出现活动后气促，体重下降6kg。无高血压、冠心病和糖尿病病史。吸烟20年余，每天1包；无饮酒嗜好。查体：体温37.4℃，呼吸26次/分，双侧颈静脉怒张，呈桶状胸，双肺叩诊过清音，双肺呼吸音弱，呼气延长，双肺散在哮鸣音，肺底部可闻及少许湿啰音，心界缩小，剑突下扪及心尖搏动。肝肋下1cm，肝区触诊呈疼痛阳性，肝颈静脉回流征阳性。

讨论　1. 请评估患者的营养状况？

2. 针对患者的情况应如何进行营养管理？

一、高血压营养管理

（一）概述

高血压是指收缩期和（或）舒张期血压持续增高，当收缩压大于或等于140mmHg和（或）舒张压大于或等于90mmHg时，为高血压。高血压是一种遗传、环境多危险因素综合作用的慢性疾病。除遗传因素外，膳食因素是最主要的因素。

（二）营养因素

1.超重与肥胖　体重超重与肥胖，特别是向心性肥胖，是高血压发病的危险因素。体质指数与高血压发病呈正相关，当BMI≥24kg/m^{2}时，患高血压的风险比体重正常者增加3~4倍，当BMI≥28kg/m^{2}时，患高血压的风险进一步增加。

2.饮酒　过量饮酒是高血压发病的危险因素，高血压患病率随饮酒量增加而升高，且饮酒量越多血压上升幅度越高，诱发脑出血与心肌梗死的概率也大大增加。

3.高钠饮食　膳食钠的摄入量与血压水平呈正相关，摄入过多的钠盐可升高血压，增加高血压的发病风险。补充膳食钾对于高钠引起的高血压患者降压效果非常明显；一般认为膳食钙每天的摄入量少于600mg，容易导致血压升高，因此增加膳食钙也可降低血压。

4.脂肪酸的种类与比例　饱和脂肪酸摄入过多容易导致动脉硬化与高血压。减少饱和脂肪酸，增加不饱和脂肪酸的摄入有利于降低高血压。

（三）营养管理

1.控制膳食总能量　控制膳食总能量的目的是控制患者体重，控制体重可使高血压的发病率降低25%。总能量可根据患者的理想体重确定。计算肥胖者每日能量的摄入须比平时减少500~1000kcal。

2.减少膳食脂肪　减少摄入动物性脂肪，忌食油炸食品、巧克力等高热量食物。在控制能量的情况下，合理安排脂肪的量，不超过总能量的25%，减少饱和脂肪酸的摄入。

3.补充适量优质蛋白质　蛋白质占总能量的15%~20%。合理利用大豆及其制品，补充植物性蛋白与增加钙和维生素的摄入量。动物性蛋白的摄入主要以蛋白质高而脂肪较少的禽类、鱼类、牛类等。

4.限制钠盐量　建议食盐的量控制在2~5g/d，少食或不食含钠盐高的食品，如咸蛋、咸鱼、腊肉、酱菜等腌制食品，减少食用味精、酱油等含钠盐高的调味品。

5.注意补充钾、钙、镁摄入量　高血压患者应多食用含钾丰富的食物，如赤豆、扁豆、冬菇、紫菜等。缺钙也可引起血压升高，可多食豆类制品、鲜牛奶、绿色叶菜等含钙丰富的食物。增加富含镁的食物的摄入量，如各种蘑菇、豆芽、鲜豆等。

6.增加水果、膳食纤维摄入 多进食水果、蔬菜、全麦谷类等含膳食纤维丰富的食物。有利于控制血压，促进钠的排出，减少总能量超标的风险。

7.限制饮酒 建议高血压患者尽快戒酒，因饮酒会造成血管硬化而进一步升高血压，且还会影响降压药物发挥治疗作用。

二、冠状动脉粥样硬化性心脏病营养管理

（一）概述

冠心病是指由于冠状动脉硬化使血管腔狭窄或阻塞导致心肌缺血、缺氧而引起的心血管疾病。我国冠心病的发病率近年来呈现上升的趋势，营养因素与冠心病的发病息息相关，长期进食高脂肪膳食使血脂、胆固醇、甘油三酯升高，从而导致冠心病的患病风险增大。

（二）营养因素

1.脂类 高血压和高脂血症的危险因素也是冠心病的危险因素。膳食脂肪的种类和数量与冠心病的发生呈正相关。膳食中饱和脂肪酸具有升高胆固醇的作用，不饱和脂肪酸促进胆固醇分解而起到降低胆固醇的作用。

2.碳水化合物 进食大量的碳水化合物，会使脂肪合成增加，导致体重增加。高碳水化合物的膳食结构可升高甘油三酯和降低高密度脂蛋白，使心血管疾病的发病率增加。

3.蛋白质 对于动物蛋白，若食物选择不当会伴随高脂肪的摄入，从而增加冠心病的发病率。植物蛋白对心血管疾病有预防作用，大豆蛋白具有显著降低胆固醇的作用，可降低心血管疾病的发病率。高胆固醇血症患者应多食用大豆蛋白。

4.维生素 维生素E、维生素C、β-胡萝卜素是膳食中具有抗氧化作用的天然维生素，有抗氧化和清除自由基的作用，可预防动脉粥样硬化。

5.其他 茶叶中黄酮类、多酚类等含量丰富，可减少胆固醇在动脉壁的沉积、抑制血小板凝集。蔬菜水果的摄入可降低心血管疾病的发病率。绿叶蔬菜、柠檬类水果等降低心血管疾病发病率的作用明显。

（三）营养管理

1.控制能量 一般人每天摄入能量为1500~1600kcal，以达到并维持适当体重为宜，预防肥胖。超重或肥胖者应减少每日进食的总热量，饮食避免过饱。

2.减少脂肪的摄入 脂肪供能占总能量的20%以下。限制饱和脂肪酸，适当增加不饱和脂肪酸的摄入。植物油与动物油脂比例不低于2：1。减少胆固醇的摄入，胆固醇的摄入应限制在300mg/d以下。尽量选用花生油、豆油、菜籽油等植物油为食用油，植物油的摄入量不超过20g/d，避免食用肥肉、动物内脏、椰子油、可可油、奶油及其制品、煎炸食品

等食物。

3.摄入适量蛋白质　蛋白质供能占总能量的15%~20%，动物蛋白质和植物蛋白质摄入比例为1∶1。动物蛋白质首选鱼和禽类，豆制品是植物蛋白较好的来源。

4.摄入适当碳水化合物　碳水化合物供能占总能量的50%~60%，能量来源主要是谷薯类食物。主食粗细搭配，多食用粗粮、杂粮等食物，可用土豆、山药、藕等含淀粉多的根茎类蔬菜代替主食；少食或不食糖果、冰激凌、巧克力等甜食。

5.限制钠盐　限制钠的摄入量以降低冠心病和脑卒中的发病风险，食盐的摄入量不超过4g/d。减少酱菜、腌制食品以及其他过咸食品的摄入量。

6.多吃蔬菜、水果　蔬菜、水果中的膳食纤维，能促进肠道中的胆固醇和胆汁酸排出，降低血清胆固醇浓度，预防动脉粥样硬化发生。多吃大蒜、木耳、香菇、平菇、蘑菇、银耳、海带等食物，能降血脂、降血压。蔬菜、水果中的维生素E、维生素C、β－胡萝卜素有预防动脉粥样硬化的作用。

7.其他　适当的体力活动和体育活动，有预防肥胖、锻炼循环系统的功能和调节血脂代谢的作用。但要避免剧烈活动，以免增加心脏负担引起不适。

三、慢性阻塞性肺疾病营养管理

（一）概述

慢性阻塞性肺疾病（COPD）是以持续气流受限为特征的疾病，其气流受限多呈进行性发展，可进一步发展为肺心病和呼吸衰竭的常见慢性疾病。营养不良是慢阻肺患者常见的并发症之一，会影响患者的肺功能、生活质量及预后。对慢阻肺患者进行营养治疗，能使患者维持良好的营养状态，改善体力活动能力，增强呼吸肌肌力，维持有效的呼吸通气功能，降低急性并发症发生率。

（二）营养因素

1.蛋白质分解加速　患者肺部有慢性炎症，促使体内的蛋白质分解加速，导致体内的蛋白质营养不良，免疫力低下，因此应适当增加蛋白质的摄入。

2.高能量消耗　慢性阻塞性肺疾病患者每日呼吸耗能大，增加了呼吸肌负荷，且慢性阻塞性肺疾病患者做功增加，体力活动的能量消耗增加，导致体重下降，病情逐渐加重。

（三）营养管理

1.摄入充足能量　能量消耗计算公式：每日能量=基础能量消耗（BEE）×活动系数×体温系数×应激系数×校正系数。

男性BEE（kcal）=66.4730+13.75×体重（kg）+5.0033×身高（cm）–6.7550×年龄（岁）。

女性BEE（kcal）=655.095+9.463×体重（kg）+1.8496×身高（cm）–4.6756×年龄（岁）。

活动系数：卧床1.2，下床轻度活动1.25，正常活动1.3。

体温系数：38℃取1.1，39℃取1.2，40℃取1.3，41℃取1.4。

应激系数：体温正常1.0，发热1.3。

校正系数：男性1.16，女性1.19。

2.增加脂肪的摄入 脂肪具有较低的呼吸商，对COPD患者有益处，可减少二氧化碳的产生。摄入高脂肪膳食时应注意调整脂肪酸的占比，以防止高脂血症的发生。不饱和脂肪酸有利于增强支气管及呼吸性细支气管平滑肌的收缩功能，可通过进食植物油增加不饱和脂肪酸摄入，如花生米、核桃、芝麻等。

3.摄入适当的蛋白质 蛋白质供给量按1.0~1.5g/（kg·d），以维持正氮平衡。过量的蛋白质摄入，将加重低氧血症及高碳酸血症。

4.摄入适量水 水可以稀释呼吸道分泌物，有利于气道湿化，促进排痰。若有肺动脉高压、肺心病和心衰的患者应严格限制入量，以防进一步加重心肺负荷，出现心力衰竭等。

5.摄入维生素和微量元素 COPD患者容易缺乏各种维生素和矿物质。需补充各种微量元素及维生素，尤其是维生素C、维生素E、磷、钙、钾等，补充量参考膳食营养素推荐供给量（RDA）。

6.摄入适量碳水化合物 对于有严重通气功能障碍的患者特别是伴高碳酸血症或准备脱机的患者，若摄入过量碳水化合物，会增加二氧化碳的累积，不利于康复。应降低碳水化合物在总热量供应中的比重，以碳水化合物供能占总能量的50%~55%为宜，每日至少摄入50~100g碳水化合物。

7.少量多餐 每天5~6餐促进食物的消化吸收，减少胃肠道的负担，降低心肺器官的做功。

素质提升

维生素的发现

维生素A的化学名为视黄醇，是最早被发现的维生素，维生素A的发现经历了古代和现代两个阶段。

维生素A早就应用于我国古代中药治疗，如唐代医学家孙思邈在《千金方》中记载动物肝脏可治疗夜盲症。

1913年科学家发现鱼肝油可以治愈干眼病，并从鱼肝油中提纯出一种黄色黏稠液体。1920年将其正式命名为维生素A。

目标检测

参考答案

选择题

1. 下列哪项措施不能有效预防冠心病（　）

A. 控制血压、血脂
B. 多吃动物脂肪和高胆固醇食物
C. 戒烟限酒
D. 适量运动
E. 补充维生素

2. 发生呼吸系统疾病时，容易加重肺通气和肺内气体交换负担的是（　）

A. 矿物质
B. 蛋白质
C. 碳水化合物
D. 脂肪
E. 维生素

3. 对于高血压患者的饮食，错误的说法是（　）

A. 限制食盐，适当补钾
B. 限制热量
C. 限制钙的摄入
D. 限酒
E. 限制精制糖的摄入

4. 对于冠心病的营养治疗，以下哪项不正确（　）

A. 限制热能，控制体重
B. 增加蛋白质摄入
C. 保证无机盐和维生素的供给
D. 控制钠的摄入量
E. 限制脂肪和胆固醇

（黄伟坚）

第四节　心理干预

学习目标

1. 通过本节的学习，重点掌握常见心肺疾病患者的心理特点和心理干预措施。

2. 学会运用心理学相关知识对常见心肺疾病患者进行健康宣教。

3. 能在健康宣教的过程中，表现出良好的沟通能力、团队合作精神、全心全意为患者的服务精神。

情境导入

患者，男性，56岁，患有高血压9年。患者平时性格急躁，容易发脾气。近来因为血压控制不稳定，虽多方寻医诊治，但仍然效果不理想，为此患者颇为焦虑，经常和家人吵闹，并出现严重睡眠障碍。

讨论 1.导致患者出现目前状况的主要因素是什么？

2.针对患者的病情如何开展心理干预？

一、心肺疾病患者的心理特点

1.焦虑 随着患者长期受疾病的折磨、经济负担的加重、自理能力的改变等的影响，其人格特征也往往发生变化。患者多表现为睡眠不佳、食欲差、痛苦呻吟、烦躁不安等。

2.急躁 大多数心肺疾病患者开始都有侥幸心理，否认自己患有心肺疾病，不愿进入患者角色。一旦确诊患有心肺疾病后，患者易产生急躁情绪。

3.恐惧 心肺疾病患者由于夜间迷走神经兴奋性增高，呼吸中枢的调节功能下降，导致患者容易发生呼吸衰竭。且夜间回心血量会进一步增加，从而加重心脏负担，诱发心衰，因此患者在夜间常表现为恐惧不安。

4.抑郁 心肺疾病患者由于长期的生活和工作受限，经济负担加重，角色和地位发生改变，病情迁延不愈，治疗效果不佳，长期受疾病的困扰，很容易产生悲观情绪，甚至抑郁。患者多表现为情绪低落、意志消沉、束手无策，不愿意与人交谈或交往，食欲下降等，严重时会出现自杀行为。

5.孤独 心肺疾病患者因为长期生病住院可能会导致与家属的关系紧张。或因子女不常在身边以及受探视要求的限制，与家人及外界交流减少，缺乏沟通和情感交流，从而产生孤独无助感。患者多表现为自尊心强、固执、沉默寡言等。

6.依赖 患有心肺疾病后，伴随生理功能的变化，社会地位的变化，以及经济能力下降等，患者的自信心、安全感都会下降。另外，久病后患者对医院的依赖性进一步增强，常因为顾虑出院后疾病复发而不愿意按期出院。

7.沮丧和药物抵制 在患有心肺疾病的同时，可能会出现各种并发症，因此患者需要长期服药。然而饱受疾病的折磨和药物不良反应的刺激，容易使患者产生沮丧和药物抵制的心理。

二、心肺疾病患者的心理干预

1.心理评估 通过心理学的技术与方法，收集心肺疾病患者的心理信息，掌握其心理活动，有针对性地开展个体化的心理干预。对患者心理的评估内容，主要从五个方面进行评估：一是个人自理能力方面，如个人穿着、饮食等生活自我照顾能力；二是心理行为方面，如沟通方式、处理问题等方面的能力；三是社会方面，如社交活动、工作情况等处理能力；四是医疗方面，如治疗、服药等情况；五是家属关心方面，如家属的沟通、家属对患者的态度等情况。

在对心肺疾病患者进行心理评估时，交谈中应温柔、体贴，语速应缓慢且面带微笑，让患者感觉到平等、尊重与信任。交谈方式，除了与患者本人交谈外，还可以与患者家属交谈，也可通过观察患者的眼神、手势等肢体语言，保证资料收集准确性与完整性。

2. 医护人员支持　医护的关心在心肺疾病患者的心理干预中起到非常重要的作用。陌生的环境、对周围环境的不适应、疾病的折磨及对疾病知识的缺乏等，都可导致患者产生不良的心理情绪。因此，医护人员应尊重、理解、关爱患者，主动耐心地介绍医院环境，耐心解答患者的疑问，给予较多的心理支持，协助患者正确认识和对待疾病，减少患者的紧张情绪。医护人员应以科学态度给予患者实事求是的解答，根据患者接受能力与之探讨疾病的病因、危险因素、疾病诊断、治疗方案，向患者详细地讲解各种治疗和护理的方法等。使患者了解相关的疾病知识，增强战胜疾病、恢复健康的信心，使患者保持良好愉悦的心理状态。

3. 家庭支持　除了患者与医护人员外，家属在患者的康复中起到了很大的作用。疾病不仅让患者出现焦虑、恐惧、孤独等不良心理情绪，还可能会让患者出现否认等认知障碍。在康复过程中，患者若能得到家属的安慰与关心，就可以从悲观、焦虑等心理状态中走出来，克服消极被动的心理状态，保持积极心态与主动性。

4. 社会支持　鼓励患者与周围病友多交友聊天，且医护人员还可以根据他们的不同情况，组织必要的活动，如欣赏音乐、绘画、看电视、听广播等，丰富病房的生活内容。对病情较轻的患者，鼓励他们外出散步或进行适合他们的体育锻炼，如太极、八段锦等。通过人际交流与锻炼，分散他们对疾病的注意力，鼓励患者之间进行思想交流及相互鼓励。

5. 心理干预治疗　医务人员应结合患者病情，对患者进行健康宣教以及心理干预，纠正患者对自身疾病的错误认识，从而有效地改善患者的心理状态。也可以引导患者采用积极乐观的暗示法、不良情绪宣泄法、有益活动转移法等方式来进行心理调适。另外，还要求患者改变不良生活方式和生活习惯，如改变吸烟、酗酒等不良的生活习惯，养成规律的作息生活习惯。帮助患者合理安排膳食结构，提醒其注意劳逸结合，增加患者户外活动，帮助其释放和消解不良情绪及树立积极的人生观和保持乐观的心态等。

目标检测

参考答案

选择题

1.心肺疾病患者的心理特点，错误的是（　）

A.焦虑　B.急躁
C.抑郁　D.依赖
E.乐观

2.心肺疾病患者出现抑郁的原因，不包括（　）

A.经济负担加重　B.角色和地位的改变
C.病情迁延不愈　D.治疗效果见效
E.长期受疾病的困扰

3.为收集心肺疾病患者的心理信息，主要从五个方面做好心理评估，以下哪项评估错误（　）

A.个人自理能力方面　B.心理行为方面
C.环境方面　D.医疗方面
E.家属关心方面

4.以下哪项不会引起心肺疾病患者产生不良的心理变化（　）

A.陌生的环境　B.疾病的折磨
C.疾病知识的缺乏　C.医护人员的尊重
E.疾病诊断

5.关于心肺疾病患者心理问题的防治，下列描述不正确的是（　）

A.鼓励患者树立正确的人生观　B.养成规律的生活习惯
C.多参加社会实践活动　D.鼓励家属和社会给予支持
E.一旦出现症状，服用药物控制最好

（黄伟坚）

书网融合……

本章小结

实　训

实训一　高血压康复

【实训目的】

1.能够完成高血压的康复评定。

2.学会制订高血压的康复治疗方案。

【实训器材】

皮尺、沙袋、枕头、靠背椅、活动平板、功率自行车、手摇车、电子血压心率测量仪等。

【实训时间】

2学时。

【实训方法与步骤】

1.康复评定　学生每2人一组，进行角色扮演。一人扮演患者，一人扮演治疗师，练习高血压康复评定。

2.记录评定结果进行分析。

3.制订康复治疗目标。

4.针对康复治疗目标制订康复治疗方案

（1）纠正危险因素　①生活指导：生活作息规律，戒烟限酒。②低盐低脂饮食。③降低体重。④控制情绪。⑤避免使用激素、避孕药等升压药物。

（2）运动疗法　①制订运动处方（包括确定运动强度、选择运动方法、确定运动时间等）。②实施运动处方。③调整运动处方。

【实训评价】

完成本次实训报告：实训目的与要求；实训所需物品器械；实训步骤和内容，重点记录康复评定方法及评定结果、初步的康复治疗方案；注意事项；实训体会。

【注意事项】

1.评定和治疗中要注意做好解释工作，取得患者的理解和配合。

2.血压测量时应注意①环境要安静；②被测量者测量前应安静休息5分钟以上；③被测量者取坐位，裸露右上臂，肘部与心脏同一水平；④袖带紧贴被测者上臂，袖带下缘应在肘弯上2~3cm，听诊器的体件置于肘窝肱动脉处。

3.持之以恒进行训练。如停止训练，训练效果可以在2周内完全消失。

4.运动治疗只是作为药物治疗的辅助方法，特别是Ⅱ期以上患者，不要随意减、停、撤降压药物。

（钟小文）

实训二　冠状动脉粥样硬化性心脏病康复

【实训目的】

1.能够完成冠状动脉粥样硬化性心脏病（简称冠心病）的康复评定。

2.学会制订冠心病的康复治疗方案。

【实训器材】

健康调查量表36（SF-36）、笔、活动平板、功率自行车、手摇车、必要的等长收缩运动器械、12导联运动心电图仪、血压计等。

【实训时间】

2学时。

【实训内容与步骤】

1.康复评定　学生每2人一组，进行角色扮演。一人扮演患者，一人扮演治疗师，练习冠心病患者康复评定。

（1）心电运动试验

①症状限制性运动试验　以运动诱发呼吸或循环不良的症状和体征、心电图异常及心血管运动反应异常作为运动试验终点的试验方法。

②低水平运动试验　常以特定心率、血压和症状为终止指标。

③常用试验方案　活动平板运动试验最常用改良Bruce方案。踏车试验的运动负荷为男性300（kg·m）/min起始，每3分钟增加300（kg·m）/min；女性200（kg·m）/min起始，每3分钟增加200（kg·m）/min。手摇车试验用于下肢功能障碍者。运动起始负荷（150~200）（kg·m）/min，每级负荷增量（100~150）（kg·m）/min，时间3~6分钟。等长收缩试验一般采用握力试验，常以最大收缩力的30%~50%作为运动强度，持续收缩2~3分钟。

（2）生存质量评定　采用生存质量评定量表评定，如SF-36。

2.记录评定结果并进行分析。

3.制订康复治疗目标。

4.针对康复治疗分期制订康复治疗方案

（1）Ⅰ期康复　①床上活动。②呼吸训练。③坐位训练。④步行训练。⑤走楼梯。⑥心理康复与常识宣教。

（2）Ⅱ期康复　散步、厨房活动、医疗体操、园艺活动、邻近区域购物等。

（3）Ⅲ期康复　有氧训练、作业训练、循环抗阻训练、柔韧性训练、医疗体操、放松性训练、心理治疗等。

【实训评价】

完成本次实训报告：实训目的与要求；实训所需物品器械；实训步骤和内容，重点记录康复评定方法及评定结果、初步的康复治疗方案；注意事项；实训体会。

【注意事项】

1.评定和治疗中要注意做好解释工作，取得患者的理解和配合。

2.评定和治疗中注意安全，防止发生意外。

3.做好冠心病康复宣教工作，消除患者的顾虑。

（钟小文）

实训三　慢性心力衰竭康复

【实训目的】

1.能够完成慢性心力衰竭的康复评定。

2.学会制订慢性心力衰竭的康复治疗方案。

【实训器材】

病床、椅子、秒表、听诊器等。

【实训时间】

2学时。

【实训内容与步骤】

1.康复评定 学生每2人一组，进行角色扮演。一人扮演患者，一人扮演治疗师，练习慢性心力衰竭患者康复评定。

2.记录评定结果并进行分析。

3.制订康复治疗目标。

4.针对康复治疗目标制订康复治疗方案

（1）呼吸肌训练 ①主动过度呼吸；②吸气阻力负荷呼吸。

（2）运动疗法 ①运动处方制订（确定运动强度、选择运动方法、确定运动时间等）；②运动处方实施；③运动处方调整。

【实训评价】

完成本次实训报告：实训目的与要求；实训所需物品器械；实训步骤和内容，重点记录康复评定方法及评定结果、初步的康复治疗方案；注意事项；实训体会。

【注意事项】

1.评定和治疗中要注意做好解释工作，取得患者的理解和配合。

2.严格掌握运动治疗的适应证和禁忌证，特别注意排除不稳定的心力衰竭患者。

3.康复治疗的方案强调个体化，避免加重心脏负担，造成心功能失代偿。

4.训练应循序渐进，避免情绪性高的活动项目。

（钟小文）

实训四 慢性支气管炎康复

【实训目的】

1.掌握慢性支气管炎疾病的康复评定方法。

2.掌握慢性支气管炎疾病患者康复治疗方案。

3.了解慢性支气管炎疾病患者健康宣教的要点。

【实训器材】

心肺运动试验设备、皮尺、秒表、注射器、量杯、哑铃、弹力带、血压仪、量表、气道廓清仪器设备。

【实训时间】

2学时。

【实训内容与步骤】

1.康复评定 学生每2人一组，进行角色扮演。一人扮演患者，一人扮演治疗师，练习慢性支气管炎患者康复评定。

（1）咳嗽峰流速。

（2）运动能力的评定 ①心肺运动试验的场地布置、操作流程及注意事项等。②6分钟步行试验的场地布置、操作流程及注意事项等。③1分钟坐-站试验的场地布置、操作流程及注意事项等。

呼吸肌力测定：包括最大呼气压力、最大吸气压力以及跨膈压的测量。吞咽功能评估。问卷评估：圣乔治呼吸问卷（SGRQ）；慢性呼吸系统疾病问卷（CRQ）；改良巴氏指数；工具性日常生活活动能力量表（IADL）；改良呼吸困难指数（mMRC）。

2.记录评定结果并进行分析。

3.制订康复治疗目标。

4.针对康复治疗目标制订康复治疗方案

（1）呼吸训练 放松体位。缩唇呼气法。暗示呼吸法。缓慢呼吸。

（2）气道廓清技术 体位引流。手法排痰。主动循环呼吸技术。自主引流。呼气正压/振荡呼气正压治疗。高频胸壁振荡。

（3）运动训练 ①有氧运动训练：步行/恒定功率自行车，注意训练的强度、方案、时间及频率。②抗组训练：哑铃/弹力带，注意训练的强度、方案、时间及频率。

【实训评价】

完成本次实训报告：实训目的与要求；实训所需物品器械；实训步骤和内容，重点记录康复评定方法及评定结果、初步的康复治疗方案；注意事项；实训体会。

【注意事项】

1.注意做好慢性支气管炎的常识宣教。

2.在对慢性支气管炎患者评定和治疗中注意作好解释工作以取得患者的配合。

3.在慢性支气管炎患者的康复评定和康复治疗操作中注意安全。

4.注意慢性支气管炎患者的心理康复。

（文嘉仪）

实训五　慢性阻塞性肺疾病康复

【实训目的】

1.掌握肺部听诊的部位、干湿啰音及哮鸣音的特点。

2.掌握慢性阻塞性肺疾病的运动能力评定、康复治疗方法。

3.掌握慢性阻塞性肺疾病患者康复治疗方案。

【实训器材】

皮尺、秒表、手指血氧仪、沙袋、枕头、椅子（带靠背）、听诊器、血压仪、活动平板、主观用力程度（RPE）。

【实训时间】

2学时。

【实训内容与步骤】

1.康复评定　学生每2人一组，进行角色扮演，一人扮演患者，一人扮演治疗师，练习慢性阻塞性肺疾病患者康复评定。

（1）肺部听诊。

（2）运动能力的评定

①活动平板试验的场地布置、操作流程、终止试验的指征及注意事项等。

②6分钟步行试验的场地布置、操作流程及注意事项等。

2.记录评定结果并进行分析。

3.制订康复治疗目标。

4. 针对康复治疗目标制订康复治疗方案

（1）呼吸训练

①放松体位：前倾靠位、椅后靠位、前倾站位。

②缩唇呼气法。

③暗示呼吸法。

④缓慢呼吸。

（2）排痰训练

①体位引流：5种基本体位及适用情况。

②手法排痰：叩击法、震动法、挤压法。

③咳嗽训练：有效咳嗽的方法及步骤。

④主动呼吸循环技术：呼吸控制、胸廓扩张运动，用力呼气技术。

⑤物理因子治疗：极短波等理疗设备的选择，模式、强度、时间等参数的设定操作步骤及注意事项。

（3）运动训练

①下肢运动训练：慢性阻塞性肺疾病患者下肢力量训练及下肢耐力训练的模式、强度、方案、时间及频率。

②上肢运动训练：慢性阻塞性肺疾病患者上肢力量训练及上肢耐力训练的模式、强度、方案、时间及频率。

③柔韧性训练和牵拉（伸展）运动。

④呼吸肌训练：吸气肌训练、呼气肌训练。

⑤平衡训练。

【实训评价】

完成本次实训报告：实训目的与要求；实训所需物品器械；实训步骤和内容，重点记录康复评定方法及评定结果、初步的康复治疗方案；注意事项；实训体会。

【注意事项】

1. 注意做好常识宣教。

2. 在对患者评定和治疗中注意做好解释工作以取得患者的配合。

3. 在评定和治疗操作中注意安全。

4. 注意心理康复，消除患者的顾虑。

（文嘉仪）

实训六 支气管哮喘康复

【实训目的】

1.掌握支气管哮喘的康复评定方法。

2.掌握支气管哮喘患者康复治疗方案。

3.了解支气管哮喘患者健康宣教的要点。

【实训器材】

心率监测仪、手指血氧仪、血压仪、活动平板、主观用力程度（RPE）、感应电疗仪、直流电离子导入仪、极短波电疗仪、超声波电疗仪、紫外线灯。

【实训时间】

2学时。

【实训方法与步骤】

1.康复评定 学生每2人一组，进行角色扮演。一人扮演患者，一人扮演治疗师，练习支气管哮喘患者康复评定。

（1）肺活量与用力肺活量检查。

（2）运动能力的评定

①恒定运动负荷法：在6分钟或12分钟步行时间内监测心率、摄氧量。

②运动负荷递增法：按一定的运动方案，每隔一定时间增加一定负荷量，根据终止条件结束运动。

③耐力运动试验：常选用最大负荷的75%~80%作为固定负荷，并记录其速度与时间。

（3）呼吸肌力测定 包括最大呼气压力、最大吸气压力以及跨膈压的测量。

2.记录评定结果进行分析。

3.制订康复治疗目标。

4.针对康复治疗目标制订康复治疗方案

（1）物理因子治疗

①急性发作期的物理治疗：感应电疗法、直流电离子导入疗法。

②非急性发作期的物理治疗：超声雾化吸入疗法、极短波疗法、超声波疗法、紫外线

疗法。

（2）运动治疗

①呼吸训练：腹式呼吸训练、抗阻呼气训练、深呼吸训练、排痰训练、呼吸肌训练。

②全身锻炼：锻炼方法有户外步行、慢跑、游泳、踏车、爬山、上下楼梯、做呼吸操、太极拳、气功等。运动试验可提供运动强度的指导。一般采用中等强度即50%~80%最大运动能力（最大摄氧量）或60%~90%最大心率，每次运动持续15~60分钟，每周训练3次以上，运动方式多为四肢肌群（上、下肢大肌群）、周期性（即肢体往返式运动，如走、跑等）的动力性运动。

③咳嗽训练：有效咳嗽的方法及步骤。

（3）作业治疗

①作业治疗方法：根据病情，主要选择日常生活活动（ADL）作业（如家务劳动训练）、职业技能训练等。

②能量节省技术：物品摆放有序化、活动程序合理化、操作动作简化、劳动工具化、活动省力化。

【实训评价】

完成本次实训报告：实训目的与要求；实训所需物品器械；实训步骤和内容，重点记录康复评定方法及评定结果、初步的康复治疗方案；注意事项；实训体会。

【注意事项】

1.注意做好常识宣教。

2.在对患者评定和治疗中注意做好解释工作以取得患者的配合。

3.在评定和治疗操作中注意安全。

4.注意心理康复，消除患者的顾虑。

（文嘉仪）

实训七　肺肿瘤康复

【实训目的】

1.掌握肺肿瘤的康复评定方法。

2.掌握肺肿瘤患者康复治疗方案。

3.了解肺肿瘤患者健康宣教的要点。

【实训器材】

心率监测仪、手指血氧仪、血压仪、呼吸困难分级量表、活动平板、主观用力程度（RPE）、跑步机、功率自行车、气球、训练台阶等。

【实训时间】

2学时。

【实训方法与步骤】

1.康复评定 学生每2人一组，进行角色扮演。一人扮演患者，一人扮演治疗师，练习肺肿瘤患者康复评定。

（1）运动耐量评估 6分钟步行距离、耗氧量峰值。

（2）肺功能评估 通过测量第1秒用力呼气量、用力肺活量、第1秒用力呼吸量/用力肺活量、肺活量、肺一氧化碳弥散量对肺功能进行评价。

（3）肿瘤相关症状评估 呼吸困难、疼痛、癌因性疲乏等，可通过呼吸困难分级量表等量化评分表进行评价。

2.记录评定结果进行分析。

3.制订康复治疗目标。

4.针对康复治疗目标制订康复治疗方案

（1）运动治疗

①呼吸训练：腹式呼吸训练、缩唇呼气训练、吹气球锻炼。

②有氧训练：功率自行车运动训练、爬楼梯训练等。

③力量（肌肉）训练：包括上肢、下肢、呼吸肌的训练等。

④中医传统运动：常见的主要有太极、气功。

（2）作业治疗

①作业治疗方法：根据病情，主要选择日常生活活动（ADL）作业（如家务劳动训练）、职业技能训练等

②能量节省技术：物品摆放有序化、活动程序合理化、操作动作简化、劳动工具化、活动省力化。

【实训评价】

完成本次实训报告：实训目的与要求；实训所需物品器械；实训步骤和内容，重点记

录康复评定方法及评定结果、初步的康复治疗方案；注意事项；实训体会。

【注意事项】

1.注意做好常识宣教。

2.在对患者评定和治疗中注意做好解释工作以取得患者的配合。

3.在评定和治疗操作中注意安全。

4.注意心理康复，消除患者的顾虑。

（文嘉仪）

参考文献

[1] 陈桂英，王旭.心肺康复一体化临床实践[M].北京：人民卫生出版社，2020.
[2] 胡菱，赵兰婷.心肺康复理论及治疗技术[M].北京：清华大学出版社，2021.
[3] 王辰.呼吸治疗教程[M].北京：人民卫生出版社，2010.
[4] 张连辉，邓翠珍.基础护理学[M].北京：人民卫生出版社，2019.
[5] 章稼，王于领.运动治疗技术[M].北京：人民卫生出版社，2020.
[6] 燕铁斌.物理治疗学[M].北京：人民卫生出版社，2018.
[7] 郑劲平，汤彦.呼吸疾病戒烟治疗[M].北京：人民卫生出版社，2013.
[8] 李兰芳.营养与膳食[M].北京：人民卫生出版社，2019.